Kohlhammer

Der Autor

PD Dr. med. Ulrich Seidl hat nach dem Studium der Humanmedizin an der Universität Heidelberg die Ausbildung zum Facharzt für Psychiatrie und Psychotherapie an der Psychiatrischen Universitätsklinik Heidelberg absolviert und war dort nach seiner Anerkennung als Facharzt von 2008 bis 2009 als Oberarzt tätig. 2013 habilitierte er sich im Fach Psychiatrie und Psychotherapie mit Arbeiten zu Psychopathologie und klinischen Aspekten der Alzheimer-Demenz. Von 2010 bis 2017 war er Leitender Oberarzt und Vertreter des Ärztlichen Direktors der Klinik für Spezielle Psychiatrie, Sozialpsychiatrie und Psychotherapie am Zentrum für Seelische Gesundheit, Klinikum Stuttgart. Seit 2018 leitet er als Chefarzt die Klinik für Psychiatrie, Psychotherapie und Psychosomatik der SHG-Kliniken Sonnenberg in Saarbrücken. Er lehrt im Rahmen des Heidelberger Curriculum Medicinale (HeiCuMed) regelmäßig an der Psychiatrischen Universitätsklinik Heidelberg.

Ulrich Seidl

Psychiatrische Differenzial-diagnostik

Vom Befund zur Diagnose –
Eine Einführung

Verlag W. Kohlhammer

Dieses Werk einschließlich aller seiner Teile ist urheberrechtlich geschützt. Jede Verwendung außerhalb der engen Grenzen des Urheberrechts ist ohne Zustimmung des Verlags unzulässig und strafbar. Das gilt insbesondere für Vervielfältigungen, Übersetzungen, Mikroverfilmungen und für die Einspeicherung und Verarbeitung in elektronischen Systemen.

Pharmakologische Daten, d. h. u. a. Angaben von Medikamenten, ihren Dosierungen und Applikationen, verändern sich fortlaufend durch klinische Erfahrung, pharmakologische Forschung und Änderung von Produktionsverfahren. Verlag und Autoren haben große Sorgfalt darauf gelegt, dass alle in diesem Buch gemachten Angaben dem derzeitigen Wissensstand entsprechen. Da jedoch die Medizin als Wissenschaft ständig im Fluss ist, da menschliche Irrtümer und Druckfehler nie völlig auszuschließen sind, können Verlag und Autoren hierfür jedoch keine Gewähr und Haftung übernehmen. Jeder Benutzer ist daher dringend angehalten, die gemachten Angaben, insbesondere in Hinsicht auf Arzneimittelnamen, enthaltene Wirkstoffe, spezifische Anwendungsbereiche und Dosierungen anhand des Medikamentenbeipackzettels und der entsprechenden Fachinformationen zu überprüfen und in eigener Verantwortung im Bereich der Patientenversorgung zu handeln. Aufgrund der Auswahl häufig angewendeter Arzneimittel besteht kein Anspruch auf Vollständigkeit.

Die Wiedergabe von Warenbezeichnungen, Handelsnamen und sonstigen Kennzeichen in diesem Buch berechtigt nicht zu der Annahme, dass diese von jedermann frei benutzt werden dürfen. Vielmehr kann es sich auch dann um eingetragene Warenzeichen oder sonstige geschützte Kennzeichen handeln, wenn sie nicht eigens als solche gekennzeichnet sind.

Es konnten nicht alle Rechtsinhaber von Abbildungen ermittelt werden. Sollte dem Verlag gegenüber der Nachweis der Rechtsinhaberschaft geführt werden, wird das branchenübliche Honorar nachträglich gezahlt.

Dieses Werk enthält Hinweise/Links zu externen Websites Dritter, auf deren Inhalt der Verlag keinen Einfluss hat und die der Haftung der jeweiligen Seitenanbieter oder -betreiber unterliegen. Zum Zeitpunkt der Verlinkung wurden die externen Websites auf mögliche Rechtsverstöße überprüft und dabei keine Rechtsverletzung festgestellt. Ohne konkrete Hinweise auf eine solche Rechtsverletzung ist eine permanente inhaltliche Kontrolle der verlinkten Seiten nicht zumutbar. Sollten jedoch Rechtsverletzungen bekannt werden, werden die betroffenen externen Links soweit möglich unverzüglich entfernt.

1. Auflage 2021

Alle Rechte vorbehalten
© W. Kohlhammer GmbH, Stuttgart
Gesamtherstellung: W. Kohlhammer GmbH, Heßbrühlstr. 69, 70565 Stuttgart
produktsicherheit@kohlhammer.de

Print:
ISBN 978-3-17-037559-8

E-Book-Formate:
pdf: ISBN 978-3-17-037560-4
epub: ISBN 978-3-17-037561-1

Vorwort

Im psychiatrischen Alltag haben wir es mit den unterschiedlichsten Menschen zu tun. Manche sind schwer krank, fühlen sich aber überhaupt nicht so und lehnen jede Hilfe ab. Andere sind nicht krank im eigentlichen Sinne, nehmen aber die Krankenrolle für sich in Anspruch und wünschen eine Hilfe. Auch dann, wenn ganz offensichtlich eine Krankheit vorliegt, ist deren genaue Zuordnung nicht immer leicht. Psychiatrische Erkrankungen und ihre Folgen erfordern vom Behandler immer wieder Entscheidungen von erheblicher Tragweite. Das betrifft nicht nur die Planung einer Therapie, sondern auch die Klärung, ob krankheitsbedingt eine Gefährdung vorliegt und, wenn ja, welche Konsequenzen sich daraus ergeben. Wir bewegen uns dabei in vielfältigen Spannungsfeldern, nicht nur in medizinischer, sondern auch in juristischer, sozialer und ethischer Hinsicht.

Die Grundlage der Entscheidungen und des Handelns muss ein möglichst umfassendes Verständnis des Patienten, seiner Situation und der klinischen Symptomatik sein. Im medizinischen Kontext ist es erforderlich, dieses Verständnis entsprechend der gängigen Klassifikationen in eine Diagnose zu fassen. Dieses Erfordernis mag bisweilen als Zumutung empfunden werden, denn schließlich ist jeder Mensch anders, nicht alles lässt sich auf einfache Begriffe bringen und nicht immer kann eine eindeutige Diagnose vergeben werden. Dennoch muss eine Verständigung erfolgen und die Anforderung, eine Diagnose zu stellen, zwingt zur Unterscheidung und Einordnung einschließlich der Beschäftigung mit der Frage, warum ein Patient zum gegebenen Zeitpunkt erkrankt ist.

»Eine Diskrepanz ist entstanden zwischen der zunehmenden Weiterentwicklung von Therapieansätzen und einer Diagnostik, aus der therapeutische Maßnahmen nicht mehr ableitbar sind.« (Bürgy 2012, S. 40). Die diagnostische Zuordnung nach der 10. Ausgabe der International Statistical Classification of Diseases and Related Health Problems (ICD-10, DIMDI 2019) erfordert weiterhin, dass wir uns nicht nur mit der Symptomatik im Querschnitt beschäftigen, sondern auch den Verlauf und mögliche Ursachen betrachten und damit ein grundsätzliches Verständnis gewinnen. Gerade die Frage nach den Ursachen mag angesichts der Komplexität psychiatrischer Krankheitsbilder und der vielfältigen Wechselwirkungen zwischen Psyche und Soma müßig erscheinen. Doch nur die Beschäftigung mit Wesen und Ursachen psychiatrischer Krankheiten führt auch zu therapeutischen Ansätzen, die über eine rein an Symptomen orientierte Behandlung hinausgehen.

Angesichts dieser Herausforderungen und Spannungsfelder ist ein hohes Maß an Klarheit nötig. Klarheit der Sicht, der Begriffe, der Einschätzungen und der Konsequenzen auf Handlungsebene. Für den klinischen Alltag bedeutet dies eine möglichst genaue Zuordnung, bei der das eine vom anderen getrennt, betrachtet, benannt und schließlich in ein System eingeordnet wird – die Differenzialdiagnostik. Und darum soll es im Folgenden gehen. Der Schwerpunkt wird dabei auf Krankheitsbildern liegen, die sich in der psychiatrischen Akutklinik am häufigsten finden. Das prinzipielle Vorgehen jedoch lässt sich auf alle Bereiche übertragen, in denen wir es mit psychischen Erkrankungen zu tun haben.

Das vorliegende Buch ist aus der Praxis heraus entstanden: aus der klinischen Beschäftigung mit den Patienten und ihrem Umfeld, aus der Besprechung mit Kolleginnen und Kollegen, aber auch aus meiner Lehrtätigkeit sowohl im Bereich des Gesundheitswesens als auch für medizinische Laien. Als junger Assistenzarzt war ich immer wieder neugierig auf die differenzialdiagnostische Beurteilung durch den erfahrenen Oberarzt. Oft entstand durch seine Sicht auf einen Patienten, an dessen Einschätzung ich gerade gescheitert war, eine augenblickliche Klarheit, die auch mir die Augen öffnete. Da ich nun selbst in der Ausbildung tätig bin, ist es mir ein Anliegen, eine ebensolche Klarheit zu vermitteln und meine Beobachtungen und Gedankengänge, die mich zu meinen Einschätzungen bringen, zu verdeutlichen. Oftmals fällt es dem Anfänger oder der Anfängerin schwer, das Wissen aus den Lehrbüchern in den klinischen Alltag zu übertragen. Hier soll das Buch helfen, das praktische Vorgehen zu vermitteln und eine gute Basis für die Entwicklung eines diagnostischen Blicks schaffen.

Im ersten Kapitel geht es um Grundlagen, um Krankheitskonzepte, Klassifikationen und begriffliche Klärungen. Danach wird im zweiten Kapitel auf das praktische Vorgehen, also auf Untersuchung, Informationssammlung und den diagnostischen Prozess Bezug genommen. Das dritte Kapitel widmet sich der Psychopathologie mit der Klärung von grundlegenden Begriffen und der Sicht auf spezielle Phänomene. Im vierten Kapitel werden Krankheiten und Syndrome aufgegriffen, die aufgrund ihrer Häufigkeit besondere diagnostische Relevanz haben. Im Anschluss werden im fünften Kapitel wichtige Differenzialdiagnosen angesprochen und exemplarisch aufgezeigt, wie sich einzelne Erkrankungen voneinander unterscheiden lassen. Den Abschluss bilden einige Anmerkungen zur Therapie im sechsten Kapitel.

Gerade das Streben nach Klarheit, Verständnis, Erklärung und Erkenntnis dort, wo es auf den ersten Blick oft recht ungeordnet zuzugehen scheint, und das Ringen um die zutreffende Diagnose, die schließlich zur hilfreichen Therapie führt, gerade das macht meiner Erfahrung nach den besonderen Reiz der klinischen Psychiatrie aus. Ich habe versucht, das, was mir hierfür wichtig erscheint, auf verständliche Weise darzustellen. In diesem Sinne hoffe ich, dass gerade Anfängern in diesem Fach ein hilfreicher Überblick über die Differenzialdiagnostik gegeben und der Einstieg in dieses faszinierende und lebendige Fachgebiet erleichtert wird.

Zugunsten einer guten Lesbarkeit wird im Buch generell die männliche Schreibweise verwendet. Selbstverständlich sind damit alle Geschlechter gemeint.

Saarbrücken, im August 2021
PD Dr. med. Ulrich Seidl

Inhalt

Vorwort		5
1	**Grundlagen**	**13**
	1.1 Vorbemerkung	13
	1.2 Gesundheit und Krankheit	15
	1.3 Zum Begriff der Psychose	17
	1.4 Zum Begriff der Neurose	19
	1.5 Krankheitsursachen	20
	1.6 Klassifikationen	25
2	**Praktisches Vorgehen**	**30**
	2.1 Vorbemerkung	30
	2.2 Untersuchungssituation	32
	2.3 Konsiliarpsychiatrie	33
	2.4 Gesprächsführung	34
	2.5 Psychopathologischer Befund	36
	2.6 Verlauf	39
	2.7 Ergänzende Informationen	40
	2.8 Schichtenregel	41
	2.9 Organische Diagnostik	43
	2.10 Katamnese	44
	2.11 Komorbidität	46
	2.12 Grundregeln der Diagnostik	47
	2.13 Revision der Diagnose	49
3	**Psychopathologie**	**53**
	3.1 Vorbemerkung	53
	3.2 Grundlagen	56
	3.2.1 Bewusstsein	56
	3.2.2 Kognition	57
	3.2.3 Aufmerksamkeit und Konzentration	60
	3.2.4 Antrieb, Motivation und Wille	61
	3.2.5 Psychomotorik	63
	3.2.6 Impulsivität	64
	3.2.7 Ambivalenz	64
	3.2.8 Affektivität	65
	3.2.9 Angst	66
	3.2.10 Wahrnehmung	67

		3.2.11 Formales Denken	69
		3.2.12 Inhaltliches Denken	69
		3.2.13 Depersonalisation und Derealisation	72
		3.2.14 Ich-Störung	73
		3.2.15 Krankheitsgefühl	75
	3.3	Spezielle Phänomene	76
		3.3.1 Zwang	76
		3.3.2 Apathie	78
		3.3.3 Verzweiflung	79
		3.3.4 Panik	79
		3.3.5 Dissoziation	80
		3.3.6 Gefährdung	81
		3.3.7 Selbstverletzung	82
		3.3.8 Suizidalität	84
4	**Krankheiten und spezielle Syndrome**		**88**
	4.1	Vorbemerkung	88
	4.2	Organische, einschließlich symptomatischer psychischer Störungen (F00–F09)	88
		4.2.1 Demenz	89
		4.2.2 Delir	91
	4.3	Psychische und Verhaltensstörungen durch psychotrope Substanzen (F10–F19)	91
		4.3.1 Süchtiges Verhalten	92
	4.4	Schizophrenie, schizotype und wahnhafte Störungen (F20–F29)	94
		4.4.1 Schizophrenie	94
		4.4.2 Schizoaffektive Störung	95
		4.4.3 Schizotype Störung	96
		4.4.4 Induzierte wahnhafte Störung	96
	4.5	Affektive Störungen (F30–F39)	97
		4.5.1 Depressive Episode	98
		4.5.2 Manische Episode	101
		4.5.3 Bipolare affektive Störung	102
		4.5.4 Dysthymie und Zyklothymie	103
	4.6	Neurotische, Belastungs- und somatoforme Störungen (F40–F48)	103
		4.6.1 Anpassungsstörung	104
		4.6.2 Belastungsreaktion	105
		4.6.3 Posttraumatische Belastungsstörung	105
	4.7	Verhaltensauffälligkeiten mit körperlichen Störungen und Faktoren (F50–F59)	107
	4.8	Persönlichkeits- und Verhaltensstörungen (F60–F69)	107
		4.8.1 Persönlichkeitsstörung	108
		4.8.2 Borderline-Störung	109
	4.9	Intelligenzstörung (F70–F79)	110

4.10	Entwicklungsstörungen (F80–F89)	111
	4.10.1 Autismus	111
4.11	Verhaltens- und emotionale Störungen mit Beginn in der Kindheit und Jugend (F90–F98)	115
	4.11.1 Aufmerksamkeitsdefizitstörung	115
4.12	Spezielle Syndrome	116
	4.12.1 Befindlichkeitsstörung	117
	4.12.2 Verbitterung	118
	4.12.3 Zweckreaktion	118
	4.12.4 Burnout	118
	4.12.5 Krankheiten mit körperlichem Bezug	120
	4.12.6 Hochsensitivität	123

5 Differenzialdiagnosen — 125

5.1	Vorbemerkung	125
5.2	Depressive Episode oder Anpassungsstörung?	126
5.3	Bipolare affektive Störung oder Borderline-Störung?	128
5.4	Zwang oder Wahn?	130
5.5	ADHS oder manische Episode?	132
5.6	Persönlichkeitsstörung oder affektive Störung?	134
5.7	Autismus-Spektrum-Störung oder Persönlichkeitsstörung?	136
5.8	Autismus-Spektrum-Störung oder Borderline-Störung?	137
5.9	Schizoaffektive oder bipolare affektive Störung?	138
5.10	Schizophrenie oder schizoaffektive Störung?	141
5.11	Hypochondrische Störung oder hypochondrischer Wahn?	142
5.12	Paranoide Schizophrenie oder wahnhafte Depression?	143
5.13	Burnout oder depressive Episode?	145
5.14	Generalisierte Angststörung oder ängstlich-vermeidende Persönlichkeitsstörung?	146
5.15	Delir oder Demenz?	148
5.16	Drogeninduzierte Psychose oder Schizophrenie?	149
5.17	Apathie oder depressive Episode?	150
5.18	Posttraumatische Belastungsstörung oder Borderline-Störung?	152
5.19	Somatisierungsstörung oder hypochondrische Störung?	154
5.20	Depressive Episode bei monopolarer oder bipolarer affektiver Störung?	154
5.21	Posttraumatische Belastungsstörung oder Schizophrenie?	156
5.22	Intelligenzminderung oder Schizophrenie?	158
5.23	Schizophrenie oder organische Psychose?	159

6	Therapie	161
	6.1 Allgemeine Therapieprinzipien	161
	6.2 Klinische Rahmenbedingungen	163
	6.3 Therapie von Psychosen	164
	6.4 Therapie von depressiven Syndromen	165

Schlussbemerkung **167**

Literatur **168**

Sachwortverzeichnis **173**

Personenverzeichnis **178**

1 Grundlagen

1.1 Vorbemerkung

Psychiatrische Differenzialdiagnostik ist eine Kunst für sich und selbst erfahrene Untersucher können gelegentlich ihre Schwierigkeiten haben, zu einer genauen Einschätzung zu kommen. Da ist die Vielzahl der klinischen Erscheinungen, da sind die oft kryptischen und nicht immer klar zuzuordnenden Angaben der Patienten. Manchmal fehlt schlicht die Zeit, sich ausreichend lange mit ihnen zu beschäftigen, um einen klaren Blick auf die Problematik zu bekommen, manchmal zeigt das Gegenüber sich verschlossen oder lehnt ein Gespräch gänzlich ab, manchmal gelingt es erst im Verlauf, die Facetten einer Erkrankung zu erfassen. Erforderlich für die Entwicklung differenzialdiagnostischer Kompetenz ist neben einer gewissen theoretischen Grundlage mit Kenntnis der wichtigsten Krankheitsbilder und deren Symptomatik auch eine gute Anleitung durch einen erfahrenen Untersucher und natürlich die permanente Übung im klinischen Kontext.

Im Bereich der Psychiatrie lauern einige diagnostische Fallstricke. So besteht die Gefahr, dass Diagnosen vorschnell, sozusagen aus dem Bauch heraus gestellt werden. Oder der diagnostische Blick ist davon beeinflusst, aus welcher der unterschiedlichen Schulen ein Untersucher kommt. Ein biologisch orientierter Psychiater wird einen Patienten möglicherweise ganz anders beurteilen als ein Psychoanalytiker oder ein Verhaltenstherapeut. Selbst wenn eine Diagnose der gängigen Klassifikation gemäß korrekt gestellt wurde, kann die nachfolgende Entscheidung über den therapeutischen Schwerpunkt individuell sehr unterschiedlich getroffen werden. Die einschlägigen Leitlinien geben hier zwar eine Orientierung, aber das Vorgehen wird dennoch davon geprägt sein, welche Hypothese bezüglich der Erkrankung und ihrer Entstehung gebildet wird und was vom Behandler im allgemeinen oder speziellen Falle als wirksam angesehen wird. Natürlich kann auch ganz pragmatisch ein an den Symptomen orientiertes Vorgehen gewählt werden. Hier jedoch besteht die Gefahr, dass zugrunde liegende Prozesse übersehen und folglich nicht behandelt werden, dass die Therapie also an der Oberfläche bleibt und nicht an der Wurzel ansetzt.

Fallstricke

Wenn wir uns mit dem menschlichen Seelenleben in Gesundheit und Krankheit auseinandersetzen und versuchen, das, was wir sehen, zu verstehen, so tun wir dies also immer unter bestimmten Grundvoraussetzungen und Annahmen, selbst wenn uns diese nicht explizit bewusst sind. Es ist deshalb interessant, sich mit den unterschiedlichen Sichtweisen und Kon-

Konzepte von Gesundheit und Krankheit

zepten zu befassen, die uns zu unseren Erkenntnissen führen – und sei es, dass wir uns kritisch mit unserer eigenen Vorgehensweise auseinandersetzen oder diese bewusst weiterentwickeln.

Bedeutung der Diagnose

Vor der Therapie steht die Diagnose. Dieser Umstand leuchtet selbst dem medizinischen Laien ein, denn es ist offensichtlich, dass erst gehandelt werden kann, wenn klar ist, was dem Patienten fehlt, ob er erkrankt ist und, wenn ja, an welcher Erkrankung er leidet. Wenn eine Diagnose noch nicht sofort gestellt werden kann, sollte es zumindest eine Arbeitshypothese geben, die leitend für das weitere Vorgehen ist. In den Fällen, in denen ich überhaupt nicht weiß, woran ich bin, muss ich mir zumindest Rechenschaft über mein Unwissen geben, den Fall bewusst in der Schwebe halten und zunächst einmal an den Symptomen orientiert vorgehen. Dabei darf nicht unterschätzt werden, dass Diagnosen, einmal gestellt, ein Eigenleben entwickeln können. Aus einer leichthin geäußerten Verdachtsdiagnose wird ohne entsprechenden Hinweis rasch eine vermeintlich gesicherte Tatsache, die ohne kritische Überprüfung von Mal zu Mal übernommen und tradiert wird. Umso wichtiger sind ein genauer Blick und eine zuverlässige Diagnostik.

Gründe für Fehleinschätzungen

Vielfältige Gründe können zu diagnostischen Fehleinschätzungen führen. Einer davon sind Selbstzuschreibungen von Patienten, die unkritisch übernommen werden. Auf den ersten Blick mag diese Möglichkeit erstaunen, denn wer möchte schon selbst für psychisch krank gelten? Doch psychiatrische Diagnosen können natürlich auch mit einem Krankheitsgewinn verbunden sein, also mit einem (objektiven oder subjektiven) Vorteil, der für einen (vermeintlich) Erkrankten aus seiner Krankheit hervorgeht. Wenn allgemeine Lebensprobleme zu einer Störung des Befindens führen und dies im Folgenden zur Krankheit erklärt und sozusagen psychiatriert wird, dann bedeutet das, dass die Verantwortung für deren Lösung an Ärzte, Therapeuten oder allgemein an das Gesundheitswesen delegiert werden. Der verständliche Wunsch nach einfachen Lösungen von schwierigen Problemen kann so stark sein, dass bereitwillig Medikamente genommen oder sogar biologische Verfahren wie die elektrokonvulsive Therapie (EKT) eingefordert werden, obwohl keine Erkrankung im eigentlichen Sinne vorliegt. Leitend ist möglicherweise der trügerische Gedanke, dass es dem Betroffenen danach schon in irgendeiner Form besser gehen wird und sich die Schwierigkeiten im Folgenden quasi von selbst lösen. Hinzu kommt, wie bei allen Erkrankungen, die Möglichkeit der Entlastung von alltäglichen Aufgaben, etwa durch Krankschreiben oder sogar Berentung. Aus diesem Grunde ist es von großer Wichtigkeit, dass Diagnosen zuverlässig gestellt oder eben auch nicht gestellt werden (auch wenn die zweite Möglichkeit nicht jedem gelegen kommt). In der Psychiatrie ebenso wie in anderen Bereichen der Medizin ist es unmöglich, eine allgemein gültige Krankheitsdefinition zu geben und in jedem Falle klar zwischen »noch gesund« und »schon krank« zu unterscheiden. Ein wesentlicher Kritikpunkt der psychiatrischen Klassifikationssysteme ist von daher die oftmals willkürlich erscheinende Grenzziehung. Auch hier liegen Gründe für Fehleinschätzungen und Irrtümer, denn wo die Grenzen nicht klar sind, kommt es leicht zu fragwürdigen Zuordnungen. Im folgenden Abschnitt soll es deshalb, bevor wir uns näher mit der Differenzialdiagnostik beschäftigen, um den Krankheitsbegriff im Allgemeinen und im Speziellen gehen.

1.2 Gesundheit und Krankheit

Die Weltgesundheitsorganisation (World Health Organization, WHO) definiert 1946 in ihrer Verfassung Gesundheit als einen »Zustand des vollständigen körperlichen, geistigen und sozialen Wohlergehens und nicht nur das Fehlen von Krankheit oder Gebrechen.« (Weltgesundheitsorganisation 1946, S. 1). In diesem Sinne wäre wohl niemand über eine längere Zeit vollständig gesund, denn wann befinden wir uns schon im Zustand des völligen Wohlergehens?

Wenn wir Krankheit allein als einen Zustand des Unwohlseins begreifen, so ist diese Auffassung wenig hilfreich. Die Erfahrung von seelischem – mehr noch als körperlichem – Schmerz und Leid ist grundsätzlicher Bestandteil des Lebens und kann eine durchaus angemessene menschliche Reaktion auf widrige Ereignisse und Erfahrungen sein. Eine verbindliche Festlegung, ab wann und unter welchen Umständen welcher Grad von Unwohlsein als pathologisch zu gelten hat, ist schwierig. Umgekehrt geht Krankheit nicht immer mit subjektivem Leiden einher und selbst schwer psychisch Erkrankte, etwa Patienten mit Psychosen, leiden unter ihren Symptomen nicht immer direkt oder in dem zu erwartenden Ausmaß. Dies gilt erst recht dann, wenn die Symptomatik chronifiziert ist und der Betroffene sich gut adaptieren konnte. Leidensdruck alleine reicht also nicht aus, um Gesundheit oder Krankheit zu definieren. *Leiden*

Ein Krankheitsbegriff, der rein auf Normabweichung zielt, ist ebenfalls problematisch. Normen beziehen sich auf den Durchschnitt einer Population. Demgemäß würden selbst auf Dauer schädigend wirkende Faktoren ihren Krankheitswert verlieren, wenn nur ein genügend großer Teil einer Gruppe davon betroffen ist. Hat zum Beispiel der größte Teil der Bevölkerung faule Zähne, so müssten diese dieser Auffassung gemäß als Normalzustand und nicht als pathologisch gelten. Im Bereich des Psychischen würde das bedeuten, dass selbst dysfunktionale und hochproblematische Erscheinungen ihren Krankheitswert verlieren, wenn sie nur ausreichend oft in der Bevölkerung vorhanden wären. Problematisch ist darüber hinaus, dass die Vorstellung, was als normal anzusehen ist, kulturellen Veränderungen unterliegt und je nach gesellschaftlicher Einstellung Menschen mit bestimmten Merkmalen und Eigenschaften, die nicht der Mehrheit entsprechen, als krank erklärt werden. Ein Beispiel ist Homosexualität, die zu früheren Zeiten per se als krankhafte Abweichung galt. *Normabweichung*

Von hoher praktischer Relevanz ist die Definition von Krankheit als das Vorhandensein bestimmter Symptome, denen allein oder in Kombination *Symptome*

Krankheitswert zugesprochen wird. Ein Kriterium, ab wann eine Symptomatik Krankheitswert hat, kann dabei die theoretische Relevanz für das Überleben des Betroffenen sein. So gesehen sind z. B. Störungen der Orientierung oder der Kognition zweifellos ebenso bedeutsam wie psychotisches Erleben (auf den Begriff der Psychose wird im Laufe des Buches noch eingegangen), da die hiervon Betroffenen außerhalb einer schützenden Umgebung deutliche geringere Überlebenschancen hätten als Gesunde. Dass diese Charakteristik mehr Praxisrelevanz hat, als es zunächst den Anschein hat, wird dann deutlich, wenn es um die Einschätzung einer möglichen Gefährdung geht. Ist ein Patient aufgrund seiner Krankheit in erheblichem Maße gefährdet und kann er diese Gefährdung ebenfalls krankheitsbedingt nicht erkennen, müssen möglicherweise Maßnahmen zu seinem Schutz ergriffen werden.

Ätiologie und Pathogenese

Gelegentlich wird gefordert, dass Krankheiten durch eine klare Ätiologie und eine Pathogenese gekennzeichnet sein müssen. Diese Forderung ist gerade im Bereich der Psychiatrie problematisch, da sich die Frage nach der Krankheitsursache im Einzelfall nicht immer klar beantworten lässt. Am ehesten lässt sich diese Sicht ebenfalls auf Psychosen anwenden, die, wie wir noch sehen werden, eine eigene Qualität besitzen und bei denen bestimmte Pathomechanismen einschließlich biologischer Faktoren angenommen werden können. Wenn wir es in der Psychiatrie dagegen nicht mit Psychosen zu tun haben, stehen wir wieder vor dem Problem der Grenzziehung zwischen gesund und krank. Als unscharfes Kriterium können hier die negativen Folgen einer Symptomatik herangezogen werden, im psychischen Bereich also beispielsweise ob eine freie Entfaltung der Person oder befriedigende zwischenmenschliche Beziehungen verhindert werden oder inwieweit die Leistungsfähigkeit gemindert ist.

Definition psychischer Krankheiten in der ICD-11

In der ICD-11 (WHO 2019) sind psychische Krankheiten folgendermaßen charakterisiert: »Mental, behavioural and neurodevelopmental disorders are syndromes characterized by clinically significant disturbance in an individual's cognition, emotional regulation, or behaviour that reflects a dysfunction in the psychological, biological, or developmental processes that underlie mental and behavioural functioning. These disturbances are usually associated with distress or impairment in personal, family, social, educational, occupational, or other important areas of functioning.« (»Psychische, verhaltensbezogene und Störungen der neuronalen Entwicklung sind Syndrome, die charakterisiert sind durch klinisch signifikante Störungen der Kognition, der Emotionsregulation oder des Verhaltens, die eine Dysfunktion in den psychologischen, biologischen oder Entwicklungsprozessen widerspiegeln. Diese Störungen sind gewöhnlich verbunden mit Leid oder Beeinträchtigung in persönlichen, familiären oder sozialen Bereichen, in Ausbildung, Beschäftigung oder anderen wichtigen Funktionsbereichen.«, eigene Übersetzung.). Interessant ist, dass die WHO bei der Definition von psychischer Krankheit also nicht nur von Störungen in bestimmten Bereichen und deren Folgen ausgeht, sondern auch die möglichen Ursachen einbezieht.

Krankheitswert von Psychosen

Zusammenfassend lässt sich festhalten, dass auf psychiatrischem Gebiet Psychosen am leichtesten als Krankheiten definiert werden können, da sie eine eigene Qualität besitzen und sich damit grundlegend vom Normalpsychologischen unterscheiden. Psychosen und andere Krankheitsprozesse, bei denen wir von einer biologischen Grundlage ausgehen, führen zu signifikanten Störungen auf verschiedenen Ebenen, die zwar nicht immer mit einem Leidensdruck, in aller Regel aber mit Beeinträchtigungen und Einschränkungen verbunden sind. Die übrigen Krankheiten sind schwerer als solche zu fassen, möglicherweise unscharf abgegrenzt und die Einschätzung, was als gesund oder krank gilt, kann sich im Laufe der Zeit ändern. Ein Beispiel ist die Schwierigkeit der Abgrenzung von pathologischer Trauer im Sinne einer Anpassungsstörung von einem »normalen« Trauerprozess. Die Grenze fest bei einer Dauer von 6 Monaten zu ziehen, erleichtert zwar eine diagnostische Zuordnung, wird dem Einzelfall aber unter Umständen nicht gerecht und kann dadurch zu einer unpassenden Pathologisierung führen.

Für die Praxis bedeutet dies, dass es bei der Erkennung von psychischen Krankheiten und bei deren Differenzialdiagnostik nicht nur auf die Beschreibung von Symptomen und der Folgen ankommt. Vielmehr muss auch die Qualität des klinischen Bildes betrachtet werden und wir müssen uns über mögliche Ursachen Gedanken machen. Die WHO bezieht sich in ICD-10 und ICD-11 nicht nur auf Krankheitserscheinungen, sondern greift auch biologische, psychologische und entwicklungsbezogene Ursachen auf. Diese Überlegungen dienen nicht nur der Einteilung von Krankheiten, sondern sind, wie wir noch sehen werden, auch wichtig für die Planung einer Therapie.

Einbeziehung von Krankheitsursachen

1.3 Zum Begriff der Psychose

Das Spektrum der Erscheinungen, mit denen wir es in der klinischen Psychiatrie zu tun haben, reicht von leichten Beschwerden bis hin zu schwersten Beeinträchtigungen, von Leiden aufgrund allgemein verständlicher Zusammenhänge bis hin zu Zuständen ausgeprägter Verwirrung, in denen ein sinnvoller Gesamtzusammenhang nicht mehr hergestellt werden kann.

Im vorangegangen Abschnitt wurde bereits auf die unterschiedlichen klinischen Qualitäten eingegangen, die dem zugrunde liegen. Einerseits gibt es normalpsychologisch fassbare Zusammenhänge, bei denen das seelische Leid verständlich wird. In der Untersuchung kann ich mich in den Patienten hineinversetzen, der mir über seinen Lebensweg und seine Erlebnisse berichtet. Die Entwicklung einer Symptomatik wird verstehbar und die Grenzen zwischen Gesundheit und Krankheit können verwischen. Andererseits gibt es Bilder, bei denen das Verständnis mehr oder weniger schnell an seine Grenzen stößt, die im Grunde nicht mehr einfühlbar sind und bei denen der Krankheitswert im Sinne einer qualitativen Abweichung vom Normalpsychologischen außer Frage steht. Statt zu verstehen müssen wir die

Abgrenzung zur Normalpsychologie

1 Grundlagen

Symptomatik also anerkennen und können bestenfalls versuchen, ihre Entstehung wissenschaftlich zu erklären. Hier sprechen wir von einer Psychose.

Exogene und endogene Psychosen

Der Psychose-Begriff wird 1841 von Carl Friedrich Canstatt (1807–1850) eingeführt und bezeichnet ursprünglich den seelischen Ausdruck einer Erkrankung des Gehirns. Im Laufe der Zeit wird Psychose synonym für Geisteskrankheit verwendet, und zwar sowohl für solche mit nachgewiesener als auch für Krankheiten mit vermuteter, aber (noch) nicht nachweisbarer körperlicher Ursache. (Zur Entwicklung des Psychose-Begriffs siehe Bürgy 2009.) Damit ist die Grundlage gelegt für die Unterscheidung von exogenen und endogenen Psychosen, wie sie 1892 von Paul Julius Möbius (1853–1907) getroffen wird. Möbius führt die so genannten endogenen Psychosen auf erbliche Anlagen zurück, während die exogenen Psychosen auf äußeren Einflüssen beruhen. Kurt Schneider (1887–1967) betont, dass aufgrund der Psychopathologie endogener Psychosen von einer organischen Grundlage ausgegangen werden muss, auch wenn diese nicht konkret gefasst werden kann. Bei Karl Jaspers (1883–1969) wird die scharfe Unterscheidung von (nicht verstehbarer) Psychose und verstehbareren Erscheinungen zur Grundlage der Krankheitslehre.

Klinische Symptome

Die Ursachen von Psychosen sind ebenso unterschiedlich wie die möglichen klinischen Symptome. Die qualitativen Veränderungen können verschiedene Bereiche des psychopathologischen Befundes betreffen, so die Wahrnehmung, das Denken oder die Affektivität. Im Gesamtzusammenhang einer Psychose ist zudem die Kognition meist mehr oder weniger beeinträchtigt. Eindrücklich zeigt sich eine Psychose, wenn etwa der formale Gedankengang so fragmentiert ist, dass ein normales Verstehen nicht mehr möglich ist, oder wenn starr auf Wahninhalten beharrt wird, ohne dass die sonst übliche Korrektur durch Abgleich des Urteils mit Beobachtungen und Erfahrungen vorgenommen werden kann.

Kategoriale Einteilung

Wenn wir also von einem qualitativen Unterschied je nach Vorliegen oder Nicht-Vorliegen einer Psychose ausgehen, nehmen wir eine kategoriale Einteilung vor. Das bedeutet, dass ein Patient nicht »ein bisschen psychotisch« sein kann. Zu einem gegebenen Zeitpunkt ist entweder eine Psychose festzustellen oder nicht. Das kann sich rasch ändern, sogar innerhalb eines einzelnen Gesprächs ist es möglich, dass ein Patient in einem Moment psychotisch ist und entsprechend erlebt und im nächsten Moment wieder nicht. Dies kann sich in offensichtlichen Widersprüchen ausdrücken, wenn der Patienten einerseits mit Überzeugung seinen Verfolgungswahn vertritt, andererseits sagen kann, dass er wohl gerade wieder paranoid sein müsse. Die Feststellung einer Psychose oder deren Ausschluss ist nun ein entscheidender Vorgang in der psychiatrischen Differenzialdiagnostik. Das Vorliegen einer Psychose hat nicht zuletzt therapeutische Implikationen, gerade im Hinblick auf die Möglichkeit einer antipsychotischen Pharmakotherapie (▶ Kap. 6.3).

1.4 Zum Begriff der Neurose

Der historische Begriff der Neurose taucht in den modernen Klassifikationen noch immer gelegentlich auf, so im Kapitel ›Neurotische, Belastungs- und somatoforme Störungen‹, als ›psychoneurotisch‹ unter den sonstigen spezifischen Persönlichkeitsstörungen der ICD-10 oder an derselben Stelle als ›Charakterneurose‹. Der Begriff impliziert einen bestimmten Zusammenhang zwischen beobachtbarer Symptomatik und deren Entstehung, nimmt also Bezug auf zugrunde liegende theoretische Annahmen. Im Laufe der Psychiatriegeschichte wurden unterschiedliche Gründe für die Entstehung neurotischer Symptome angenommen. Die Verwendung des Neurose-Begriffs kann auch heute noch angebracht sein, wenn explizit auf die psychogene Ursache von Beschwerden verwiesen werden soll – auch wenn die theoretischen Annahmen, die dem Begriff zugrunde liegen, uneinheitlich und teilweise überholt sind.

Ursprünglich wird der Neurose-Begriff 1776 von William Cullen (1710–1790) verwendet, der damit alle nichtentzündlichen Erkrankungen des Nervensystems bezeichnet und hierunter auch die psychischen Erkrankungen subsumiert. Als Neurosen gelten dann anatomisch-strukturelle Schäden mit einer Störung von Sensibilität und Motorik, später funktionell-physiologischen Störungen mit Irritabilität und Inhibition und schließlich Krankheitsbilder mit psychogenen Ursachen (Übersicht bei Berrios 1999). Interessanterweise bezeichnet der Begriff Psychose in der ersten Hälfte des 19. Jahrhunderts subjektive Zustände als Begleiterscheinungen schwerer psychischer Krankheiten, während Neurose die zugrunde liegenden neurologischen Prozesse bezeichnete. Um 1900 herum kommt es zum Wechsel der Begrifflichkeiten. Psychose bezeichnete von nun an im weiteren Sinne organische Krankheiten, Neurose dagegen innerpsychische Vorgänge.

Wandel des Neurose-Begriffs

Die Auffassung einer psychogenen Grundlage von Neurosen bezieht sich auf Aspekte der kindlichen Entwicklung. Das neurotische Verhalten kann als Anpassungsleistung verstanden werden, die zum Zeitpunkt ihrer Entwicklung für den Betroffenen durchaus nützlich war, im späteren Leben jedoch unpassend und dysfunktional in Erscheinung tritt. Im psychoanalytischen Verständnis liegen den Neurosen demgemäß (unbewusste) kindliche Konflikte oder Erschütterungen zugrunde, die zunächst eine kompromisshafte Lösung erfahren, später jedoch störend in Erscheinung treten können. Ihrem Ursprung nach sind sie weiterhin in gewisser Weise sinnhaft, da sie einen innerpsychischen Lösungsversuch darstellen. Der sonst in diesem Zusammenhang gebräuchliche Trauma-Begriff wird hier bewusst vermieden, da dieser um der Klarheit willen für Situationen außergewöhnlicher Bedrohung reserviert bleiben und nicht inflationär gebraucht werden sollte.

Psychoanalytische Auffassung

Die Ausdehnung der Neurosenlehre auf Psychosen greift zu weit und wird der komplexen Ätiologie von Psychosen, die auch organische Faktoren umfasst, nicht gerecht. Schon Sigmund Freud (1856–1939) musste erkennen, dass die psychoanalytische Herangehensweise bei psychotischen Patienten nicht zielführend ist, und hat sich entsprechend auf die Behandlung

Neurosenlehre und Psychosen

nicht-psychotischer Patienten konzentriert und ausgehend von diesen seine Theorien entwickelt. Eine unkritische Anwendung psychoanalytischer Modelle auf Psychosen einschließlich psychotischer Unterformen affektiver Störungen ist deshalb nicht sinnvoll.

Charakterneurose

Der Begriff Charakterneurose bezieht sich auf die Annahme, dass die Persönlichkeit durch neurotische Mechanismen in ihrer Entwicklung derart gestört und dadurch verformt wurde, dass dies zur Persönlichkeitsstörung geführt hat. Eine derartige Bezeichnung muss freilich als sehr theorielastig gelten. Sie impliziert, dass die Persönlichkeitsentwicklung nicht von multiplen Faktoren (Genetik, Umwelt, Erziehung, Beziehungserfahrungen etc.), sondern vor allem durch dysfunktionale (neurotische) Konfliktlösungen geprägt wurde. Da diese Sicht sehr einseitig ist, sollte der Begriff zugunsten beschreibender Ansätze in der Persönlichkeitsdiagnostik (▶ Kap. 4.8.1) vermieden werden.

Verwendung des Neurose-Begriffs

Der Begriff Neurose ist in der Alltagssprache etabliert und wird regelmäßig mit bestimmten Begriffen in Zusammenhang gebracht, was gelegentlich zur Verwirrung führt. Dies lässt sich gut anhand der »Zwangsneurose« illustrieren, eines Ausdrucks, der von Sigmund Freud geprägt wurde und allgemein mit Zwangsstörungen assoziiert wird. Freud führt unter anderem im klassischen Fallbeispiel vom »Rattenmann« die Zwangsgedanken eines Patienten ursächlich auf dessen kindliche sexuelle Wünsche in Verbindung mit der Furcht vor negativen Konsequenzen zurück. Nicht zuletzt durch die Theorien Freuds (und nicht nur unter medizinischen Laien) hält sich die klischeehafte Ansicht, dass Zwänge prinzipiell neurotisch seien, also ihre Ursache in frühen Konflikten haben, die es aufzulösen gilt. Tatsächlich jedoch sind Zwangsphänomene vielgestalt und können unterschiedliche, auch organische, Ursachen haben. Die Behandlung erfolgt dementsprechend heutzutage nicht primär psychoanalytisch, sondern verhaltenstherapeutisch, gegebenenfalls unterstützt durch eine medikamentöse Therapie. Von einer Neurose sollte also nur dann noch gesprochen werden, wenn damit explizit auf das zugrunde liegende Störungsmodell Bezug genommen wird. Entsprechend ist nicht nur der Begriff Zwangsneurose allgemein durch Zwangsstörung ersetzt worden. Weitgehend obsolet geworden sind auch Begriffe wie Konversionsneurose (heute: dissoziative Störung) oder Angstneurose (heute: Angststörung).

1.5 Krankheitsursachen

Warum ist es sinnvoll, sich in der Psychiatrie mit der Ursache von Krankheiten zu beschäftigen? Würde es nicht genügen, wenn wir die Symptome in Querschnitt und Längsschnitt betrachten und daraus eine Diagnose ableiten? Ist es überhaupt möglich, klare Ursachen zu bestimmen? Und kann sich die Therapie am Ende nicht ganz einfach nach den Symptomen richten?

1.5 Krankheitsursachen

Für die Beschäftigung mit Krankheitsursachen gibt es mehrere Gründe. Erstens ist es für ein grundlegendes Verständnis psychiatrischer Erkrankungen wichtig, sich prinzipiell damit auseinanderzusetzen, wie diese entstehen können. Ich beginne den Unterricht deshalb gerne mit diesem Thema, um den Einstieg in die komplexe Welt der Psychiatrie zu erleichtern. Zweitens verlangt die diagnostische Zuordnung im Rahmen der gängigen Klassifikationssysteme sehr wohl ätiologische Überlegungen. Und drittens beeinflusst eine Hypothese über Krankheitsursachen im Allgemeinen oder im speziellen Falle eines Patienten in wesentlichem Maße das therapeutische Vorgehen. Natürlich lässt sich nicht in allen Fällen eine eindeutige Ursache bestimmen, aber das sollte uns nicht davon abhalten, uns auf die Suche zu begeben. Auf diese Punkte wird im Folgenden etwas genauer eingegangen.

Gründe für die Beschäftigung mit Krankheitsursachen

Beginnen wir mit den grundlegenden Möglichkeiten, wie psychiatrischen Krankheiten entstehen können. Entsprechend dem Dualismus von Soma und Psyche zieht sich durch die Geschichte der Medizin die Überlegung, ob eine psychische Krankheit nun körperliche oder innerpsychische Ursachen hat (▶ Kap. 1.6). Selbst wenn äußere Einflüsse als zusätzlicher, außerhalb der Person liegender Faktor eingezogen werden, kann doch unterschieden werden, ob diese sich auf den Körper (z. B. Rauschmittel, Umweltgifte) oder auf die Psyche (z. B. soziale Konflikte, gesellschaftliche Rahmenbedingungen) auswirken. Auch wenn wir davon ausgehen, dass Soma und Psyche hinsichtlich Ursache und Wirkung untrennbar miteinander verbunden sind und sich wechselnd gegenseitig beeinflussen, bleibt doch die Frage nach dem Ausgangspunkt einer Krankheit.

Dualismus von Soma und Psyche

Gelegentlich wird vorgebracht, dass die klinische Symptomatik entscheidend und es demnach gleichgültig ist, wie sie entstanden ist. Es wird der Vergleich mit körperlichen Vorgängen gezogen und argumentiert, dass bei einer Fraktur der Unfallhergang sekundär und die Folgen entscheidend sind. Dieser Vergleich hat seine Tücken, denn er geht davon aus, dass psychische Erscheinungen unabhängig von der Ursache völlig gleichförmig seien. Dem ist allerdings nicht so. Die klinischen Bilder lassen sich je nach zugrunde liegender Ursache durchaus unterscheiden. Bedeutsam ist dies etwa beim depressiven Syndrom, das sich je nach Grundlage unterschiedlich präsentiert. Auch auf dem Gebiet der Denkstörungen lassen sich bei genauem Hinschauen verschiedene Qualitäten ausmachen, die mit der Ätiologie in Zusammenhang stehen.

Ursache und klinische Symptomatik

Die Erkenntnis, dass eine Symptomatik auf psychischem Gebiet auch körperliche Ursachen haben kann, setzt das Wissen um einen Zusammenhang zwischen beiden Bereichen voraus. Was uns heute selbstverständlich erscheint, ist jedoch ein großer Schritt in der Erkenntnis, der schon früh vollzogen wurde. Die in der Antike entwickelte und über Jahrhunderte hinweg vertretene Humoralpathologie ist hier beispielhaft zu nennen. Galenos von Pergamon (ca. 130–200 n. Chr.) ordnet dabei den vier Körpersäften Blut, gelbe Galle, schwarze Galle und Schleim jeweils Charaktereigenschaften zu. Er stellt damit nicht nur einen Zusammenhang zwischen Soma und Psyche her, sondern bemüht sich auch um eine Ordnung und Differenzierung. Aus heutiger Sicht mögen uns die Annahmen naiv erscheinen, doch

Körperliche Ursachen

zugrunde liegt der (sehr moderne) Ansatz, verschiedene psychische Erscheinungen auf ihre jeweilige körperliche Grundlage zurückzuführen. Heutzutage ist die Suche nach neurobiologischen Korrelaten, etwa strukturellen oder funktionellen zerebralen Veränderungen, ein wesentlicher Teil der psychiatrischen Grundlagenforschung. Wenn wir nun davon ausgehen können, dass eine Krankheit auf eine klar zu benennende organische Ursache zurückzuführen ist, können wir diese als exogen bezeichnen. Ihrem Wesen nach muss es sich bei einer derartigen Krankheit um eine Psychose handeln, da die Symptomatik nicht einfühlend verstehbar, sondern aus den funktionellen oder strukturellen Veränderungen des Gehirns heraus erklärbar ist (▶ Kap. 1.3). Nicht alle Psychosen lassen sich jedoch auf eine klare organische Ursache zurückführen. Dennoch ist davon auszugehen, dass unter den vielfältigen Ursachen neben psychosozialen und innenpsychischen nicht zuletzt auch grundlegende neurobiologische Faktoren sind. Für diese Fälle wurde traditionell der Begriff endogen verwendet.

Psychische Ursachen

Wenn als grundlegend für eine Krankheit dagegen vor allem psychische Prozesse angenommen werden, so können wir diese als psychogen bezeichnen. Hier können Konflikte ebenso wie gesellschaftliche Rahmenbedingungen oder Lebensereignisse als Einflussfaktoren in Betracht gezogen werden, möglicherweise auf dem Boden bestimmter Persönlichkeitseigenschaften. Ein großer Teil der Psychologie des 20. Jahrhunderts beschäftigt sich mit der Frage nach krankmachenden innenpsychischen Prozessen, maßgeblich beeinflusst durch die Theorien Sigmund Freuds. Dieser entwickelte seine Theorien allerdings zum Verständnis normalpsychologischer Zusammenhänge. Eine Übertragung auf Psychosen ist damit nicht ohne weiteres möglich. Freud selbst stieß bei der Behandlung psychotischer Patienten rasch an seine Grenzen und hat diese nicht weiter verfolgt. Zur Verwirrung kann beitragen, dass er beispielsweise bei ausgeprägter Zwanghaftigkeit von ›Psychose‹ sprach, den Begriff also anders verwendet, als wir es in diesem Buch tun.

Triadisches System

Die Dreiteilung psychiatrischer Krankheiten nach ihren möglichen Ursachen in exogen, endogen und psychogen wird als triadisches System bezeichnet. Das triadische System mag auf den ersten Blick zu stark vereinfachend und nur noch historisch interessant erscheinen. Es stellt jedoch die Grundlage der Differenzialdiagnostik dar, ebenso wie die Abgrenzung der Psychose als grundsätzlich eigener Qualität der psychischen Verfassung und damit die grundlegende Unterscheidung zwischen Psychose und Nicht-Psychose. Die meisten Krankheiten lassen sich zwanglos auf diese Weise einordnen, zumal unserer heutigen Klassifikation noch immer die durch das triadische System vorgegebene Einteilung zugrunde liegt.

Psychosen und affektive Störungen

Besonders bedeutsam ist die Suche nach Krankheitsursachen einerseits bei den Psychosen, andererseits bei den affektiven Störungen. Für die Differenzialdiagnostik bedeutet dies, dass zunächst einmal festgestellt werden muss, ob überhaupt eine Psychose vorliegt oder nicht. Wenn eine Psychose festgestellt wurde, ist eine organische Diagnostik erforderlich, um eine primär organische Ursache zu erkennen oder auszuschließen (▶ Kap. 2.9). Beim Vorliegen eines depressiven oder eines manischen Syndroms ist die Frage nach den Ursachen der Symptomatik entscheidend für das weitere Vorgehen. Verständlicherweise ist es buchstäblich ein grundlegender Unterschied, ob eine Depressivität kausal auf eine funktionelle oder strukturelle Störung des Gehirns zurückgeht (organische affektive Störung), ob sich im Rahmen eines multikausalen Geschehens auf biologischer Basis eine schwere Krankheit entwickelt (schwere depressive Episode, typischerweise mit somatischem Syndrom) oder ob das Leiden vor allem auf einschneidende Änderungen der Lebenssituation zurückzuführen ist (Anpassungsstörung mit depressiver Reaktion). Aber auch bei anderen klinischen Syndromen, gerade in den unklaren Fällen, gilt es, im Ausschlussverfahren nach den Ursachen zu suchen (▶ Kap. 2.8).

In der Regel wird es gelingen, zwischen körperlichen und psychischen Ursachen zu unterscheiden. Es gibt allerdings auch Ausnahmen, bei denen somatische und psychische Ursachen nicht klar zu trennen sind – oder möglicherweise in unterschiedlichem Ausmaß beides eine Rolle spielt. Hier sind etwa Zwangsstörungen zu nennen, die in Schwere und Symptomatik äußerst unterschiedlich ausgeprägt sein können und für die sich je nach Einzelfall verschiedene Erklärungen finden. Einen weiteren Sonderfall stellen Störungen der Persönlichkeit dar (die wir allerdings auch nicht als Krankheiten im eigentlichen Sinne bezeichnen würden), denn hier kommen wir nicht zu einer klaren Zuschreibung. Denn über die Frage, welche Faktoren zur Entwicklung der Persönlichkeit beitragen, lässt sich lange diskutieren. Letztlich muss von zahlreichen Einflussfaktoren ausgegangen werden, die sowohl biologische Faktoren als auch biologische und soziale Umwelteinflüsse ebenso wie innenpsychische Faktoren umfasst. Dabei kann durchaus eine biologisch vorgegebene Grundstruktur angenommen werden, die in gewissem Rahmen durch äußere Einflüsse modifiziert werden kann. Für unser praktisches Vorgehen haben diese Überlegungen jedoch insofern nur eine untergeordnete Relevanz, da wir gewohnt sind, die Persönlichkeit als therapeutisch nur sehr begrenzt beeinflussbar zu sehen. Entsprechend werden wir den (möglicherweise biologisch determinierten) Kern nicht ändern, Modifikationen auf Ebene der Kognition oder des Verhaltens im Sinne eines Umlernens sind dagegen durchaus möglich.

Grenzen der Ursachensuche

Die Therapie sollte sich also nicht nur nach der klinischen Symptomatik richten, sondern auch nach der Krankheitsursache. Bei den exogenen Krankheiten liegt das auf der Hand: wenn das Gehirn geschädigt ist, muss ich somatisch behandeln oder zumindest versuchen, eine Verschlechterung der körperlichen Situation zu verhindern. Eine therapeutische Intervention kann durchaus auf symptomatischer Ebene ansetzen, etwa medikamentös, oder es kann der Versuch unternommen werden, die Krankheitserscheinungen und ihre Folgen psychotherapeutisch abzufangen. Dies geschieht jedoch im Wissen, dass ich mit diesen Maßnahmen das Übel sozusagen nicht an der Wurzel packen kann. In jedem Falle also hat meine Ursachenzuschreibung therapeutische Konsequenzen. Wenn ich von einer körperlichen Ursache ausgehe, werde ich auch eher körperlich behandeln. (Heutzutage vor allem durch Medikamente, Neurostimulation oder andere biologische Verfahren.) Wenn ich dagegen krankmachende äußere Einflussfaktoren annehme

Bedeutung für die Therapie

versuche ich möglicherweise präventiv, diese auszuschalten. (In einer radikalen Form wurde dies im Zuge der Antipsychiatrie-Bewegung in den 1970er Jahren gelebt, als unter der Annahme, dass psychischen Krankheiten Folge der gesellschaftlichen Verhältnisse seien, eine schulmedizinische Therapie abgelehnt und stattdessen mit den Patienten eine Mischung aus alternativer Lebensform und politischer Agitation praktiziert wurde.) Wenn ich dagegen feststelle, dass Leid auf innerpsychischen Prozessen beruht, werde ich versuchen, diese psychotherapeutisch zu klären und zu lösen. Zwar strebt eine moderne Sicht nach einer Überwindung dieser Einseitigkeit, und die Gabe von Medikamenten schließt natürlich keine Psychotherapie aus. Eine therapeutische Schwerpunktsetzung ist im Einzelfall dennoch sinnvoll.

Gegenseitige Beeinflussung von Soma und Psyche

Heutzutage erscheint eine strenge Ursachenzuschreibung auf den ersten Blick überholt, da wir gewohnt sind, von multifaktoriellen Geschehnissen auszugehen und Wechselwirkungen zwischen Soma und Psyche annehmen, bei denen sich Ursache und Wirkung nicht klar trennen lassen (etwa wenn psychische Faktoren dazu führen, dass unser neuronales Netz moduliert wird, was wiederum auf die Psyche zurückwirkt). Wo wir hier angreifen, erscheint beliebig: dies kann dann sowohl auf neurobiologischer Ebene stattfinden (etwa durch Medikamente oder Modulation mittels Stimulationsverfahren) als auch durch psychotherapeutische Einflussnahme – letztlich beeinflusst sich alles gegenseitig, der Ansatzpunkt wäre demgemäß nicht wesentlich und die Wirkung vergleichbar. Studien mit bildgebenden Verfahren scheinen dies zu belegen, wenn sie zeigen, dass sowohl Psychotherapie als auch medikamentöse Therapie die Funktion neuronaler Kreisläufe bei Patienten mit depressiver Episode modifiziert, wenn auch in verschiedenen zerebralen Bereichen (Boccia et al. 2016). Dennoch ist es wichtig, sich immer wieder über mögliche Ursachen Gedanken zu machen. Der klinische Alltag zeigt, dass in aller Regel eine Zuordnung durchaus möglich ist. Der Umstand, dass dies nicht bei allen Patienten mühelos gelingt, darf jedenfalls nicht dazu führen, auf jede Ursachenzuschreibung generell zu verzichten. Wenn ein Patient unter einer Erkrankung leidet, die nach allem, was wir heute wissen, auf dem Boden einer biologischen Verletzlichkeit entstanden ist und bei der der vorsichtige Einsatz bestimmter Medikamente nachgewiesenermaßen hilfreich ist, dann ist es verkehrt, diesem Patienten ausschließlich Psychotherapie anzubieten. Wenn ein anderer Patient dagegen unter einer Symptomatik leidet, deren Auflösung Umlernen und Veränderungen erfordern würden, dann können Medikamente keine Psychotherapie ersetzen, sondern bestenfalls auf Symptomebene eine kurzfristige Erleichterung bringen.

Exkurs: Phänomenologie

Eine Brücke zwischen den Grundlagen psychischer Krankheit und den daraus folgenden klinischen Erscheinungen schlägt die anthropologisch-phänomenologische Psychiatrie, indem sie sich auf das innere Erleben des

Patienten fokussiert. Sie geht dabei über das rein formale Beschreiben von Symptomen hinaus und bemüht sich um ein tieferes Verständnis des Erlebens der eigenen Person und der Welt in Gesundheit und Krankheit. Dabei wird eine ganzheitliche Sicht angestrebt, die dem Menschen in seiner Subjektivität, seinen Verhältnissen und Bedingtheiten einschließlich somatischen Aspekten bis hin zu neurobiologischen Grundlagen gerecht wird. Die phänomenologische Anamnese ist entsprechend bemüht, die Selbst- und Weltsicht des Patienten zu begreifen (Fuchs 2016). Sie strebt nach der hermeneutischen Erarbeitung von Sinnstrukturen, die das Erleben und Handeln leiten (Schmidt-Degenhard 1997).

Die anthropologisch-phänomenologische Psychiatrie beschränkt sich freilich nicht auf das reine Erfassen und Beschreiben von Zuständen, sondern bildet hieraus Hypothesen zu Krankheitsentstehung und Symptomentwicklung, die schließlich auch in therapeutische Überlegungen münden. Dennoch sieht sich die Phänomenologie immer wieder dem Vorwurf der Praxisferne ausgesetzt. Bedacht werden muss auch, dass ein Verständnis der Selbst- und Weltsicht des Patienten in der Psychose an ihre Grenzen stößt, wenn besondere Gesetzmäßigkeiten und die eigene Qualität des Erlebens ein Begreifen und Verstehen im üblichen Sinne nicht ohne weiteres gestatten (▶ Kap. 1.3).

1.6 Klassifikationen

Die Geschichte ist voll von unterschiedlichsten Sichten auf psychiatrische Krankheiten, von streng ordnenden diagnostischen Systemen bis hin zur völligen Ablehnung jeglicher Diagnose in der Antipsychiatrie-Bewegung und ihren Ausläufern seit den 1960er Jahren des 20. Jahrhunderts. Um ein Verständnis für die aktuelle Einordnung psychiatrischer Krankheiten zu bekommen, ist es sinnvoll, sich mit der Historie der Sichtweisen und den daraus resultierenden Systemen der Klassifikation zu beschäftigen. Im Folgenden soll deshalb ein kleiner Einblick in historische Entwicklungen der psychiatrischen Nosologie gegeben werden. Der rote Faden ist dabei die immer wieder gestellte Frage nach Krankheitsursachen, deren jeweilige Antwort die Klassifikationen maßgeblich geprägt hat und weiterhin prägt.

Die Entwicklung eines zusammenhängenden diagnostischen Systems psychiatrischer Krankheiten beginnt im 18. Jahrhundert mit der Entwicklung der ordnenden, deskriptiven Naturwissenschaften. In seinem System der Krankheiten »Genera morborum« klassifiziert Carl von Linné (1707–1778) nach seinem System der Pflanzen im Jahr 1742 in einem Kapitel auch die psychischen Störungen. Die 1772 erscheinende »Synopsis nosologiae methodicae« von William Cullen (1710–1790) enthält ebenfalls eine Systematik der Geisteskrankheiten (Überblick in Dilling 1999). Cullen ist es auch,

Ordnungssysteme im 18. Jahrhundert

1 Grundlagen

der den Begriff Neurose einführt, zunächst noch als Ausdruck für die nichtentzündlichen Erkrankungen des Nervensystems (▶ Kap. 1.4).

Einheitspsychose
Das im Folgenden entwickelte Konzept der Einheitspsychose geht davon aus, dass alle schweren psychischen Krankheiten Ausdruck einer einzigen zugrunde liegende Störung sind, die sich in einem fortlaufenden Prozess mit unterschiedlichen Symptomen äußert. In diesem Sinne unterscheidet Jean Étienne Dominique Esquirol (1772–1840) vier verschiedene Phasen: zunächst die Melancholie, dann die Monomanie (womit er einzelne Symptome meinte, im Gegensatz zu einer allumfassenden Erkrankung), darauf die Manie und schließlich die Demenz. Esquirol sieht einen kausalen Zusammenhang zwischen einer fortschreitenden Erkrankung und strukturellen Veränderungen und nimmt an, dass die dauerhafte Beanspruchung durch Krankheit und seelisches Leid zu einer Schädigung des Nervensystems führt. Der Gedanke der Einheitspsychose wird von Joseph Guislain (1797–1860) über Ernst Albert Zeller (1804–1877) an Wilhelm Griesinger (1817–1868) weitergegeben. Guislain und Zeller sehen dabei, in Abwandlung von Esquirol, Melancholie, Manie, Verrücktheit und Demenz als charakteristische Stadien an.

Psychiker und Somatiker
Die Psychiatrie zu Zeiten Griesingers ist geprägt von den divergierenden Sichtweisen der Psychiker und der Somatiker. Während die Somatiker biologische Ursachen für psychische Störungen postulieren, sehen die Psychiker die Bedeutung innerpsychischer Vorgänge, ohne allerdings eine vermittelnde Rolle des Gehirns gänzlich auszuschließen. Griesinger nun betont einerseits, dass psychische Krankheiten grundsätzlich Krankheiten des Gehirns sind und verortet die Psychiatrie entsprechend in die Medizin. Andererseits sieht er auch die Bedeutung psychosozialer, lebensgeschichtlicher Faktoren für die Krankheitsentwicklung und ebnet damit der modernen bio-psycho-sozialen Sicht mit der Annahme vielfältiger Krankheitsursachen den Weg. Konsequenterweise haben für Griesinger damit auch Therapieformen ihren Stellenwert, die nicht nur rein somatisch ansetzen (Überblick in Schott und Tölle 2006).

Krankheitseinheiten nach Emil Kraepelin
Die Hypothese der Einheitspsychose ist aufgrund der klinisch zu beobachtenden Vielfalt der Erkrankungen nicht haltbar. Emil Kraepelin (1856–1926) lehnt dieses Konzept deshalb ab und beginnt mit der Konstruktion sogenannter Krankheitseinheiten. Jede dieser Krankheitseinheiten soll dabei auf einer spezifischen Ursache beruhen. In seinem Bestreben nach Abgrenzung unterscheidet er deutlich zwischen somatischen und psychischen Bereichen und legt damit die Grundlage für das bereits erwähnte triadische System. Darüber hinaus bezieht er mit der Betrachtung des klinischen Verlaufs den Längsschnitt in seine Klassifikation mit ein. Auf diese Weise kommt er 1899 in der 6. Auflage seines psychiatrischen Lehrbuchs (Kraepelin 1899) zur noch heute gültigen Unterteilung der sogenannten endogenen Psychosen in Dementia praecox (später von Eugen Bleuler (1857–1939) als Schizophrenie bezeichnet) und manisch-depressives Irresein (heute: bipolare affektive Störung).

Einteilung gemäß der Ursachen
Wie schon im vorherigen Abschnitt ausgeführt (▶ Kap. 1.5), spiegelt das triadische System der Psychiatrie die Idee Kraepelins wider, Erkrankungen

entsprechend ihrer Ursache einzuteilen. Auf diese Weise können erstens Erkrankungen mit klar organischer Ursache, zweitens solche mit (noch) nicht näher bekannter, aber vermuteter somatischer Pathologie und drittens Variationen des Normalpsychologischen einschließlich der Reaktion auf Ereignisse unterschieden werden. In historischen Begriffen ausgedrückt gliedert das triadische System also das breite Spektrum psychischer Erkrankungen entsprechend exogener, endogener und psychogener Ursachen. Auch wenn diese Einteilung starr anmuten mag, ist sie doch gerade für den Anfänger in der Psychiatrie äußerst hilfreich. Hier sind die wesentlichen Kategorien formuliert, die bei der Diagnostik bedacht und im Ausschlussverfahren angegangen werden müssen (▶ Kap. 2.8).

Das Fundament für die moderne Einteilung der ICD-10 legt nun Kurt Schneider (1887–1967), der seinerseits wesentlich durch das Werk von Karl Jaspers (1883–1969) beeinflusst ist. Auch Schneider unterscheidet je nach Grundlagen und postulierten Ursachen »körperlich begründbare Psychosen«, »Zyklothymie und Schizophrenie«, »Schwachsinnige und ihre Psychosen«, »abnorme Erlebnisreaktionen« und »psychopathische Persönlichkeiten«. Im engeren Sinne konzentriert sich die Unterscheidung allerdings im Sinne von Jaspers auf zwei Gruppen, nämlich »seelisch Abnormes als Folge von Krankheiten« (also Psychosen) und »abnorme Spielarten seelischen Wesens« (▶ Tab. 1.1).

Einteilung nach Kurt Schneider

Die an der Ätiologie ausgerichtete Einteilung Schneiders spiegelt sich in der ICD-10 wider (▶ Tab. 1.2). Hier finden sich organische und psychotische ebenso wie affektive Störungen, erlebnisreaktive Störungen sowie Persönlichkeitsstörungen als jeweils eigene Untergruppen. Hinzu kommen in Erweiterung des Schneiderschen Systems substanzbezogene und körperbezogene Störungen sowie Entwicklungsstörungen und Störungen mit Beginn in Kindheit und Jugend.

ICD-10

Krankheitsgruppe	Ursache	Klassifikation
körperlich begründbare Psychosen	exogen	Folge von Krankheit
Zyklothymie und Schizophrenie	endogen	Folge von Krankheit
Schwachsinnige und ihre Psychosen	endogen/psychogen	abnorme Spielart
abnorme Erlebnisreaktionen	psychogen	abnorme Spielart
psychopathische Persönlichkeiten	psychogen	abnorme Spielart

Tab. 1.1: Einteilung psychiatrischer Krankheiten nach Kurt Schneider

Auch die ICD-11, deren Unterteilung sich eng an das DSM-5 (Diagnostic and Statistical Manual of Mental Disorders) anlehnt, beinhaltet die Möglichkeit, dass Erkrankungen gemäß ihrer Ätiologie diagnostiziert und verschlüsselt werden. Anpassungsstörungen und posttraumatische Belastungsstörungen sind, wie im DSM-5, als reaktive Ereignisse in einem eigenen Kapitel (»disorders specifically associated with stress«) gefasst. Organische Erkran-

ICD-11 und DSM-5

kungen werden anders geordnet als in der ICD-10. In einem umfassenden Kapitel (»secondary mental or behavioural syndromes associated with disorders or diseases classified elsewhere«) sind Syndrome benannt, die sekundär auf eine somatische Erkrankung zurückzuführen sind – unter anderem Psychosen oder affektive Störungen. Hiervon getrennt werden, ebenfalls analog dem DSM-5, Erkrankungen, bei denen neurokognitive Störungen im Vordergrund stehen, also insbesondere Delir und Demenz, in einem eigenen Kapitel (»neurocognitive disorders«) behandelt.

Tab. 1.2: Einteilung psychiatrischer Krankheiten nach Kurt Schneider und im Kapitel V (Psychische und Verhaltensstörungen) der ICD-10

Kurt Schneider	ICD-10	
körperlich begründbare Psychosen	F00–F09	organische, einschließlich symptomatischer psychischer Störungen
–	F01–F19	psychische und Verhaltensstörungen durch psychotrope Substanzen
Schizophrenie	F20–F29	Schizophrenie, schizotype und wahnhafte Störungen
Zyklothymie	F30–F39	affektive Störungen
abnorme Erlebnisreaktionen	F40–F48	neurotische, Belastungs- und somatoforme Störungen
–	F50–F59	Verhaltensauffälligkeiten mit körperlichen Störungen und Faktoren
psychopathische Persönlichkeiten	F60–F69	Persönlichkeits- und Verhaltensstörungen
Schwachsinnige und ihre Psychosen	F70–F79	Intelligenzstörung
–	F80–F89	Entwicklungsstörungen
–	F90–F98	Verhaltens- und emotionale Störungen mit Beginn in der Kindheit und Jugend
–	F99	nicht näher bezeichnete psychische Störungen

Nutzen und Grenzen der Klassifikationssysteme

Die Systeme zur Klassifikation psychiatrischer Erkrankungen bestimmen zu einem großen Teil unsere Sicht, da sie uns eine Ordnung vorgeben, die unser Denken prägt. Dies macht einerseits das Leben leichter, da wir eine leitende Struktur haben, andererseits besteht die Gefahr der Einengung und der Einseitigkeit. Darüber hinaus gibt es immer wieder klinische Bilder, die sich nicht in das jeweils bestehende System einordnen lassen. Besonders schwierig wird es, wenn wir zusätzlich den Längsschnitt betrachten. Gerade in der Gruppe der schizophrenen und schizoaffektiven Psychosen lassen sich zahlreiche Untergruppen bilden, wenn die unterschiedlichen Verläufe und die Vielschichtigkeit der klinischen Bilder einbezogen werden. Dass noch wesentlich differenziertere Aufteilungen der Psychosen möglich sind, als dies in den modernen Klassifikationssystemen vorgesehen ist, zeigt sich in der auf Carl Wernicke (1848–1905), Karl Kleist (1879–1960) und Karl Leonhard (1904–1988) zurückgehenden Schule mit differenzierter Unterteilung der endogenen Psychosen (Leonhard 1995), die sich in all ihrer Komplexität jedoch auf breiter Ebene nicht durchgesetzt hat.

Eine Kritik der aktuellen Diagnosesysteme richtet sich darauf, dass psychische Krankheiten vor allem als dysfunktional und einschränkend begriffen werden. Aus psychoanalytischer Sicht entstehen Symptome aus Abwehr und Kompensation von Konflikten, ihre Entstehung ist also nicht nur nachvollziehbar, sondern Ausdruck eines sinnhaften Geschehens (▶ Kap. 1.4). Es gibt durchaus Ansätze, selbst psychotischen Symptomen eine Funktionalität zubilligen (etwa bei Mentzos 2009). Hier besteht jedoch immer die Gefahr, die biologische Komponente, die Unwägbarkeit und Unverstehbarkeit – und mithin auch die Schicksalhaftigkeit der Erkrankungen – auszublenden zugunsten des Zuschreibens eines übergeordneten Sinnes, den es vermeintlich zu entdecken und zu bearbeiten gilt. Sicher kann es im Einzelfall interessant und auch nützlich sein, die Ausgestaltung unter psychodynamischen Gesichtspunkten zu betrachten. Nicht zuletzt in Anbetracht der schweren, von Defiziten geprägten Verläufe, die bei schizophrenen Psychosen zu beobachten sind, wird jedoch rasch deutlich, dass eine psychodynamische Sicht, die nicht nur die Erklärung der Erscheinungen, sondern des gesamten Krankheitsprozesses für sich in Anspruch nimmt, hier zu kurz greift.

Funktionalität psychischer Krankheiten

2 Praktisches Vorgehen

2.1 Vorbemerkung

Die Diagnosefindung in der Psychiatrie erinnert gelegentlich an ein Puzzle, bei dem es gilt, verschiedene Teile zu einem zusammenhängenden Ganzen zu verbinden. Am Ende dieses Prozesses sollten dann sowohl der Verlauf als auch die einzelnen Erscheinungen und Symptome in ein schlüssiges Gesamtbild eingeordnet und durch die passende Diagnose bezeichnet sein.

Informationssammlung — In der psychiatrischen Untersuchung, der Erfassung der Anamnese und dem Einholen von Vorbefunden gilt es, möglichst viele Informationen zusammenzutragen, die eine Einschätzung in mehrerlei Hinsicht ermöglichen. Am Ende geht es nicht nur um die differenzialdiagnostische Zuordnung, sondern auch um die Erfassung von Faktoren, die die Erkrankung begünstigt oder zu einer akuten Exazerbation beigetragen haben. Darüber hinaus sollten auch protektive Faktoren erfasst werden, die die Resilienz fördern. Nicht zuletzt dienen die zur Verfügung stehenden Informationen auch der Planung des therapeutischen Vorgehens.

Systematisches Vorgehen — Der eigentliche Reiz, aber auch die große Herausforderung der Psychiatrie ist die Vielfältigkeit der Erscheinungen, die sich aus der Verschiedenartigkeit der Menschen ebenso wie aus dem Reichtum und der Komplexität des Seelenlebens in Gesundheit und Krankheit ergeben. Umso wichtiger ist es allerdings, bei der Sichtung und Einordnung der Informationen nicht ins Schwimmen zu geraten, sondern den Überblick zu behalten. Dies gilt erst recht dann, wenn in vielschichtigen Fällen zusätzlich äußere Einflussfaktoren eine Rolle spielen. Gerade für den Anfänger ist es deshalb sinnvoll, sich über das systematische Vorgehen im Klaren zu sein und sich eine gewisse Struktur zu eigen zu machen. Dabei empfiehlt es sich, von Anfang an auf eine klare Trennung der Erfassung von Querschnitt und Längsschnitt zu achten. Beim Befund gilt es zudem, eine präzise Begrifflichkeit zu gebrauchen und Interpretationen zu vermeiden. Zudem muss zwischen einfühlendem Verstehen und objektivierender Befunderhebung unterschieden werden. Erst nach Ausschluss von Psychosen können wir uns tiefer um normalpsychologisch geleitetes Verständnis bemühen. Wenn dies vorschnell geschieht, besteht dagegen die Gefahr, dass Erkrankungen übersehen und infolgedessen Therapien verschleppt werden.

Informationsquellen — Unsere Informationen über eine eventuelle Symptomatik erhalten wir aus vielfältigen Quellen. Neben der Exploration des Patienten empfiehlt sich, wo immer möglich, das Einholen von Fremdanamnesen. Wir erhalten Berichte von anderen Beteiligten, die mit dem Patienten zu tun hatten, außer von Angehörigen etwa auch von Polizei und Rettungsdienst, und wir haben die Verhaltensbeobachtung, die uns wertvolle Hinweise auf die Pathologie geben kann. Unter Einbeziehung dieser Faktoren erheben wir den psychopathologischen Befund und treffen Aussagen über eine eventuell vorhandene Gefährdung. Gerade hier empfiehlt sich die Einbeziehung aller verfügbaren Informationen unter Berücksichtigung der Tatsache, dass der beste Prädiktor für künftiges Verhalten das Verhalten in der (zeitnahen) Vergangenheit ist. Ein Patient, der unmittelbar vor Aufnahme fremdaggressiv in Erscheinung getreten ist, wird, wenn sich nichts Wesentliches geändert hat, mit hoher Wahrscheinlichkeit erneut ein derartiges Verhalten zeigen. Unter zusätzlicher Berücksichtigung der Psychopathologie können damit recht zuverlässig Aussagen über eine eventuelle Gefährdung getroffen werden.

Nach Bestimmung der Symptomatik sollte die Zuordnung zu einem Syndrom erfolgen, von dem ausgehend dann unter Einbeziehung des Verlaufs und der möglichen Ätiologie eine (Verdachts-)Diagnose gestellt wird. Nach ausreichender diagnostischer Sicherheit kann eine erste Therapieplanung erfolgen, die, ebenso wie die differenzialdiagnostischen Überlegungen, dem Patienten möglichst transparent gemacht werden. Das Zutreffen der diagnostischen Einordnung und der Erfolg der daraus abgeleiteten Therapie spiegeln sich im Behandlungsverlauf in der Symptomatik wider, wobei es ratsam ist, die jeweilige Kernsymptomatik (z. B. Wahn, akustische Halluzinationen, Anhedonie etc.) und deren Entwicklung im Blick zu haben. Gelegentlich kann eine Verdachtsdiagnose auch ex juvantibus, also durch das Ansprechen auf eine einschlägige Therapie, gesichert werden. Dies ist beispielsweise der Fall, wenn ein Patient beim (gut begründeten!) Verdacht auf das Vorliegen einer Psychose nach entsprechender Aufklärung und mit seinem Einverständnis antipsychotisch behandelt wird und sich die Symptomatik hypothesengemäß bessert. Möglicherweise ist es dann im Nachhinein möglich, die Symptome, die in der akuten Phase z. B. aufgrund erheblicher formelgedanklicher Störungen noch nicht klar erlebbar waren, genauer zu explorieren und herauszuarbeiten.

Diagnose und Therapieplanung

Schließlich soll noch darauf hingewiesen werden, dass mehrfache Explorationen eines Patienten zur selben Thematik durch verschiedene Untersucher nach Möglichkeit vermieden werden sollten. Einerseits ist es für den Patienten unangenehm, die immer selben Dinge berichten zu müssen, andererseits besteht die Gefahr, dass der Bericht von Mal zu Mal etwas verfälscht und abgewandelt wird. Einerseits ist es für den Patienten unangenehm, die immer selben Dinge berichten zu müssen, andererseits besteht die Gefahr, dass der Bericht von Mal zu Mal etwas verfälscht und abgewandelt wird. Da jeder Aufruf von Erinnerungen auch wieder mit einem erneuten Encodieren verbunden ist, in das auch neue Informationen einfließen können, besteht die Gefahr der Erinnerungsverfälschung, was gerade bei der Betrachtung des Längsschnitts und beim verstehenden Einfühlen in eine Entwicklung von Nachteil sein kann. Speziell bei der Exploration und Beurteilung von Suizidalität kann dies problematisch werden, wenn der Patient nach und nach mit zunehmender Anzahl von

Vermeidung von Mehrfachexplorationen

Explorationen seine eigene Sicht auf die Ereignisse und das Verständnis der eigenen Motivation verändert, möglicherweise uminterpretiert und so das Verständnis der ursprünglichen Motivation erheblich erschwert oder sogar unmöglich macht.

2.2 Untersuchungssituation

Die Situationen, in denen psychiatrische Patienten exploriert und untersucht werden, sind recht unterschiedlich und reichen vom entspannten, geplanten Gespräch im angenehmem Rahmen mit ausreichend Zeit bis hin zur stressgeladenen Akutsituation in der psychiatrischen Klinik oder auf der Intensivstation einer somatischen Abteilung.

Atmosphäre und Anwesenheit von Dritten

In jedem Falle sollte darauf geachtet werden, dass die Atmosphäre so ruhig und entspannt wie unter den gegebenen Bedingungen möglich ist und dass keine Störung durch unbeteiligte Dritte, etwa Mitpatienten, erfolgt. Wenn Freunde oder Angehörige des Patienten mit anwesend sind, empfiehlt es sich in der Regel, das Gespräch zunächst alleine mit dem Patienten zu führen und das Umfeld mit Einverständnis des Patienten in einem zweiten Schritt hinzuzunehmen. Eine Ausnahme kann bei extrem ängstlichen und unsicheren Patienten sinnvoll sein, denen die Anwesenheit einer vertrauten Person Sicherheit geben kann.

Gesprächssetting

Der Kontakt zwischen Untersucher und Patient sollte barrierefrei, wenig konfrontativ und im wahrsten Sinne des Wortes auf Augenhöhe stattfinden. Konkret bedeutet das, dass eine Schreibtisch-Situation mit einem Hindernis zwischen den Gesprächspartnern und frontalem Blick eher ungünstig ist. Besser ist eine Sitzanordnung im rechten Winkel, die erlaubt, dass sich Patient und Untersucher gegenseitig anschauen, aber auch den Blick leicht wieder abwenden können. Bei Explorationen oder Visiten im Krankenzimmer einer Klinik sollte das Gespräch keinesfalls »von oben herab« geführt werden, also nicht mit stehendem Untersucher und liegendem Patienten, sondern nach Möglichkeit im Sitzen.

Kommunikation von Rahmenbedingungen und Schlussfolgerungen

Die Rahmenbedingungen sollten klar kommuniziert werden, insbesondere eventuelle zeitliche Beschränkungen und das Ziel des Gesprächs. Gerade in der Klinik geht es möglicherweise darum, dass nicht nur eine Diagnose gestellt, sondern auch über den Verbleib des Patienten auf der Station und das weitere Vorgehen entschieden wird. Dies sollte vorab vermittelt werden. Am Ende des Gesprächs ist es geboten, den Patienten über die eigene Einschätzung und die Gründe hierfür zu informieren, damit die daraus folgenden Schritte nachvollziehbar sind. Diagnostische Erwägungen sind verständlich mitzuteilen und der Patient sollte nach Möglichkeit schon über Behandlungsoptionen informiert werden.

2.3 Konsiliarpsychiatrie

Eine besondere Untersuchungssituation findet sich in der Konsiliarpsychiatrie, also bei der psychiatrischen Tätigkeit in somatischen Kliniken, die in der Regel auf Anfrage hin erfolgt. In kaum einem anderen Feld wird die Fähigkeit zur psychiatrischen Differenzialdiagnostik derart auf die Probe gestellt wie hier. Es gilt, in einer ungewohnten Umgebung rasch eine möglichst valide Einschätzung vorzunehmen, Handlungsempfehlungen zu geben, auch wenn Informationen und Vorbefunde möglicherweise nur eingeschränkt zur Verfügung stehen oder die Kommunikation mit dem Patienten aufgrund seiner körperlichen Situation nur eingeschränkt möglich ist. Darüber hinaus muss die eigene Einschätzung einem fachfremden und dem Psychiatrier vielleicht auch skeptisch gegenüberstehenden Publikum klar und verständlich vermittelt werden. In letzterem Punkt gleicht die Situation des Konsiliarpsychiaters der des psychiatrischen Sachverständigen vor Gericht. Gerade hierin besteht die Herausforderung, und Konsile können somit ein hervorragendes Übungsfeld sein, um einerseits den differenzialdiagnostischen Blick zu schulen und andererseits zu lernen, die eigenen Überlegungen und Schlussfolgerungen klar und verständlich zu vermitteln.

Fragen an den Konsiliarius

Konsile werden bevorzugt dann angemeldet, wenn Patienten entweder komorbid unter psychiatrischen und somatischen Erkrankungen leiden, wenn psychische Auffälligkeiten zu beobachten sind, die nicht eingeordnet werden können, oder wenn therapeutische Empfehlungen erwartet werden. Eine häufige Frage an den Konsiliarius ist zudem, ob aus psychiatrischer Sicht eine akute Gefährdung besteht und, wenn ja, wie dieser begegnet werden kann (▶ Kap. 3.3.6), oder ob eine psychische Krankheit zu Einschränkungen der Geschäfts- oder Einwilligungsfähigkeit führt. Weiter stellt sich oft die Frage nach der Weiterbehandlung. Hier schlägt die eigentliche Stunde der Konsiliarpsychiatrie, denn nun geht es um Handlungsempfehlungen einschließlich der Frage, ob eventuell eine stationäre, teilstationäre oder ambulante psychiatrische oder psychotherapeutische Weiterbehandlung sinnvoll und erforderlich ist.

Anforderungen

Entscheidend ist also ein möglichst klarer Blick einschließlich Abschätzung der Gefährdungslage, das Ableiten der Handlungsempfehlungen und deren Kommunikation, nicht zuletzt dem Patienten gegenüber. Wenn es um eine (vielleicht auch stationäre) Weiterbehandlung geht, ist besonderes Fingerspitzengefühl gefragt, gerade dann, wenn der Patient erstmals psychiatrisch behandelt werden soll.

> **Exkurs: Geschäftsfähigkeit und Einwilligungsfähigkeit**
>
> Geschäftsfähigkeit bezeichnet die Fähigkeit, ein Rechtsgeschäft selbst wirksam abschließen zu können, bei der Einwilligungsfähigkeit dagegen geht es um die punktuelle Fähigkeit, sich frei für oder gegen eine

> bestimmte Maßnahme zu entscheiden. Im Einzelfall muss geprüft werden, ob eine psychische Krankheit vorliegt und, wenn ja, inwieweit Geschäftsfähigkeit oder Einwilligungsfähigkeit dadurch beeinträchtigt sind. Festgestellt werden also Einschränkungen in diesen Bereichen; wenn keine solchen von Relevanz sind, wird von juristischer Seite davon ausgegangen, dass eine freie Bestimmung des Willens prinzipiell möglich ist.

2.4 Gesprächsführung

Für das psychiatrische Gespräch gibt es keine fest vorgeschriebenen Regeln. Das Vorgehen hängt nicht nur vom persönlichen Stil ab, sondern auch von den oben angesprochenen Rahmenbedingungen (▶ Kap. 2.2). Es ist ein Unterschied, ob der Patient bereits aus vorangegangenen Behandlungen bekannt ist oder ob es anderweitig Vorabinformationen gibt, ob viel oder wenig Zeit zur Verfügung steht oder ob es sich um eine akute Notfallsituation handelt (beispielsweise bei einem hochgradig erregten Patienten, der gerade in Begleitung der Polizei in Handschließen in die Klink kommt).

Einstieg   Ein Einstieg in das Gespräch kann sein, dass der Untersucher zunächst Rahmenbedingungen und Ziel des Gesprächs benennt (zum Beispiel: »Sie sind jetzt hier in der Klinik, weil Sie gesagt haben, dass es Ihnen schlecht geht und Sie so nicht mehr weiter wissen. Ich möchte gerne verstehen, was Sie quält und wie wir Ihnen helfen können. Am Ende unseres Gesprächs sollten wir gemeinsam überlegen, wie es weitergehen kann. Wir haben dafür etwa 45 Minuten Zeit.«). Ein anderer Ansatz ist, dem Patienten mitzuteilen, welche Vorinformationen vorliegen (zum Beispiel: »Ich habe von der Polizei erfahren, dass Sie einen Abschiedsbrief an Ihre Frau geschrieben haben. Sie waren schon ein paar Mal in unserer Klinik und ich habe gelesen, dass Sie immer wieder unter depressiven Phasen gelitten haben.«), um dann ergänzende Fragen zu stellen.

Erster Eindruck   Eine kurze Bemerkung soll hier dem ersten Eindruck vom Patienten gelten, der beim Kontakt bewusst registriert werden sollte und hilfreich zum Einstieg in ein Gespräch sein kann. Der erste Eindruck betrifft sowohl die äußere Erscheinung einschließlich Pflegezustand und Kleidung (gepflegt, verwahrlost, elegant, bizarr und so weiter) als auch sonstige Auffälligkeiten (Tätowierungen, Piercings, andere Körpermodifikationen) sowie das Verhalten in der Untersuchungssituation und im Kontakt. Häufig werden die genannten Punkte im psychopathologischen Befund notiert, wo sie streng genommen nicht hingehören, aber dazu beitragen können, ein Bild vom Patienten zu vermitteln. Die Erfassung von äußerlichen Besonderheiten in Erscheinung und Kontaktverhalten soll nicht wertend erfolgen, sondern dazu dienen, erste Hinweise auf den Menschen dahinter und möglicherweise auch auf dessen Psychopathologie zu erhalten. Äußerlichkeiten können ansonsten auch dazu genutzt werden, einen Einstieg in das Gespräch zu bekommen, etwa wenn der Untersucher direkt und offen anspricht, was ihm besonders auffällt, und sich ehrlich für die Sichtweisen und Gründe oder das Selbstbild des Patienten interessiert.

Prinzipiell kann ein Gespräch eher offen oder betont strukturiert geführt werden. Wenn eine Strukturierung erfolgt und gezielte Fragen gestellt werden, können sich diese auf den Querschnitt, also das aktuell Beschwerdebild, beziehen oder auf den Verlauf abzielen. Bei Betrachtung des Verlaufs kann entweder die Entwicklung von Symptomen oder die Lebensgeschichte betrachtet werden. Natürlich vermischen sich die genannten Aspekte in der Praxis, aber es lohnt sich, sich die unterschiedlichen Vorgehensweisen einmal bewusst zu machen und in der Exploration gezielt und je nach Erfordernis Schwerpunkte zu setzen. Allgemein kann gesagt werden, dass je knapper die Zeit und je akuter krank und innerlich unstrukturierter der Patient ist, desto mehr äußere Struktur erforderlich sein wird. Dies bedeutet gezielte Fragen und Konzentration auf den Querschnitt mit Erfassung der akuten Symptomatik. Je mehr Zeit zur Verfügung steht und je geordneter der Patient ist, desto freier kann ich die Situation gestalten und desto mehr Raum darf der Längsschnitt, also die individuelle Entwicklung, einnehmen.

Strukturierung

Das Gespräch kann also auch sehr frei geführt werden, mit maximalem Raum für den Patienten zur Darstellung und Entfaltung, vielleicht sogar ohne Eingangsfrage, damit der Patient selbst bestimmen kann, worüber er berichtet. Es kann aber auch strukturiert erfolgen, mit klaren und gezielten Fragen zur Entwicklung der Symptomatik und zu einzelnen Symptombereichen. Im ersten Fall kann der Patient die Inhalte selbst gewichten und sich vor allem auf die Aspekte beziehen, die ihm am Herzen liegen. Dabei besteht allerdings die Gefahr, dass wichtige Symptombereiche nicht angesprochen werden. Im Falle eines klar strukturierten Vorgehens, in dem die einzelnen Bereiche gezielt abgefragt werden, wird seitens des Untersuchers nichts vergessen, aber dem Patienten wird es auf diese Weise schwerer möglich sein, sich zu öffnen und sein inneres Erleben preiszugeben.

Freie Gesprächsführung

Fallbeispiel: Übersehene Suizidalität

Eine 20-jährige Studentin wird nach einem schweren Suizidversuch durch Tablettenintoxikation, den sie nur knapp überlebt hat, auf der Intensivstation behandelt. Sie berichtet im Rahmen eines psychiatrischen Konsils, dass sie seit längerer Zeit große Schwierigkeiten habe, unter anderem im Studium und in ihrer Partnerschaft. Sie sei immer mehr in Verzweiflung geraten, habe sich als hilflos erlebt und schließlich keine Hoffnung mehr gehabt, dass sich ihr Zustand jemals bessern könne. Sie sei sehr leistungsorientiert, und insbesondere der Gedanke, dass sie bei der Lösung ihrer Probleme versage, habe sie sehr gequält. Sie habe schließlich kaum mehr Hoffnung gehabt, das Leben jemals in den Griff zu bekommen, und darüber zunehmend Suizidgedanken entwickelt. In ihrer Not habe sie sich psychotherapeutische Hilfe gesucht und sei an einen Psychoanalytiker vermittelt worden. Dieser habe im Erstgespräch vor allem geschwiegen und sich ihre Geschichte angehört, ohne Fragen zu stellen. Am Ende des Gesprächs habe der Therapeut keine Rückmeldung gegeben, sondern lediglich auf einen Folgetermin verwiesen. Die Patientin habe sich alleingelassen gefühlt und erst recht keine Hoffnung mehr gehabt, dass sich ihre Situation jemals bessern wird. Daraufhin habe sie den Suizidversuch unternommen.

Pragmatisches Vorgehen

In der Praxis empfiehlt sich ein pragmatisches Vorgehen: Im ersten Schritt sollte der Patient, sofern die Rahmenbedingungen dies zulassen, die Möglichkeit bekommen, sein Hauptanliegen und die im Vordergrund stehenden Beschwerden frei vorzutragen. Dabei können bereits erste formale Aspekte erfasst werden, die später für den psychopathologischen Befund bedeutsam sind, etwa wie es um Aufmerksamkeit und Konzentrationsfähigkeit bestellt ist oder ob das formale Denken geordnet ist. So erschließen sich nach und nach Symptombereiche, von denen ausgehend im zweiten Schritt gezielter nachgefragt werden kann, etwa wenn es Hinweise auf eine inhaltliche Denkstörung gibt. Manche Aspekte werden möglicherweise nicht direkt berichtet und erst auf gezielte Fragen hin angegeben. Hierzu zählen Wahrnehmungsstörungen wie Halluzinationen oder eine Ich-Störung.

Haltung des Untersuchers

Die Haltung des Untersuchers sollte geprägt sein von Offenheit und Interesse. Dabei kann durchaus eine gewisse Neugierde leitend sein – nicht im voyeuristischen Sinne, sondern getragen vom Wunsch, den Patienten kennenzulernen und, soweit es geht, zu verstehen, um ihm im Folgenden wirksam helfen zu können. Die Kunst dabei ist, sich nicht nur inhaltlich auf das Gespräch einzulassen und Empathie zu entwickeln, sondern gleichzeitig formale Aspekte zu erfassen. Wichtig ist dabei, wie gesagt, dem Patienten einerseits ausreichenden Raum zu geben, über seine Sorgen und Nöte zu sprechen, und dabei andererseits das Gespräch nötigenfalls zu strukturieren und zu lenken, um möglichst viele Informationen zu erhalten.

Technische Hilfsmittel

Apropos möglichst viele Informationen: Die Frage, ob der Untersucher sich Notizen machen sollte oder nicht, muss jeder für sich selbst beantworten. Notizblock und Stift oder, noch moderner, Notebook oder Tablet dienen zwar der Gedächtnisstütze, schaffen aber auch eine Distanz, die den persönlichen Zugang erschwert. Gelegentlich kann eine gewisse Distanz zum Patienten allerdings durchaus gewollt sein.

2.5 Psychopathologischer Befund

Der psychopathologische Befund gibt die klinische Symptomatik im Querschnitt, das heißt zu einem definierten Zeitpunkt, möglichst klar und objektiv unter Verwendung der entsprechenden Fachbegriffe wieder. Er ist von der Beschreibung des Längsschnitts mit der Entwicklung der Symptome zu trennen. Gerade dem Anfänger mag die Herausarbeitung der wesentlichen Aspekte gewisse Schwierigkeiten bereiten. Es kann passieren, dass er sich bei der Erhebung des Befundes auf Nebenschauplätze begibt oder in Details verliert, wo der große Überblick erforderlich wäre, und dass ihm so wesentliche Symptome entgehen.

Fallbeispiel: Ein rätselhafter Patient

Ein 22-jähriger Student wird wegen akuter Suizidalität erstmals stationär aufgenommen. In der Klinik berichtet er ausführlich über eine ambulante Psychotherapie und seine ambivalente Haltung gegenüber der Therapeutin. Unklar bleibt auch nach längerem Gespräch, ob er sich möglicherweise in die Therapeutin verliebt hat; deutlich wird jedoch eine Überforderung nicht nur mit der Therapie, sondern auch mit seinem Studium und seiner Lebensgestaltung an und für sich.

Dem aufnehmenden Arzt fällt es äußerst schwer, die sprunghaften Gedanken des ängstlichen jungen Mannes nachzuvollziehen, zumal dieser sich kaum konzentrieren kann und offenbar abgelenkt ist. Trotz aller Bemühungen schafft der Untersucher es nicht, zu verstehen, worin genau das Problem dieses hochintelligenten und gebildeten Mannes besteht, der ganz offensichtlich unter einem hohen Leidensdruck steht, diesen jedoch selbst nicht verbalisieren kann.

Eine Nachexploration konzentriert sich auf die formalen Aspekte, und rasch wird deutlich, dass der formale Gedankengang unseres Patienten erheblich gestört ist. Die Konzentrationsfähigkeit ist deutlich beeinträchtigt und die Ablenkung offensichtlich auf Halluzinationen zurückzuführen. Seine Leistungsfähigkeit ist seit mehreren Monaten gemindert, sodass bei deutlichen Hinweisen auf eine Psychose aus dem schizophrenen Formenkreis nach Aufklärung und mit Einverständnis des Patienten eine antipsychotische Therapie begonnen wird, flankiert von der Gabe eines Benzodiazepins zur Angst- und Spannungslösung. Darunter ordnet sich der formale Gedankengang und unser Patient kann nun über seine akustischen Halluzinationen ebenso wie über einen paranoiden Wahn und eine Ich-Störung sprechen. Nach organischer Ausschlussdiagnostik kann die Diagnose einer schizophrenen Psychose bestätigt werden. Der dargestellte Fall ist deshalb lehrreich, da im Wunsch nach Verstehen der Versuch unternommen wurde, die Gedankeninhalte normalpsychologisch zu begreifen, während zur Diagnosestellung eine Fokussierung auf die formalen Aspekte entscheidend war.

Voraussetzung für die Erstellung des psychopathologischen Befundes ist, dass der Untersucher eine Vorstellung von den Teilbereichen hat und weiß, wie Auffälligkeiten korrekt zu benennen sind. Einen Überblick hierüber gibt ▶ Kap. 3. Während es noch relativ leicht gelingt, äußere oder strukturelle Aspekte wie Psychomotorik oder formales Denken zu beschreiben, steigt die Anforderung, wenn es um die Erfassung der Wahrnehmungen und des inneren Erlebens der Patienten geht. Hier sind wir sowohl auf die Angaben

Anforderung an den Befund

der Patienten als auch auf eigene Beobachtungen angewiesen. Im Befund sollte schließlich dargelegt werden, welche Symptomatik mit ausreichender Genauigkeit festzustellen war und welche nicht. Dabei geht es nicht mehr um die Angaben des Patienten oder die Subjektivität des Untersuchers, sondern um eine objektivierende Darstellung.

Herausarbeitung von Symptomen

Für die Erstellung des psychopathologischen Befundes bedeutet das, dass die reine Wiedergabe von subjektiven Eindrücken vermieden werden sollte zugunsten einer Herausarbeitung und klaren Benennung von Symptomen. Wenn es im Befund etwa heißt: »Der Patient wirkt …«, »Es mutet an, dass …« oder »XY kann nicht eruiert werden«, verweist der Untersucher damit explizit auf seine eigene Wahrnehmung. Auch gehören die Angaben des Patienten in wörtlicher Rede in die Anamnese, nicht in den psychopathologischen Befund. (Dies bedeutet beispielsweise, dass ich im psychopathologischen Befund nicht schreibe: »Der Patient berichtet über Stimmen, die ihm Befehle erteilen«, sondern die Symptomatik fachlich korrekt benenne: »Akustische Halluzinationen mit imperativen Stimmen«.) In beiden Fällen ist es erforderlich, aus den eigenen Wahrnehmungen und den vorliegenden Informationen einschließlich der Schilderungen des Patienten die wichtigen Aspekte zu erfassen, zu prüfen, in Begriffe zu bringen und im Befund darzulegen.

Benennung von Unsicherheit

Nicht immer gelingt es, Symptome sicher herauszuarbeiten. So können sich aus dem Verhalten des Patienten oder aus fremdanamnestischen Angaben zum Beispiel Anhaltspunkte für paranoides Erleben oder Halluzinationen ergeben. Natürlich kann aber keine definitive Festlegung erfolgen, wenn der Patient selbst die entsprechenden Symptome auf Nachfrage verneint. Im psychopathologischen Befund sollte in diesem Fall die Unsicherheit vermerkt werden. Wenn ein Patient beispielsweise im Gespräch abgelenkt ist, immer wieder im Raum umherblickt und imaginären Personen zu antworten scheint, so können wir durchaus schreiben »Hinweis auf akustische Halluzinationen«. Welche Hinweise es konkret gibt, kann bei der Dokumentation der Aufnahme- bzw. Untersuchungsumstände angegeben werden.

Zusammenhang von Teilbereichen

Die Einzelsymptome sind im Übrigen nicht immer getrennt zu betrachten: sie können miteinander im Zusammenhang stehen oder aufeinander aufbauen. So gehen Veränderungen des Antriebs in aller Regel mit psychomotorischen Auffälligkeiten einher und so haben Aufmerksamkeit und Konzentration zur Voraussetzung, dass Wachheit und Bewusstseinsklarheit gegeben sind. Der psychopathologische Befund sollte insgesamt ein konsistentes Bild vom Patienten und seinen Beschwerden geben. Offensichtliche Widersprüche müssen zu einer kritischen Prüfung und zur Klärung Anlass geben. Dies gilt nicht nur für den Befund an sich, sondern auch für den Zusammenhang mit der späteren diagnostischen Einordnung, die ihre Grundlage im psychopathologischen Befund hat. So kann beispielsweise ein Patient, bei dem eine schwere depressive Episode festgestellt wird, nicht zugleich »euthym und im Affekt gut moduliert bei normaler Antriebslage und ungestörter Konzentrationsfähigkeit« sein: Entweder die Diagnose stimmt nicht, sie ist nicht mehr aktuell, oder der psychopathologische Befund ist fehlerhaft.

Der psychopathologische Befund dient also der Beschreibung des Seelenlebens auf eine im positiven Sinne oberflächliche Weise: Die wichtigsten formalen Aspekte werden dargelegt und dabei wird insbesondere auf Pathologien geachtet. Kausalzusammenhänge werden an diesem Punkt noch nicht angeführt und eine diagnostische Einschätzung wird nicht getroffen. Es sollten somit auch keine Hypothesen über die Ursachen der Einzelsymptome formuliert werden, weder auf die Situation bezogen (also zum Beispiel nicht: »Ängstlichkeit und Unruhe im Rahmen der Untersuchungssituation«) noch als Krankheitshypothese (also auch nicht: »Antriebsarmut als Zeichen der Depression«). Der psychopathologische Befund schafft die Grundlage, um auf der Basis von Einzelsymptomen Syndrome zu identifizieren und schließlich unter Einbeziehung des Verlaufs und ätiologischer Annahmen zu einer (Verdachts-)Diagnose zu gelangen.

Vermeidung von Ursachenzuschreibungen

2.6 Verlauf

Die Betrachtung des Verlaufs trägt dazu bei, eine im Querschnitt festgestellt Symptomatik näher einzuordnen. Manchmal klärt sich die Diagnose erst dann, wenn die Entwicklung der Symptomatik genau analysiert wird. Zudem erfordert die diagnostische Einordnung in die gängigen Klassifikationssysteme gelegentlich eine Beurteilung des Verlaufs, so bei den affektiven Störungen (singulär oder rezidivierend, monopolar oder bipolar). Eine Schwierigkeit in der anamnestischen oder fremdanamnestischen Erhebung der Vorgeschichte ist, dass die Angaben oft unklar, unpräzise oder unvollständig sind. Viele Patienten und ihre Angehörige tun sich schwer, Symptome zu erkennen und zu benennen, oder sind versucht, vorschnell Einordnungen zu treffen und normalpsychologische Erklärungen zu finden.

Die Betrachtung des Verlaufs zielt nicht nur auf die Entwicklung der aktuellen Symptomatik, sondern auch auf das erstmalige Auftreten psychischer Auffälligkeiten (Von Kindheit an? Aus der Adoleszenz heraus? Nach abgeschlossener Persönlichkeitsentwicklung oder später im Leben?). Wenn es in der Vergangenheit bereits Auffälligkeiten gegeben hat, ist der Verlauf bedeutsam. Sind einzelne Episoden abgrenzbar oder war der Verlauf kontinuierlich? Gab es im Falle eines kontinuierlichen Verlaufs Fluktuationen oder einen stetigen Prozess? Schließlich geht es auch immer um das, was etwas unschön als Funktionsniveau bezeichnet wird, also darum, inwieweit Krankheitssymptome mit einer Beeinträchtigung der Leistungsfähigkeit einhergegangen sind und wie sich die psychosoziale Situation entwickelt hat.

Krankheitsbeginn und Prozess

Die Betrachtung des Verlaufs kann wertvolle differenzialdiagnostische Hinweise geben. Diese betreffen beispielsweise die Beurteilung, ob eine Eigendynamik der Erkrankung erkennbar ist (was eher für eine Psychose spricht) oder ob es Zusammenhänge mit lebensgeschichtlichen Belastungen oder zwischenmenschlichen Problemen gibt (was auf psychogene Faktoren

Bedeutung der Verlaufsbetrachtung

verweist). Bedeutsam im Verlauf ist gerade bei Psychosen auch, ob ein sogenannter Leistungsknick zu verzeichnen ist, also ein signifikantes Nachlassen der Fähigkeiten ohne erkennbaren Grund, was den Beginn der Erkrankung markieren kann.

2.7 Ergänzende Informationen

Ergänzende Informationen werden sowohl bezüglich der Vorgeschichte des Patienten als auch hinsichtlich äußerer Rahmenbedingungen erhoben. Hier geht es einerseits um ein genaueres Verständnis der Symptomatik und die Gewinnung diagnostischer Hinweise, andererseits um die Erfassung von Ressourcen und stabilisierenden Faktoren. Die Unterpunkte können sich durchdringen, etwa wenn die berufliche oder soziale Entwicklung durch Krankheitsphasen beeinflusst wurde. Schwerpunktsetzungen und Tiefe, mit der ergänzende Informationen erhoben werden, hängen nicht nur von der Situation ab, sondern auch vom akuten Krankheit- oder Störungsbild. Bei einem ohne jeden Zweifel akut psychotischen Patienten etwa ist noch die Vorgeschichte bezüglich psychotroper Substanzen bedeutsam und gegebenenfalls die Information, wie der Betroffene psychosozial eingebunden ist.

Biografische Eckdaten und Sozialanamnese

Bei der Erfassung biografischer Eckdaten und der Sozialanamnese werden wichtige Lebensereignisse erfragt, etwa Beginn der Berufstätigkeit, Hochzeit, Geburten, Scheidung, Migration oder ähnliches. Geht es um psychogene Störungen und deren Entwicklung, sind Wendepunkte im Leben umso bedeutsamer zum Verständnis. Auch bei Psychosen kann es jedoch bedeutsam sein, die Eckpunkte zu erheben, um Stressoren zu identifizieren, die zu akuten Exazerbationen (mit) beigetragen haben. Das Wissen um Ausbildung und Beruf dient nicht nur dazu, einen allgemeinen Eindruck über das Funktions- und Leistungsniveau zu bekommen oder den Patienten in seiner Person, in seinen Interessen und Neigungen besser einschätzen zu können. Die berufliche Entwicklung kann vielmehr auch wertvolle Hinweise geben, wann sich eine Krankheit manifestiert und wie sie sich entwickelt hat. Der bereits angesprochene Leistungsknick kann Hinweise auf eine Psychose aus dem schizophrenen Formenkreis geben, auch wenn sich die Symptomatik möglicherweise noch nicht klar präsentiert hat oder retrospektiv nicht klar berichtet wird. Bei der Sozialanamnese ist nicht zuletzt die aktuelle Situation des Patienten bedeutsam, einschließlich der sozialen Lage, aber auch möglicher Stressoren wie wirtschaftliche oder partnerschaftliche Schwierigkeiten.

Familienanamnese

In der Familienanamnese werden Erkrankungen innerhalb der Familie erfragt, was nicht zuletzt im Hinblick auf Krankheiten mit möglicher erblicher Komponente (Psychosen, affektive Störungen etc.) von Bedeutung ist. Darüber hinaus geht es in der Familienanamnese um die Bedingungen, unter denen sich der Patient entwickelt hat.

Die medizinische Anamnese schließlich erfasst körperliche Erkrankungen und deren Verlauf, einerseits zum Ausschluss oder zur Verifizierung körperlicher Ursachen einer psychischen Symptomatik (exogene Psychosen, reaktive Störungen), anderseits bezüglich möglicher Einflüsse auf die Lebensgestaltung und das allgemeine Befinden des Patienten.

Medizinische Anamnese

2.8 Schichtenregel

»Die Anordnung der Symptome nach der fast vergessenen Jaspers-Schneider-Schichtenregel zielt auf die ätiologische Ordnung der Nosologie. In der Reihenfolge psychopathisch-neurotisch, depressiv-manisch, schizophren und psychoorganisch soll die am tiefsten im Biologischen wurzelnde Schicht den Ausschlag für die Diagnose und damit auch für die Therapie geben.« (Bürgy 2010a, S. 1100).

Betrachtet man nun psychiatrische Krankheiten nicht nur nach der Symptomatik, sondern findet eine Ordnung nach ätiologischen Gesichtspunkten statt (▶ Kap. 1.5), öffnet sich ein breites Spektrum möglicher Differenzialdiagnosen. Eine wertvolle Orientierung bei der Diagnostik liefert die auf Karl Jaspers und Kurt Schneider zurückgehende Schichtenregel. Dabei wird davon ausgegangen, dass die Erkrankungen in der Reihenfolge psychoreaktiv, depressiv-manisch, schizophren und hirnorganisch tiefer und tiefer im Biologischen wurzeln. Diagnostisch und therapeutisch leitend soll nun die jeweils tiefste, also am stärksten biologisch geprägte Schicht sein. Erst wenn eine tiefere Schicht als irrelevant ausgeschossen wurde, kann man sich demgemäß der nächsten Schicht zuwenden.

Ordnung der Schichten nach biologischer Prägung

Gerade für den Anfänger ist es, wie oben dargestellt, hilfreich, sich etwas vereinfachend gemäß dem triadischen System drei grundlegende Krankheitsgruppen zu vergegenwärtigen, nämlich solche mit exogener, endogener oder psychogener Ursache. Es liegt auf der Hand, dass die Bedeutung des Biologischen von Gruppe zu Gruppe abnimmt. Die diagnostische Abklärung erfolgt damit unter Ausschluss oder Verifizierung in der Reihenfolge: Die exogenen Krankheiten werden als tiefste Schicht angesehen, die endogenen Erkrankungen als mittlere Schicht und die normalpsychologischen Variationen als höchste Schicht. Generell in der Diagnostik und gerade bei unklaren Fällen ist es unbedingt erforderlich, dass Gruppe für Gruppe in Erwägung gezogen und jeweils gesichert oder verworfen wird, und zwar beginnend mit der tiefsten bis hin zur höchsten Schicht. Entsprechend steht am Anfang die Organdiagnostik mit der Suche nach körperlichen Ursachen, gefolgt von der Antwort auf die Frage, ob eine Psychose vorliegt oder nicht. Erst wenn diese beiden Punkte geklärt sind und sowohl eine körperliche Ursache als auch eine Psychose ausgeschlossen worden sind, sollten wir uns Gedanken über Krankheiten und Störungen machen, die im Bereich des normalpsychologisch Verständlichen liegen.

Bezug zum triadischen System

Bedeutung für Diagnostik und Therapie

Beim Vorliegen einer Erkrankung aus einer tieferen Schicht darf also nicht vorzeitig eine Erkrankung aus einer höheren Schicht diagnostiziert werden. Dies gilt insbesondere für die Diagnostik von Störungen der Persönlichkeit, die beim Vorliegen organischer oder (akuter) endogener Erkrankungen nicht erfolgen soll. In diese Richtung geht auch der Vorschlag, generell zwischen primären und sekundären Syndromen zu unterscheiden (Tebartz van Elst 2018), da prinzipiell jede Symptomatik auch eine organische Ursache haben kann, die es auszuschließen oder zu verifizieren gilt. Die Frage nach der Ätiologie einer psychiatrischen Erkrankung mag auf den ersten Blick müßig erscheinen, schließlich lässt sie sich nicht immer klar beantworten und die Therapie richtet sich vermeintlich nach der klinischen Symptomatik und nicht nach der Ursache. Bei näherer Betrachtung wird jedoch rasch deutlich, dass die Ätiologie von erheblicher Bedeutung ist, da sie die Qualität der Erkrankung prägt und damit wesentlich für die weitere Herangehensweise und die Therapie ist. Eine genaue Zuordnung, ein klarer klinischer Blick und ein schrittweises Vorgehen sind damit essenziell, gerade bei komplizierten klinischen Bildern.

> **Fallbeispiel: Komplexes Krankheitsbild mit unklarer Ätiologie**
>
> Eine 26-jährige Patientin war unter der Diagnose einer schwer ausgeprägten Zwangsstörung schon mehrfach stationär psychosomatisch und psychiatrisch behandelt worden. Bei der Untersuchung zeigen sich ein deutlich reduzierter Allgemeinzustand und ein schlechter Ernährungszustand. Die Patientin ist insgesamt geschwächt, sie leidet unter Energielosigkeit und unter einem Antriebsverlust. Der Affekt ist starr und es besteht eine Anhedonie. Im Denken ist die sie zäh und umständlich.
>
> Die Patientin berichtet über ein umfassendes System streng ritualisierter Verhaltensweisen, bei denen es nicht zuletzt um Sauberkeit und Hygiene geht. Sie selbst erlebt dieses System durchaus als hilfreich und sinnvoll, da es ihr ein Anliegen ist, hygienisch und sauber zu sein und weder sich noch ihre Umgebung zu »beschmutzen«. In der weiteren Anamnese wird deutlich, dass die Patientin aus einem Elternhaus kommt, das durch Grenzüberschreitungen geprägt war. Bemerkenswert ist zudem, dass sich die Patientin seit fast einem Jahrzehnt konsequent vegan ernährt.
>
> Die Symptomatik der Patientin lässt sich nicht klar einem Krankheits- oder Störungsbild zuordnen. Leitend ist jedoch die allgemeine Schwächung, sodass gerade bei der reduzierten Ernährungsweise die körperliche Abklärung initial im Vordergrund steht. Erst nach unauffälligem Befund wird geklärt, ob eine schwere depressive Episode vorliegt, um nach deren Ausschluss zur Behandlung des Zwangs und zu den lebensgeschichtlichen Aspekten zu kommen.

2.9 Organische Diagnostik

Gemäß der Schichtenregel (▶ Kap. 2.8) ist es also eine wichtige Aufgabe der psychiatrischen Diagnostik, Schritt für Schritt mögliche Krankheitsursachen aufzudecken. Die am tiefsten im Biologischen wurzelnde Schicht muss im Folgenden den Ausschlag für die Diagnose und damit auch für die Therapie geben. Die organische Diagnostik hat also die Aufgabe, Erkrankungen, die mit einer strukturellen oder funktionellen Schädigung des Gehirns einhergehen, entweder zu bestätigen oder auszuschließen.

Die Bestätigung ebenso wie der Ausschluss einer organischen Ursache kann nicht alleine durch die psychiatrische Untersuchung gelingen, da jegliche klinische Symptomatik auch organische Ursachen haben kann und sich umgekehrt dieselbe organische Ursache durch verschiedene Symptome präsentieren kann (▶ Kap. 4.2). Die organischen Untersuchungen bilden also in der Regel bei Erstmanifestation einer psychiatrischen Erkrankung eine wesentliche Säule der Diagnostik. Auch bei Änderungen des klinischen Bildes im Verlauf sollte die (nochmalige) Durchführung oder Vertiefung der organischen Diagnostik erwogen werden. *Bedeutung der organischen Diagnostik*

Die Bestimmung von Laborparametern und die körperliche einschließlich neurologischer Untersuchung sowie ein Elektrokardiogramm (EKG) sollten diagnostisch zum Standard gehören. Neben der Blutuntersuchung ist in der Urindiagnostik insbesondere ein qualitatives oder gegebenenfalls auch ein quantitatives Drogenscreening zum Erfassen psychotroper Substanzen sinnvoll, zumal Patienten hier nicht immer mit offenen Karten spielen. Dies ist gerade dann bedeutsam, wenn sich klinisch Hinweise auf eine organische Psychose oder anderweitig Zeichen einer Intoxikation finden. *Labordiagnostik und EKG*

Im Rahmen der Routinediagnostik wird zudem oftmals ein Elektroenzephalogramm (EEG) durchgeführt. Zu Zeiten der breiten Verfügbarkeit von bildgebenden Verfahren ist dessen diagnostischer Wert allerdings stark gesunken. Heutzutage dient das EEG vor allem noch der Aufdeckung einer erhöhten Anfallsbereitschaft beziehungsweise der Diagnose eines Anfallsleidens. Seltener wird das EEG zur Differenzialdiagnostik von Delir und Demenz genutzt. *EEG*

Während das EEG in früheren Zeiten auch dazu diente, Hinweise auf strukturelle und funktionelle zerebrale Veränderungen zu erhalten, stehen heutzutage wesentlich aussagekräftigere Verfahren zur Verfügung. Die Magnetresonanztomografie (MRT) des Gehirns ist dabei als Standard für die Entdeckung struktureller Schädigungen anzusehen. Alternativ ist eine Computertomografie (CT) einzusetzen, wenn keine MRT verfügbar ist, wenn es Kontraindikationen gibt oder der Patient unter Klaustrophobie leidet. *Strukturelle Bildgebung*

Zur funktionellen Bildgebung stehen unter anderem die Einzelphotonen-Emissionscomputertomografie (single photon emission computed tomography, SPECT) oder die Positronen-Emissions-Tomografie (PET) für den klinischen Einsatz zur Verfügung. Da es sich bei der PET um ein aufwändiges und kostenintensives Verfahren handelt, ist die Durchführung nicht überall *SPECT und PET* möglich und die Indikation streng zu stellen. Sinnvoll ist eine zerebrale PET beispielsweise zur Differenzialdiagnostik von Demenzen, insbesondere bei selteneren Formen wie der Lewy-Körperchen-Demenz oder bei außergewöhnlichen, auch präsenilen Verläufen, die eine genauere Abklärung erfordern. Die SPECT ist im Vergleich zur PET zwar kostengünstiger, besitzt aber eine geringere Auflösung. In der Neurologie wird die SPECT unter anderem zur Differenzialdiagnostik des Parkinson-Syndroms eingesetzt.

fMRT Die funktionelle Magnetresonanztomografie (fMRT) beruht auf den unterschiedlichen magnetischen Eigenschaften von Hämoglobin in Abhängigkeit vom Grad der Sauerstoffsättigung, dem sogenannten blood oxygenation level dependent-(BOLD-)Effekt. Hierdurch kann indirekt auf Änderungen der zerebralen Durchblutung unter bestimmten Bedingungen, etwa bei der Darbietung eines visuellen Stimulus, im Vergleich zum Ruhezustand geschlossen werden. Aufgrund fehlender Standards für Stimuli, Untersuchungen und Auswertungen ist die fMRT weiterhin kein Bestandteil der klinischen Routinediagnostik, sondern wird primär in der Forschung eingesetzt. Die fMRT wurde immer wieder kritisch gesehen, was sich nicht zuletzt in der Popularität eines inzwischen zum Klassiker avancierten Artikels widerspiegelt. Darin wird berichtet, dass sich im Gehirn eines toten Lachses (!), dem Stimuli in Form von Fotos von Menschen in Situationen mit verschiedener emotionaler Valenz präsentiert werden, in einer fMRT signifikante Änderungen des BOLD-Signals finden (Bennett et al. 2009). Ziel der Veröffentlichung war allerdings nicht, wie gemeinhin angenommen, die fMRT zu diskreditieren. Den Autoren ging es vielmehr darum aufzuzeigen, dass bei der Auswertung von fMRT-Daten eine statistische Korrektur für multiple Vergleiche erforderlich ist, um zu validen Ergebnissen zu gelangen.

Liquordiagnostik Die Liquordiagnostik schließlich dient insbesondere der Erfassung oder dem Ausschluss entzündlicher Erkrankungen und Autoimmunerkrankungen, aber auch der Bestimmung von Neurodegenerationsparametern wie Tau- und Phospho-Tau-Protein oder Beta-Amyloid. Sie muss gerade dann ein Bestandteil der Diagnostik sein, wenn es Hinweise auf eine organische Ursache von Psychosen gibt (▶ Kap. 5.23) und sollte generell bei der Erstmanifestation einer Psychose erwogen werden.

2.10 Katamnese

Im Laufe der Behandlung ist es immer wieder erforderlich, die Symptomatik und deren Veränderungen zu beurteilen. Dabei empfiehlt es sich, die wesentlichen Befunde präsent zu haben, um sie gezielt erfragen zu können. Gerade über längerfristig bestehende Phänomene, beispielsweise anhaltende Halluzinationen oder überdauernde Suizidgedanken, berichten Patienten möglicherweise nicht mehr von sich aus. Die Symptome sind dann Teil des alltäglichen Erlebens geworden, sie sind entsprechend integriert und damit buchstäblich nicht mehr der Rede wert. Umso wichtiger ist es, durch genaues Nachfragen zu klären, ob sie weiterhin präsent sind oder einer Veränderung unterliegen. Dies gilt erst recht für Wahninhalte, die vom Patienten definitionsgemäß nicht als unsinnig und krankheitswertig erkannt und deshalb bei der Frage nach Symptomen nicht berichtet werden. Hier ist es besonders wichtig, die Inhalte zu kennen, um zielgerichtet nach deren Entwicklung fragen zu können.

Selbstverständlich besteht die Möglichkeit, dass der psychotische Patient Krankheitssymptome verschweigt beziehungsweise verleugnet. Dies ist insbesondere dann der Fall, wenn er einerseits um das pathologische seines Erlebens weiß und andererseits doch von dessen Realität überzeugt ist, was als doppelte Buchführung bezeichnet wird. Deshalb ist es bedeutsam, ein vertrauensvolles Verhältnis herzustellen und zu vermitteln, dass ein ernsthaftes Interesse am Erleben des Betroffenen besteht und dass insbesondere nicht jeder Bericht über fortbestehende Symptome dazu führt, dass die Medikation erhöht oder umgestellt wird. (Gerne wird bei der Akutbehandlung die Medikation nämlich sehr rasch geändert, wenn die Symptomatik nicht sofort remittiert. Dies kann dazu führen, dass mit hohen Dosierungen oder Mehrfachkombinationen gearbeitet wird, deren Nutzen kritisch zu hinterfragen ist. Hier ist es ratsam, behutsam vorzugehen, eine möglichst einfache Medikation zu wählen und nicht ungeduldig zu werden, wenn sich die Symptome erst langsam zurückbilden. Entscheidend ist, ob bei der Beurteilung im Verlauf tendenziell ein Ansprechen festzustellen ist oder nicht. Erst bei mangelnder Response oder Stagnation sollte eine grundsätzliche Änderung der Therapie erwogen werden.)

Doppelte Buchführung

Natürlich sollte immer wieder im psychoedukativen Sinne ein Bezug zwischen Symptomatik und Erkrankung hergestellt werden. Dies kann geschehen durch Fragen wie: »Könnte es sein, dass Ihre Unsicherheit und Ihr Misstrauen anderen Menschen gegenüber im Zusammenhang mit Ihrer Krankheit stehen?«. Im Falle einer schizophrenen Psychose ist es ein gutes Zeichen, wenn der Patient zunehmend in der Lage ist, die Symptomatik auf diese Weise kritisch zu reflektieren und in ein Krankheitskonzept einzubauen.

Psychoedukation

Auch bei depressiven Patienten ist es wichtig, immer wieder kritisch die Entwicklung der Symptomatik zu reflektieren. Hier ist es typischerweise zu beobachten, dass die Patienten selbst im Falle einer schweren depressiven Episode auch offensichtliche Besserungen zu Beginn subjektiv nicht wahrnehmen. Umso wichtiger ist es, dass der Behandler einen klaren Blick auf die einzelnen Symptombereiche hat und dem Patienten vermitteln kann, was sich im Laufe der Zeit bereits verändert und möglicherweise gebessert hat.

Diskrepante Sichtweisen von Patient und Behandler

2.11 Komorbidität

In der Psychiatrie sind Komorbiditäten ein häufiges Thema. Bei allen Gelegenheiten wird darauf hingewiesen, welche Krankheiten typischerweise mit welchen Komorbiditäten einhergehen, und entsprechend reich liest sich die Liste an Diagnosen, die bei manchem Patienten gestellt werden. Selbstverständlich gibt es immer wieder Komorbiditäten, doch deren Feststellung sollte wohlüberlegt erfolgen und immer wieder muss sich der Untersucher die Frage stellen, ob der Patient im Einzelfall wirklich unter mehreren verschiedenen Krankheiten gleichzeitig leidet oder ob nicht eine Krankheit vorliegt, die die Symptomatik und den Leidensdruck allein erklärt. In diesem Sinne ist es beispielsweise müßig, bei Erkrankungen, die mit Angst einhergehen (und dies ist bei den meisten Erkrankungen der Fall!) leichthin zusätzlich eine Angststörung zu diagnostizieren. Auch ein im Verlauf auftretendes depressives Syndrom, etwa bei einem Patienten mit einer schizophrenen Psychose, ist möglicherweise der Grunderkrankung zuzurechnen und rechtfertigt nicht die vorschnelle Diagnose einer komorbiden Depression (zumal Negativsymptomatik und insbesondere das Apathie-Syndrom bei Schizophrenen leicht mit einem depressiven Syndrom verwechselt werden können, erst recht wenn der Patient sich selbst als »depressiv« bezeichnet). Die gleichzeitige Feststellung von mehreren Diagnosen, die einander ähneln oder sich symptomatisch weithin überschneiden, ist ebenfalls kritisch zu sehen. Einordnungen wie »mittelgradige Depression, Anpassungsstörung und Angststörung bei Verdacht auf posttraumatische Belastungsstörung und dependent-selbstunsichere Persönlichkeitsstörung« sprechen von daher nicht für ein besonders genaues Hinschauen, sondern eher für eine diagnostische Unsicherheit.

Arten von Komorbiditäten

Das Thema der Komorbiditäten ist, gerade in der Psychiatrie, nicht einfach. Komorbidität bedeutet, dass zusätzlich zu einer Erkrankung mindestens eine weitere aus demselben oder einem anderen Fachgebiet vorliegt. Die Erkrankungen können unabhängig voneinander auftreten, wie dies beispielsweise bei dem Patienten mit einer schizophrenen Psychose der Fall ist, der im Alter an einer Alzheimer-Demenz erkrankt. Komorbiditäten können jedoch auch aufeinander aufbauen, etwa wenn aufgrund einer Anpassungsstörung vermehrt Alkohol konsumiert wird und zunächst die Kriterien für einen schädlichen Gebrauch und schließlich für eine Abhängigkeit erfüllt sind. Komorbiditäten können schließlich auch darauf beruhen, dass eine gemeinsame Grundlage vorhanden ist, die zur Ausbildung verschiedener Erkrankungen führt, etwa im Sinne einer biologischen Prädisposition. An dieser Stelle nicht näher behandelt werden psychiatrische und somatische Komorbiditäten, die selbstverständlich häufig auftauchen, zumal psychiatrische und somatische Krankheiten sich gegenseitig bedingen können.

Schwierigkeiten bei der Feststellung

Das Feststellen von Komorbiditäten kann generell mit Schwierigkeiten und Unsicherheiten verbunden sein und sollte gerade im psychiatrischen Bereich nur mit einer gewissen Vorsicht erfolgen. Eine Problematik ist die symptomatische Überschneidung zahlreicher Krankheitsbilder. So kann beispielsweise eine schizophrene Negativsymptomatik auf der Symptomebene nur schwer von einer gehemmten Depression abgegrenzt werden. Im Zweifel ist deshalb keine Komorbidität anzunehmen, sondern davon auszugehen, dass die Symptome in der Grundkrankheit aufgehen (▸ Kap. 2.12).

Eine weitere Herausforderung kann darin bestehen, Kausalzusammenhänge auf psychiatrischem Gebiet klar herauszuarbeiten. Gerade beim gleichzeitigen Bestehen von Suchtverhalten und affektiver Störung kann es schwer sein, die Bedingungen zu entflechten: Erfolgt der Konsum als Folge einer affektiven Störung, oder haben die negativen Folgen der Sucht zu einer Anpassungsstörung mit depressiver Symptomatik geführt? Bei Sucherkrankungen kann diese Frage eine große Bedeutung haben, wenn die Patienten sich auf die (vermeintliche) Diagnose einer primären affektiven Störung zurückziehen und es vermeiden, sich mit dem Abhängigkeitsthema auseinanderzusetzen (▸ Kap. 4.3.1). Hier gilt es, sofern retrospektiv möglich, die zeitliche Abfolge zu betrachten und Ursachen und Wirkungen herauszuarbeiten.

Kausalzusammenhänge

Vorsicht ist gerade in der Akutbehandlung bei Feststellung einer komorbiden Persönlichkeitsstörung geboten. Eine akute psychiatrische Erkrankung verschleiert den Blick auf die zugrunde liegende Persönlichkeit und eine entsprechende Diagnostik sollte, wenn überhaupt, nur mit äußerster Vorsicht erfolgen (▸ Kap. 2.8). Generell gilt es also, Komorbiditäten auf psychiatrischem Gebiet sehr zurückhaltend zu diagnostizieren und den Längsschnitt in die Beurteilung einzubeziehen. Ganz allgemein sollte die Symptomatik mit so wenig Diagnosen wie möglich gefasst werden (▸ Kap. 2.12).

Feststellung einer komorbiden Persönlichkeitsstörung

2.12 Grundregeln der Diagnostik

Im Folgenden sind, ausgehend vom bisher Gesagten, wesentlichen Punkte zusammengefasst, die für die Diagnostik in der Psychiatrie bedeutsam sind. Gerade dem Anfänger soll damit eine übersichtliche Hilfe an die Hand gegeben werden, um sich im Prozess der Differenzialdiagnostik nicht in Fallstricken zu verfangen.

1. Begriffe müssen eindeutig eingesetzt werden. Der Untersucher muss sich selbst im Klaren darüber sein, welcher Ausdruck wie zu gebrauchen ist. Die Begriffe dienen auch dazu, dass an anderer Stelle von Dritten klar nachvollzogen werden kann, welche Symptomatik bestanden hatte und welche nicht.

Begriffliche Klarheit

2. Unsicherheiten müssen benannt werden. Wenn ein Symptom nicht klar herausgearbeitet werden kann, ist es wenig hilfreich, aus einer Vermutung heraus Tatsachen zu schaffen und das Symptom ohne entsprechenden Hinweis als gegeben darzustellen. Formulierungen wie »Hinweis auf …« kennzeichnen im Zweifelsfall die Unklarheit in der Zuordnung.

Benennung von Unsicherheiten

3. Im psychopathologischen Befund sollten Phänomene so weit als möglich reduziert und auf ihre Grundlagen zurückgeführt werden. Das bedeutet, dass sekundäre Phänomene oder Syndrome (wie etwa Apathie) nach Möglichkeit in ihre einzelnen Aspekte (hier also mangelnde affektive Modulation, Motivationslosigkeit, verhaltende Psychomotorik etc.) aufgelöst werden sollen. Wenn möglich und erforderlich, sollten Befunde durch neuropsychologische Testverfahren objektiviert werden.

Reduktion auf grundlegende Aspekte

4. Der psychopathologische Befund ist von der Benennung der Grundlagen zu trennen. Es sollte also an dieser Stelle nicht mehr die wörtliche Rede des Patienten angeführt werden, sondern der entsprechende Fachbegriff. Die Grundlagen, auf die sich der Befund bezieht, sind im Bericht an anderer Stelle zu nennen, insbesondere in Anamnese und Fremdanamnese.

Trennung von Befund und Grundlagen

5. Querschnitt und Längsschnitt sind im psychopathologischen Befund so weit wie möglich auseinanderzuhalten. Der psychopathologische Befund bezieht sich auf einen bestimmten Zeitpunkt und beschreibt den Ist-Zustand. Manchmal ist es Ermessenssache, inwieweit Symptome aus der jüngeren Vergangenheit angeführt werden können, die mit hinreichender Sicherheit festzustellen sind. Wenn der Patient etwa in der Untersuchungssituation nicht halluziniert, sich aber erheben lässt, dass er dies noch unmittelbar zuvor getan hat, so gehört dies eher in den psychopathologischen Befund als eine Symptomatik, die Tage oder Wochen zuvor vorhanden war, nun aber nicht mehr feststellbar ist.

Trennung von Querschnitt und Längsschnitt

6. Die Diagnostik stützt sich auf die verfügbaren Fakten, wobei es sich empfiehlt, zunächst die Leitsymptomatik zu erfassen (z. B. Freudlosigkeit). Gerade bei komplexen Bildern ist es sinnvoll zu prüfen, ob bestimmte Beschwerden im Vordergrund stehen. Davon ausgehend können Syndrome herausgearbeitet werden, die bei der Diagnosefindung leitend sein können (z. B. depressives Syndrom). Die Diagnosestellung (z. B. schwere depressive Episode) setzt voraus, dass ich umfassende Informationen habe, da ich nun auch Aussagen über eine mögliche Ätiologie treffe bzw. bestimmte Pathologien ausschließe (z. B. keine organische affektive Störung). Zudem muss bei der Diagnosestellung der Verlauf berücksichtigt werden (z. B. rezidivierende depressive Störung, gegenwärtig schwere Episode).

Erfassung der Leitsymptomatik

7. Bei der Betrachtung des Längsschnitts ist auch sorgfältig zu prüfen, inwieweit sich der Gesamtzustand und das Befinden des Patienten im Laufe der Zeit gewandelt haben, insbesondere im Hinblick auf qualitative Veränderungen. Auf diese Weise können wesentliche Informationen gewonnen werden, die uns über den Verlauf (phasenhaft? progredient? situationsabhängig? etc.) wesentliche diagnostische Hinweise geben. Nicht immer können die Patienten hierzu klar Auskunft geben, oft sind derartige Angaben nur fremdanamnestisch zu gewinnen.

Erfassung des Krankheitsverlaufs

8. Diagnosen müssen begründbar sein, das heißt, sie müssen durch die einschlägige Symptomatik und gegebenenfalls den Verlauf belegt werden. Wenn Diagnosen wie üblich nach der ICD-10 gestellt werden, müssen die dort angeführten einschlägigen Kriterien erfüllt sein. Abweichungen hiervon brauchen eine Begründung.

Beachtung der diagnostischen Kriterien

9. Es sind generell so wenig wie möglich Diagnosen zu stellen und es ist zu prüfen, ob die Symptomatik womöglich in einer einzigen Diagnose aufgeht. Die Feststellung von Komorbiditäten ohne genaue Kenntnis des Patienten und des Verlaufs sollte also eher die Ausnahme sein. Im Zweifel kann eine führende Diagnose formuliert werden, eventuell erst einmal als Verdachtsdiagnose, die für das weitere Vorgehen leitend ist. Komorbiditäten sind erst dann zu erwägen, wenn es deutliche Hinweise gibt, dass entweder mehrere Erkrankungen unabhängig voneinander bestehen, oder wenn bei Erkrankungen, die miteinander im Zusammenhang stehen, eine klare Abgrenzung möglich ist. Hier ist der zeitliche Verlauf besonders zu berücksichtigen.

Vorsicht bei der Feststellung von Komorbiditäten

10. Bei der Diagnostik ist die Schichtenregel zu beachten. Praktisch bedeutet das, dass zunächst zu prüfen ist, ob die Symptomatik durch eine strukturelle oder funktionelle hirnorganische Störung begründet ist. Wenn dies auszuschließen ist, muss in einem nächsten Schritt das Vorliegen einer nicht-organischen Psychose verifiziert oder ausgeschlossen werden. Dabei muss festgestellt werden, ob eine Erkrankung aus dem schizophrenen Spektrum vorliegt, einschließlich schizophreniformer oder anderer akut psychotischer sowie schizoaffektiver Störungen. Sodann erfolgt die Prüfung, ob eine monopolare oder bipolare affektive Störung vorliegt. Erst wenn dies ebenfalls mit hinreichender Sicherheit auszuschließen ist, kann das übrige Spektrum der psychoreaktiven Störungen und Normvarianten einschließlich Anpassungsstörungen und Persönlichkeitsstörungen erwogen werden.

Beachtung der Schichtenregel

2.13 Revision der Diagnose

Nicht immer gelingt die differenzialdiagnostische Zuordnung von Anfang an und oft ist eine Korrektur der Einschätzung im späteren Verlauf erforderlich. Eine besondere Herausforderung sind gar nicht einmal die Fälle, bei denen die Diagnose von Anfang an unklar oder zweifelhaft ist, sondern vielmehr diejenigen, die zunächst eindeutig erscheinen und bei denen im Verlauf neue Aspekte hinzukommen. Wir verlassen ungern einen Pfad, den wir einmal eingeschlagen haben. Deshalb kann es schwer sein, eine einmal getroffene Einschätzung zu revidieren, erst recht, wenn die bisherige Therapie sich darauf gegründet hat. Mögliche Gründe für eine initiale Fehleinschätzung können eine Sprachbarriere sein, eine unklare Symptomatik, der Umstand, dass das anfänglich im Vordergrund stehende Verhalten vorschnell interpretierend eingeordnet wird, oder dass wesentliche Informationen nicht zur Verfügung stehen.

Fallbeispiel: Verkannte paranoid-halluzinatorische Psychose

In der Zeit der COVID-19-Pandemie wird ein aus Jordanien stammender und erst seit kurzem nach Deutschland migrierter 30-jähriger Patient mit multiplen Schnittwunden an Armen und im Halsbereich in der Psychiatrie aufgenommen. Er berichtet in gebrochenem Deutsch, dass er bislang psychisch immer gesund gewesen sei. Gelegentlich konsumiere er Cannabis, ansonsten nehme er keine Drogen. Vor etwa fünf Tagen habe er ein leichtes Fieber bemerkt und unter Halsschmerzen gelitten. Er habe befürchtet, sich mit SARS-CoV-2 infiziert zu haben, zumal er sich viel mit diesem Thema beschäftigt habe und diesbezüglich beunruhigt gewesen sei.

Im Folgenden habe er sich zunächst an das Gesundheitsamt gewandt, um sich auf eine SARS-CoV-2-Infektion testen zu lassen. Beim Gesundheitsamt habe man ihm gesagt, dass er nicht getestet werde, da er sich nicht in einem Risikogebiet aufgehalten und auch keinen Kontakt zu einem nachgewiesenermaßen Infizierten gehabt habe. Man habe ihm stattdessen geraten, sich in häusliche Quarantäne zu begeben und zu warten, bis die Symptome vorüber sind. Dies sei jedoch keine Option gewesen, da er zu Hause in prekären Verhältnissen in einer Wohngemeinschaft mit fünf Mitbewohnern auf engem Raum lebe. Daraufhin habe er mehrere Kliniken aufgesucht mit dem Wunsch, sich dort testen zu lassen. Überall sei er abgewiesen worden. Schließlich habe er sich selbst mit einem Messer an Armen und Hals oberflächliche Schnittwunden beigebracht, da er gedacht habe, dass er nur dann Gehör finde, wenn er seinen Suizid androhe. Er habe allerdings nicht vorgehabt, sich tatsächlich das Leben zu nehmen. Mit den Schnittverletzungen habe er sich dann im Städtischen Klinikum vorgestellt, wo man ihn versorgt und schließlich auch eine SARS-CoV-2-Testung vorgenommen habe, deren Ergebnis noch ausstehe. Nun sei er zufrieden und warte auf das Testergebnis. Die Aufnahme in der Psychiatrie erfolgt unter der Annahme einer Zweckreaktion. Der Patient wird nach Vorliegen des negativen Testbefundes entlassen, obwohl er darauf beharrt, in der Klinik bleiben zu wollen, da er dem Ergebnis des Tests misstraue und sich außerdem in der Klinik sicher fühle.

Nach der Entlassung weigert sich der Patient, in ein bereitstehendes Taxi zu steigen, da er sich vor dem Taxifahrer fürchtet. Er bleibt noch mehrere Stunden auf dem Klinikgelände, bevor er schließlich doch in seine Wohngemeinschaft zurückkehrt. Dort bewaffnet er sich mit einem Messer und verhält sich derart bizarr, dass seine Mitbewohner die Polizei informieren, die den Patienten nochmals in die psychiatrische Klinik bringt. Bei der erneuten Aufnahme berichtet der Patient nun, dass er seit einiger Zeit den Eindruck habe, er werde von seinen Mitmenschen komisch angeschaut. Zunächst habe er dafür keine Erklärung gehabt, dann habe er die Überzeugung entwickelt, dass die anderen in ihm einen COVID-19-Überträger sehen würden. Das sei auch der Grund, warum er im Vorfeld auf einer entsprechenden Testung bestanden habe. Immer häufiger habe er nun Hinweise darauf gesehen, dass er überwacht und kontrolliert werde. Auf gezielte Nachfrage berichtet der Patient über kommentierende Stimmen, die ihm ebenfalls suggerierten, dass er mit dem Coronavirus infiziert sei. Er habe erhebliche Angst, vor allem vor der

Bedrohung durch andere und weniger vor einer möglichen Infektion. So kenne er sich nicht, er habe sich insgesamt grundlegend verändert. Der Patient wird nun unter der Diagnose einer akuten schizophreniformen Störung behandelt, da das Zeitkriterium für das Vorliegen einer paranoiden Schizophrenie nicht erfüllt ist. Unter antipsychotischer und anxiolytischer medikamentöser Therapie bessert sich sein Zustand zunächst, im Verlauf wünscht der Patient seine Entlassung, da er sich vor Mitarbeitern und Mitpatienten fürchtet.

In anderen Fällen kann es länger dauern, bis eine korrekte Einschätzung getroffen werden kann, da überhaupt erst der Verlauf genaue Aufschlüsse gibt. Dies illustriert das nachfolgende Beispiel einer Patientin, bei der sich erst nach deutlicher klinischer Besserung im Nachhinein die Diagnose des Mischzustandes einer bipolaren affektiven Störung erhärten lässt. In diesem Fall wird aus der lebensgeschichtlichen Entwicklung und der Situation der Patientin fälschlicherweise ein kausaler Zusammenhang mit der klinischen Symptomatik angenommen. Zu dieser Fehleinschätzung kommt es nicht zuletzt durch ein verzögertes Ansprechen auf die antidepressive Therapie. Einen Hinweis auf die zugrunde liegende Diagnose gibt hier die Selbsteinschätzung der Patientin, die sich selbst als wesentlich verändert erlebt. Dies unterstreicht, wie wichtig es ist, den Angaben des Patienten zu vertrauen und dessen Selbsteinschätzung ernst zu nehmen.

Klärung der Diagnose im Verlauf

Fallbeispiel: Als Anpassungsstörung gewerteter Mischzustand

Eine 37-jährige Patientin war schon mehrfach aufgrund depressiver Episoden ambulant und stationär behandelt worden. Ihre Mutter hatte unter einer bipolaren Störung gelitten und sich während eines Klinikaufenthalts suizidiert. Ihr Vater, mit dem zusammen sie in einer symbiotischen Beziehung in ihrem Elternhaus lebt, war beruflich äußerst erfolgreich und ist von seiner Art her sehr dominant und bestimmend. Die Patientin hat ein Studium abgebrochen, arbeitet als Aushilfe in der Gastronomie, sie ist ledig, nicht liiert und kinderlos.

Bei der aktuellen Aufnahme ist die Patientin in einem agitierten Zustand. Aus der Selbstschilderung ergibt sich ein schwer ausgeprägtes depressives Syndrom bei gleichzeitiger Getriebenheit, psychomotorischer Unruhe und Gedankenrasen. Die Patientin beklagt ihre allgemeine Situation und insbesondere, dass sie keinerlei Freude mehr empfinden könne und sich schwach fühle. Sie hat keinerlei Hoffnung mehr, wieder einmal ein zufriedenes Leben zu führen. Sie berichtet, dass sie sich selbst so nicht kenne und nicht wisse, was mit ihr los sei. Im klinischen Eindruck teilt sich die Schwere der Depression auf den ersten Blick nicht mit, da die Patientin im Affekt relativ gut moduliert wirkt, auch der Antrieb scheint ausreichend zu sein.

Unter antidepressiver Pharmakotherapie mit Citalopram verschlechtert sich der Zustand, die Patientin ist nun noch agitierter, beklagt eine quälende Unruhe und beschwert sich gereizt über den mangelnden Erfolg der Behandlung. Im Kontakt ist sie wechselnd anhänglich und hilfesuchend, dann wieder fordernd. Mehr und mehr wird durch das Stationsteam die Hypothese verfolgt, dass die Patientin unter einer Anpassungsstörung auf dem Boden eines expressiven Persönlichkeitsstils leidet. Mögliche Konfliktkonstellationen werden angenommen, so die ambivalente Beziehung zum Vater oder eine Unzufriedenheit mit der Lebenssituation, die im Kontrast zu einem hohen Selbstanspruch zu stehen scheint. Die Patientin lässt sich nicht auf psychotherapeutische Interventionen ein und verweist darauf, dass sie sich so nicht kenne und dass ihr Zustand eine für sie ganz neuartige Qualität habe. Aufgrund des klinischen Querschnitts und der Familienanamnese wird unter der neu entwickelten Hypothese einer schweren depressiven Episode bei bislang nicht diagnostizierter bipolarer affektiver Störung (die Patientin hatte im Rahmen der depressiven Episoden stets betont, niemals manisch gewesen zu sein) eine stimmungsstabilisierende Therapie mit Quetiapin begonnen. Darunter bessert sich das klinische Bild deutlich. Die Patientin ist nun ruhiger, kann wieder Freude empfinden und entwickelt Zuversicht.

Erst nach Vollremission kann das anfängliche klinische Bild dem Mischzustand einer bipolaren affektiven Störung zugeordnet werden. Die Patientin erscheint nun wie ausgewechselt, sie ist ruhig, geordnet und angenehm im Kontakt. Ihre Lebenssituation kann sie gut annehmen, sie vermisse nichts und sei mit den Umständen zufrieden. Insbesondere ist sie erleichtert, die akute Krankheitsphase überstanden zu haben.

Änderung der Symptomatik im Verlauf

Eine Revision der Diagnose ist auch dann erforderlich, wenn sich die Symptomatik im zeitlichen Verlauf ändert. Dies ist vor allem bei den Erkrankungen relevant, die gerade durch Schwankungen und uneinheitliche Phasen gekennzeichnet sind, namentlich bei den bipolaren affektiven, aber auch bei schizoaffektiven Störungen. Bei der bipolaren Störung ist es nicht selten, dass anfänglich die Kriterien für eine monopolare Depression erfüllt sind und sich erst im Verlauf beim Auftreten von hypomanischen oder manischen Phasen die Diagnose sichern lässt. Möglicherweise gibt bereits der Querschnitt Hinweise auf eine bipolare Störung (▶ Kap. 5.20), eine sichere Einschätzung ist aber erst im Verlauf möglich.

Durchdringung von Krankheitsbildern

Schließlich gibt es natürlich auch die Fälle, in denen Komorbiditäten vorhanden sind, sich mehrere Krankheits- oder Störungsbilder durchdringen oder in denen keine klare klinische Zuordnung möglich ist. Hier ist es ratsam, streng nach der Schichtenregel zu handeln (▶ Kap. 2.8) und von der am tiefsten im Biologischen verwurzelten Schicht aus vorzugehen.

3 Psychopathologie

3.1 Vorbemerkung

Im Folgenden werden Teilbereiche des psychopathologischen Befundes dargestellt. Dabei erfolgen jeweils eine Klärung der Begriffe und möglicher Abweichungen sowie deren Bezeichnung. Eine Schwierigkeit beim Umgang mit den Begriffen und Bezeichnungen ist, dass diese oft uneinheitlich definiert sind, verschieden aufgefasst oder unscharf verwendet werden. So wird etwa der Begriff Bewusstsein je nach Kontext unterschiedlich verstanden und vielfältig gebraucht, was die Verwendung erschwert. Es wird deshalb versucht, möglichst klare Definitionen der Begriffe zu geben, um eine bessere Einordnung im klinischen Alltag zu ermöglichen.

Die präzise Verwendung von Begriffen hat mehrere Vorteile. Zunächst erfordert sie von demjenigen, der exakt definierte Begriffe verwendet, ein genaues Hinschauen, ein Unterscheiden und Zuordnen. Zudem ist sie die Voraussetzung dafür, dass eine klare Kommunikation ohne Missverständnisse stattfinden kann. Die unscharfe oder sogar falsche Verwendung von Begriffen dagegen kann fatal sein, gerade in der Psychiatrie. Wenn einem Patienten beispielsweise ein Wahn attestiert wird, hat dies größte Bedeutung für die weitere Einschätzung und das therapeutischen Vorgehen (▸ Kap. 3.2.12) bis hin zur Indikationsstellung für eine medikamentöse, antipsychotische Behandlung. Noch gravierender wird dies, wenn etwa eine Ich-Störung im engeren Sinne festgestellt wird (▸ Kap. 3.2.14). Wird diese gemäß Kurt Schneider als Erstrangsymptom gewertet, dann liegt die Diagnose einer schizophrenen Psychose nahe. Eine derartige Einschätzung hat weitreichende Konsequenzen nicht nur für die Therapie, sondern auch für die Vermittlung der Prognose und das weitere Vorgehen.

Präzise Verwendung von Begriffen

Begriffe, seien es Symptome oder Diagnosen, neigen dazu, ein Eigenleben zu entwickeln, wenn sie einmal in der Welt sind. Aus einem leichtfertig hingeschriebenen Befund wird schnell eine vermeintliche Tatsache, aus einem rasch notierten Verdacht eine mutmaßlich gesicherte Diagnose. Je öfter diese dann übernommen wird, etwa in Arztbriefen, die sich unkritisch aus Vorbefunden und anderen Arztbriefen bedienen, desto weiter können sich Fehleinschätzungen verfestigen. Umso wichtiger ist es, immer wieder kritisch nachzufragen – und insbesondere auf klare Feststellungen und die Verwendung einer präzisen Sprache zu achten. Die Begrifflichkeiten des psychopathologischen Befundes sind also die Basis für ein genaues Verständnis und damit die Grundlage für unser Vorgehen. Sie dienen nicht nur

Verfestigung von Fehleinschätzungen

zur Erfassung des Ausgangszustandes, sondern auch der Beschreibung der Symptomatik und ihrer Veränderungen im Verlauf.

Unterpunkte des psychopathologischen Befundes

Wie umfangreich der psychopathologische Befund zu sein hat und welche Unterpunkte zu berücksichtigen sind, wird unterschiedlich beurteilt und uneinheitlich gehandhabt. Oftmals wird etwa das äußere Erscheinungsbild mit angeführt, das uns zwar indirekt Rückschlüsse auf den Patienten erlaubt, jedoch nicht zur Psychopathologie im eigentlichen Sinne gehört. Auch die Einschätzung des Gefährdungslage ist streng genommen ein Vorgang, bei dem zahlreiche Informationen einschließlich des Verhaltens im Vorfeld und fremdanamnestischer Angaben einbezogen werden, um zu einem Schluss zu gelangen, der über die Beschreibung der Psychopathologie hinausgeht. Dennoch findet sich eine entsprechende Einschätzung typischerweise im psychopathologischen Befund.

AMDP-System

Ein weitverbreitetes System zur standardisierten Erhebung und Dokumentation des psychopathologischen Befundes stammt von der Arbeitsgemeinschaft für Methodik und Dokumentation in der Psychiatrie (AMDP 2018). Die Darstellung und Gliederung des psychopathologischen Befundes in diesem Abschnitt möchte zunächst einzelne überschaubare Einheiten betrachten und sich dann komplexeren Phänomenen zuwenden. Sie folgt dabei nicht streng der AMDP.

Primäre und sekundäre Phänomene

Es soll im Folgenden um ein Verständnis der jeweiligen Teilbereiche gehen, aus dem heraus eine möglichst klare Beschreibung möglich ist. Im Abschnitt Grundlagen (▶ Kap. 3.2) finden sich deshalb erst einmal psychische Teilgebiete wie Kognition, Affektivität oder formales und inhaltliches Denken (▶ Tab. 3.1). Im nächsten Schritt werden im Abschnitt Spezielle Phänomene (▶ Kap. 3.3) sekundär entstandene, komplexere Erscheinungen dargestellt, die verschiedene Teilbereiche umfassen (z. B. Apathie) oder bei deren Zustandekommen verschiedene Faktoren eine Rolle spielen (z. B. Selbstverletzung). Die Trennung zwischen primären Grundlagen und sekundären Erscheinungen sollte auch bei der Untersuchung bewusst sein und berücksichtigt werden. Es ist ratsam, möglichst die Grundlagen im Sinne der kleinsten beschreibbaren Einheiten herauszuarbeiten und zu beurteilen, damit die Einschätzung der daraus ableitbaren Phänomene leichter fällt.

Tab. 3.1: Grundlagen des psychopathologischen Befundes

Teilbereich	Bedeutung	Begriffe
Bewusstsein (quantitativ, qualitativ)	Grad der Wachheit (quantitativ), Klarheit des Erlebens, Besonnenheit des Denkens (qualitativ)	quantitatives Bewusstsein: Wachheit, Benommenheit, Somnolenz, Sopor, Koma, Hypervigilanz qualitatives Bewusstsein: Bewusstseinstrübung, Bewusstseinseinengung, Bewusstseinserweiterung
Kognition	Aufnahme und Verarbeitung von Informationen	kognitive Störung, Orientierungsstörung, dysfunktionale Kognition

Tab. 3.1: Grundlagen des psychopathologischen Befundes – Fortsetzung

Teilbereich	Bedeutung	Begriffe
• Mnestik	Speicherung und Abruf von Informationen	Merkfähigkeitsstörung, Gedächtnisstörung
• Aufmerksamkeit	Offenheit für Wahrnehmungen	Aufmerksamkeitsstörung
• Konzentration	Fokussierung auf einen bestimmten Bereich	Konzentrationsstörung
Antrieb	Umwandlung von innerer Energie in physische oder psychische Aktivität	Antriebsminderung, Antriebssteigerung
Motivation	innerliche Ausrichtung auf ein Ziel	Motivationslosigkeit
Wille	Zielen auf die Verwirklichung eines Vorhabens	
Psychomotorik	körperliche Bewegungen, die psychische Verfassungen widerspiegeln	Hemmung, Stupor, Unruhe, Manierismen, Echopraxie, Ambitendenz, Negativismus
Impulsivität	spontanes Verhalten ohne Rücksicht auf Konsequenzen	
Ambivalenz	Gleichzeitigkeit von entgegengesetzten Gedanken, Gefühlen, Impulsen	
Affektivität	Gesamtheit des Gefühlslebens	Gehobenheit, Gedrücktheit, Euthymie, Parathymie
• Affekt	augenblickliche Gestimmtheit	Furcht, Traurigkeit, Erstaunen, Zorn, Freude, Ekel
Wahrnehmung	sinnliche Erfassung von Umweltreizen	Halluzination, Illusion, Pareidolie, Akoasma
formales Denken	Fluss des Gedankenganges	Verlangsamung, Hemmung, Beschleunigung, Umständlichkeit, Sprunghaftigkeit, Zerfahrenheit
inhaltliches Denken	Qualität der Gedankeninhalte	Wahn, überwertige Idee
Depersonalisation/ Derealisation	Eindruck der Entfremdung von der eigenen Person (Depersonalisation) oder von der Umwelt (Derealisation)	
Ich-Störung	evident erlebter Eindruck der Beeinflussung durch oder der Verbindung mit Dritten	Gedankenausbreitung, Gedankenentzug, Gedankeneingebung, Fremdbeeinflussung
Krankheitsgefühl	subjektiver Eindruck des eigenen Befindens	

3 Psychopathologie

Bewusstsein als Grundlage des psychopathologischen Befundes

Zahlreiche Teilbereiche der Psyche sind in ihrer Funktion an ein intaktes Bewusstsein gebunden. Entsprechend haben quantitative und qualitative Veränderungen des Bewusstseins erheblichen Einfluss auf andere Bereiche des Seelenlebens. Bei Bewusstseinsstörungen ist die Erhebung eines psychopathologischen Befundes mithin nur sehr eingeschränkt möglich ist. Die Beurteilung der Bewusstseinslage steht deshalb typischerweise am Anfang des Befundes und der Begriff Bewusstsein wird im Folgenden als erstes angesprochen.

3.2 Grundlagen

3.2.1 Bewusstsein

Bewusstsein beschreibt einen Zustand der Klarheit des Erlebens und der Besonnenheit des Denkens. Dies beinhaltet die Fähigkeit, innere und äußere Gegebenheiten kontinuierlich zu erfassen, unter Einbezug von Erfahrungen zu reflektieren, sinnvoll zu interpretieren und damit zu Erkenntnis zu gelangen. Das Ich-Bewusstsein bezieht sich auf das Erleben und Erkennen der eigenen Person und ist Voraussetzung für die Entwicklung der Identität, während das Gegenstandsbewusstsein die Fähigkeit bezeichnet, sich bewusst auf innere und äußere Gegenstände auszurichten. Im allgemeinen Sprachgebrauch wird der Begriff Bewusstsein in der Regel auf das Ich-Bewusstsein bezogen.

Quantitative und qualitative Veränderungen des Bewusstseins

Die psychiatrischen Benennungen verschiedener Bewusstseinszustände entspringen klinischen Beobachtungen: »Sie sind unabhängig von theoretischen Vorstellungen über das Wesen des Bewusstseins entstanden« (Bleuler 1983, S. 29). Bewusstseinsveränderungen sind, außer für hypnotische oder tranceartige Zustände, vor allem charakteristisch für strukturelle oder funktionelle hirnorganische Störungen. Nach deren Abklingen besteht typischerweise eine zumindest partielle Amnesie für die entsprechende Zeit. Im psychiatrischen Kontext wird zwischen quantitativen und qualitativen Veränderungen des Bewusstseins unterschieden. Das quantitative Bewusstsein bezieht sich dabei auf den Grad der Wachheit (Vigilanz), der, ausgehend vom normalen Wachzustand, über Benommenheit und Somnolenz bis hin zu Sopor und Koma gemindert sein kann. Der Begriff Hypervigilanz wird für Zustände erhöhter Wachheit gebraucht.

Bewusstseinstrübung

Zu den qualitativen Veränderungen des Bewusstseins werden üblicherweise Bewusstseinstrübung, Bewusstseinseinengung und Bewusstseinserweiterung gezählt. Die größte klinische Bedeutung hat dabei die Bewusstseinstrübung mit Verlust der Klarheit des Erfassens und traumähnlichem Erleben, wie sie unter anderem beim deliranten Syndrom zu beobachten ist. Die Bewusstseinstrübung ist das obligate Symptom der akuten organischen Psychosen die »alle anderen Symptome, alle Ausgestaltungen umgreift« (Schneider 1950,

S. 93). Die klinischen Bilder können dabei verschiedenartig sein und jegliche Symptomatik einschließlich Sinnestäuschungen und Wahnbildungen umfassen. Die psychotischen Symptome haben beim bewusstseinsgetrübten Patienten jedoch eine andere Qualität als beim bewusstseinsklaren und sind wenig konsistent: »Man kann von echten Halluzinationen und Wahnideen eigentlich nur bei Bewusstseinsklarheit sprechen« (Jaspers 1973, S. 115). Dennoch können organische Zustände der Bewusstseinstrübung gerade beim Vorliegen von Wahrnehmungs- und Denkstörungen sowie Veränderungen des Affekts der akuten Schizophrenie ähneln: »Das gewohnheitsmäßig für Schizophrenie reservierte ›zerfahren‹ und ›verblasen‹ ist auch hier oft am Platze« (Schneider 1950, S. 134). Eine Trübung des Bewusstseins kann schließlich auch psychogen im Rahmen dissoziativer Störungen auftreten (▶ Kap. 3.3.5). Gerade die Ähnlichkeit der klinischen Bilder unterstreicht hier die Bedeutung der organischen Ausschlussdiagnostik.

Unter Bewusstseinserweiterung verstehen wir einen Zustand des intensiven Erlebens mit gesteigerter Wahrnehmung und Auffassung, ungewöhnlicher Klarheit der Sinneseindrücke, angeregtem Gefühlsleben und erhöhter Bereitschaft zum Herstellen von Zusammenhängen. Derartige Zustände können durch psychoaktive Substanzen (Lysergsäurediethylamid/LSD, Amphetamine), durch Meditation oder psychedelische Techniken hervorgerufen werden.

Bewusstseinserweiterung

Eine adäquate Kontaktaufnahme ist mit den Patienten im Rahmen der veränderten Bewusstseinszustände nicht möglich; bei der Untersuchung imponiert eine Eigenweltlichkeit mit erheblichen Schwierigkeiten in Kommunikation und Interaktion. Der bewusstseinsgestörte Patient wendet sich nicht aktiv seinem Gegenüber zu und die Erfassung des Erlebens ist kaum mehr möglich: »Je weiter die allgemeinen Eigenschaften des Bewusstseinszustandes sich von den uns gewohnten entfernen, desto schwerer gewinnen wir sowohl von seinem gesamten Wesen wie von seinen einzelnen Phänomenen eine adäquate Anschauung« (Jaspers 1973, S. 115).

Eigenweltlichkeit bei Bewusstseinsstörung

> **Praktischer Hinweis**
>
> Im klinischen Alltag haben wir eher selten Gelegenheit, eine qualitative Bewusstseinsstörung festzustellen, da diese zumeist eben nicht Teil der üblichen psychiatrischen Krankheitsbilder ist und sich eher bei hirnorganischen Störungen, etwa dem deliranten Syndrom, findet. Generell ist das Vorliegen qualitativer und quantitativer Bewusstseinsstörungen ein wichtiger Hinweis auf eine hirnorganische Störung und erfordert eine entsprechende Abklärung.

3.2.2 Kognition

Der Begriff Kognition geht auf das lateinische Wort *cognoscere* zurück, das einerseits kennenlernen oder erkennen bedeutet, andererseits auch wahrnehmen. Zur Kognition im weiteren Sinne können sinnliche Wahrnehmung, Aufmerksamkeit, Konzentration, Denkprozesse einschließlich Problemlösen, Planen, Verhaltenssteuerung, Beurteilungen und Entwicklung von Werten und Einstellungen sowie Merkfähigkeit und Gedächtnis gezählt werden. Im engeren Sinnen bezeichnet Kognition die psychische Verarbeitung von Informationen, also das, was gemeinhin unter Denken verstanden wird.

Intelligenz   Intelligenz ist von David Wechsler (1896–1981) konzeptualisiert als »die zusammengesetzte oder globale Fähigkeit des Individuums, zielgerichtet zu handeln, rational zu denken und sich wirkungsvoll mit seiner Umwelt auseinanderzusetzen« (Wechsler 1956, S. 13) und stellt damit einen definierten Teilbereich der Kognition dar. Ein weiterer Teilbereich ist die Orientierung, die üblicherweise zu Zeit, Ort, Situation und Person erfasst wird. Störungen der Orientierung treten in dieser Reihenfolge auf und sind ein Hinweis auf eine hirnorganische Störung.

Mnestik   Mnestik ist ebenfalls ein Aspekt der Kognition und bezieht sich auf Einspeicherung, Bewahrung und Wiederaufruf von Informationen, also auf Merkfähigkeit und Gedächtnis. Neben zeitlichen Aspekten (Kurzzeit- und Langzeitgedächtnis) sind dabei unterschiedliche Qualitäten der verarbeiteten Informationen (semantisch, episodisch, prozedural) oder des Abrufs (explizit, implizit) zu unterscheiden.

Kognitive Störungen   Bei fortgeschrittenen hirnorganischen Erkrankungen sind kognitive Störungen zumeist offensichtlich und ein wesentlicher Teil der Symptomatik, insbesondere wenn die mnestischen Funktionen betroffen sind, etwa bei der Alzheimer-Demenz mit erheblichen Merkfähigkeits- und Gedächtnisstörungen und weitereichenden Defiziten unter anderem im Bereich der Urteilsbildung. Bedeutsam und nicht immer leicht festzustellen ist zudem die leichte kognitive Störung, die gemäß ICD-10 auf dem Boden einer körperlichen Erkrankung durch »Gedächtnisstörungen, Lernschwierigkeiten und die verminderte Fähigkeit, sich längere Zeit auf eine Aufgabe zu konzentrieren« sowie oft durch ein »Gefühl geistiger Ermüdung bei dem Versuch, Aufgaben zu lösen« gekennzeichnet ist. Die Sicherung der Diagnose einer leichten kognitiven Störung sollte durch standardisierte neuropsychologische Testinstrumente erfolgen.

Kognitive Störungen bei Schizophrenien   Bei Schizophrenien sind kognitive Störungen neben Positiv- und Negativsymptomatik ein wesentlicher Teil der Symptomatik, typischerweise mit Defiziten in den Bereichen Aufmerksamkeit, Gedächtnis und Exekutivfunktionen. Bei schweren Depressionen sind ebenfalls kognitive Defizite zu beobachten, die sich unter anderem in einer Störung der Merkfähigkeit und der Gedächtnisfunktion zeigen.

Dysfunktionale Kognition   In der bisherigen Darstellung kognitiver Störungen wurde auf formale Aspekte Bezug genommen, wie sie im Rahmen von hirnorganischen Störungen oder nicht-organischen Psychosen regelmäßig auftreten. Wie eingangs angesprochen hat die Kognition aber auch inhaltliche Bezüge, wenn es um Informationsverarbeitung auf dem Boden von Vorerfahrungen geht. Im Laufe unseres Lebens entwickeln wir aus unseren Erfahrungen heraus bestimmte Denk- und Handlungsmuster, die wir auf ähnliche Situationen übertragen und die uns eine rasche Reaktion ermöglichen. Im ungünstigen

Fall jedoch sind diese Annahmen unrealistisch oder negativ geprägt und führen dazu, dass wir ineffektiv handeln oder uns selbst blockieren, was als dysfunktionale Kognition bezeichnet wird. Bei Depression bedeutet die kognitive Triade eine negative Sicht auf die eigene Person, die Welt und die Zukunft.

Schließlich soll noch die kognitive Empathie erwähnt werden. Diese bezeichnet, dass aufgrund verschiedener Kontextinformationen rational verstanden werden kann, was im Gegenüber vor sich geht. Die kognitive Empathie kann von der emotionalen Empathie unterschieden werden, bei der ein einfühlendes Miterleben im Vordergrund steht.

Kognitive Empathie

> **Praktischer Hinweis**
>
> Aufgrund des weit gefassten Kognitionsbegriffs sollte sehr genau abgewogen werden, bevor im psychopathologischen Befund tatsächlich festgehalten wird, dass »keinerlei kognitive Störungen« festzustellen sind. Im Zweifel kann davon ausgegangen werden, dass bei psychiatrischen Erkrankungen auch kognitive Störungen vorhanden sind, sei es wie bei Demenz oder Schizophrenie als formaler Teil der Krankheit, sei es als dysfunktionale Kognition etwa bei der Depression.

> **Exkurs: Willensbildung**
>
> Der Wille zielt auf die Verwirklichung eines Vorhabens bzw. die Erfüllung eines Wunsches und schafft mittels Entschluss die Voraussetzung für jegliche Aktivität (▶ Kap. 3.2.4). Doch wie wird der Wille normalerweise, das heißt unbeeinträchtigt von psychischen Erkrankungen oder Störungen und unabhängig von äußeren Faktoren gebildet? Die Bildung des Willens bedeutet im Kern das Entscheiden zwischen Alternativen. Hierzu ist zunächst erforderlich, dass die Wahlmöglichkeiten als solche erkannt werden, wozu wiederum Aufmerksamkeit, Konzentration und Auffassung erforderlich sind. In einem Entscheidungsprozess müssen verschiedene Möglichkeiten gegeneinander abgewogen werden, wobei Vorerfahrungen ebenso bedeutsam sind wie neu gewonnene Informationen, hier kommen somit Merkfähigkeit und Gedächtnis ins Spiel. Es wird deutlich, dass die Willensbildung ein komplexer kognitiver Prozess ist.
>
> Im Rahmen psychiatrischer Begutachtungen sind gelegentlich Fragen zur Willensbildung zu beantworten. Hierzu ist zu wissen, dass zunächst einmal davon ausgegangen wird, dass der Mensch seinen Willen prinzipiell frei bilden kann. Aufgabe des Gutachters ist es nun danach zu suchen, ob beim Probanden Faktoren vorliegen, die einer freien Willensbildung entgegenstehen, etwa im Kontext einer psychiatrischen Erkrankung. Im Einzelfall gilt es darzulegen, auf welche Weise die Bildung des freien Willens beeinträchtigt wird.

> Im Übrigen ist der freie Wille zu trennen vom sogenannten natürlichen Willen. Dieser bezeichnet schlicht den Umstand, dass ein Mensch zu einer Willensbekundung in der Lage ist. Dies kann auch bei schwer eingeschränkten Patienten, z. B. mit fortgeschrittener Demenz, nonverbal durch Gesten oder Blicke geschehen. Der natürliche Wille zeigt an, was der Betroffene gerade möchte oder nicht; dies bedeutet aber nicht, dass der Wille frei, also unbeeinflusst gebildet wurde. So bekundet ein Demenzkranker, der dem Pfleger seine dringend benötigten Tabletten aus der Hand schlägt, seinen natürlichen Willen. Eine freie Willensbildung, also die freie Entscheidung, ob Medikamente genommen werden oder nicht, ist jedoch unter Umständen krankheitsbedingt nicht möglich.

3.2.3 Aufmerksamkeit und Konzentration

Während das Bewusstsein als ein bestimmter Zustand begriffen werden kann, handelt es sich bei Aufmerksamkeit und Konzentration als Teilbereiche der Kognition um Formen der Beschäftigung mit inneren oder äußeren Gegenständen. Wachheit und Bewusstseinsklarheit sind die Grundvoraussetzungen für Aufmerksamkeit und Konzentration. Aufgrund ihrer zentralen Bedeutung werden Aufmerksamkeit und Konzentration hier in einem eigenen Abschnitt dargestellt.

Aufmerksamkeit als Offenheit für Wahrnehmungen

Aufmerksamkeit meint einerseits eine Offenheit für die Wahrnehmung von Objekten, Vorgängen oder Situationen, andererseits die Hinwendung zu diesen. Die Wahrnehmung kann also schweifen und zwischenzeitlich bewusst auf einzelnen Bereichen ruhen, die uns interessieren. Dabei kann es sich um ein genuines Interesse handeln, das zu aktiver Hinwendung führt, oder unser Interesse kann von außen geweckt werden und zu passiver Aufmerksamkeit führen. Bildlich gesprochen haben wir eine Art Suchscheinwerfer, den wir im Dunkeln nach Belieben schwenken können, um uns einen Überblick über die Umgebung zu verschaffen (aktive Aufmerksamkeit). Dinge, die dabei zufällig in den Blick geraten, können uns vereinzelt fesseln (passive Aufmerksamkeit), aber wir sind durchaus in der Lage, uns wieder zu lösen, um andere Gegenstände zu beleuchten.

Achtsamkeit als gleichmäßige Aufmerksamkeit

Der oft gebrauchte Begriff Achtsamkeit kann als eine Haltung verstanden werden, die um gleichmäßige Aufmerksamkeit bemüht ist und nach möglichst klarer, intensiver und bewusster Wahrnehmung strebt, ohne dass die aktive Zuwendung zu einen bestimmten Aspekt erfolgt. Zentral ist dabei eine breite Offenheit für alle Wahrnehmungen, die nicht durch Wertungen beeinflusst wird; mithin also passive Aufmerksamkeit in ihrer reinen Form.

Konzentration als Sammlung

Während Aufmerksamkeit eine Offenheit bezeichnet, die mit der Möglichkeit der Hinwendung einhergeht, ist Konzentration nun die Sammlung, das In-den-Blick-Nehmen eines Gegenstandes von Interesse und die Ausblendung von irrelevanten Informationen, in unserem Bild also die Verkleinerung und Fokussierung des Lichtkegels und das Verharren bei einem Ausschnitt, der nun hell und klar über einen gewissen Zeitraum wahrgenommen wird. Aufmerksamkeit und Konzentration sind damit gegenläufig: je konzentrierter ich bin, desto weniger offen bin ich für andere Wahrnehmungen; je offener ich bin, desto weniger bin ich auf einen bestimmten Gegenstand ausgerichtet.

Da Aufmerksamkeit und Konzentration an das Bewusstsein gebunden sind, sind diese bei Bewusstseinsstörungen ebenfalls beeinträchtigt. Eine Störung der Aufmerksamkeit liegt auch dann vor, wenn diese ausschließlich auf einen Gegenstand gerichtet ist und sich von diesem nicht mehr lösen kann. Die Aufmerksamkeitsdefizitstörung (ADS) wäre in diesem Bild vergleichbar mit einem hell erleuchteten Raum, in dem mehr Details sind, als ich jemals erfassen kann. Möglich ist auch eine selektive Aufmerksamkeit bei gleichzeitiger Konzentrationsminderung, wie dies etwa beim Depressiven der Fall ist, der mit seiner ganzen Aufmerksamkeit beispielsweise bei der ängstlichen Beobachtung seines Körpers ist, während er sich nicht wirklich konzentrieren kann. Der Suchscheinwerfer, um in unserem Bild zu bleiben, beleuchtet diffus den Körper und verharrt dort, während ein Umschwenken auf andere Bereiche ebenso wenig möglich ist wie eine enger umgrenzte, hellere Beleuchtung einzelner Aspekte. Auch der Schizophrene, der sich ganz mit seinem Wahn beschäftigt, ist in seiner Aufmerksamkeit eingeschränkt.

Störungen von Aufmerksamkeit und Konzentration

> **Praktischer Hinweis**
>
> Störungen von Aufmerksamkeit und Konzentration sind prinzipieller Natur und nicht der jeweiligen Situation geschuldet. So kann allein aus dem Umstand, dass ein Mensch in einem speziellen Kontext (beispielsweise in einer für ihn uninteressanten Unterredung oder in der Untersuchungssituation) unaufmerksam und unkonzentriert ist, nicht generell auf Defizite in diesen Bereichen geschlossen werden. Zur orientierenden Einschätzung von Aufmerksamkeit und Konzentrationsfähigkeit können in der Untersuchung einfache Tests eingesetzt werden, beispielsweise mit der Aufgabe, die Monate rückwärts aufzuzählen oder Rechenaufgaben auszuführen (von 100 beginnend jeweils 7 subtrahieren).

3.2.4 Antrieb, Motivation und Wille

In der Technik ist der Antrieb die konstruktive Einheit einer Maschine, in der Energie in Bewegung umgewandelt wird. Analog kann der Antrieb beim Menschen als der Bereich des Seelenlebens verstanden werden, in dem eine innere Energie in physische und psychische Aktivität transformiert wird. Wie jedoch ist der Schritt vom Antrieb zur Aktivität? Eine Voraussetzung ist zunächst, dass eine ausreichende Motivation vorhanden ist, d. h. eine innerliche Ausrichtung auf ein Ziel. Dies kann sowohl gegenständlicher Natur sein als auch ein angestrebter Zustand oder eine Aktion. Intrinsische Motivation entspringt dabei unmittelbar aus der Freude an einer Tätigkeit. Ein Beispiel sind Triebe und basale Bedürfnisse (z. B. Hunger, Durst, Sexualtrieb,

Bewegungsdrang, Verlangen nach Gesellschaft), die nach Befriedigung verlangen und im Akt der Erfüllung lustvoll erlebt werden. Extrinsische Motivation dagegen liegt dann vor, wenn äußere Faktoren ein Verhalten veranlassen, das eine Belohnung (positiv) oder die Vermeidung von Bestrafung (negativ) verspricht. Bei entsprechender Motivationslage kann eine Willensbildung (▶ Kap. 3.2.2) erfolgen; der Wille zielt nun auf die Verwirklichung eines Vorhabens bzw. die Erfüllung eines Wunsches und schafft mittels Entschluss zur Handlung die Voraussetzung für eine zielgerichtete körperliche oder geistige Aktivität. Der Antrieb also ist die Grundvoraussetzung dafür, dass bei entsprechender Motivation mittels Willensbildung eine Aktivität ausgeübt wird, die zum Ziel hat, das Gewollte zu erreichen. Im Rahmen von psychiatrischen Erkrankungen oder Störungen kann es nun zu Veränderungen des Antriebs, der Motivation oder der Willensbildung kommen.

Abweichungen als Ursache mangelnder Aktivität

Der Antrieb kann gemindert sein, beispielsweise im Rahmen einer Depression oder einer schizophrenen Psychose. Eine Antriebssteigerung findet sich typischerweise bei der Manie; darüber hinaus können Veränderungen des Antriebs Ausdruck einer hirnorganischen Störung sein. Die Antriebsminderung im Rahmen einer depressiven Episode führt charakteristischerweise dazu, dass Motivation und Wille zur Tat zwar vorhanden sind, die Umsetzung jedoch nicht mehr möglich ist, was äußerst schmerzlich erlebt wird und das Insuffizienzerleben des Depressiven verstärkt. Möglicherweise kann bei dauerhaft fehlendem Antrieb im Rahmen einer chronifizierten Depression schließlich auch der Wille erlahmen, da der Wunsch nach Aktivität gewohnheitsmäßig als unerfüllbar erlebt wird. Fehlende Motivation und fehlender Wille als Ursache von mangelnder Aktivität sind vom Antriebsverlust zu trennen; so können Menschen zwar genügend Antrieb haben, jedoch keinen Willen zur Aktivität (etwa, weil es sich »nicht lohnt«, mithin also keine ausreichende Motivation vorhanden ist, sodass keine Willensbildung erfolgt).

Abulie

Eine pathologische Schwäche des Willens mit der Schwierigkeit oder sogar Unmöglichkeit, Handlungsentschlüsse zu fassen, wird als Abulie bezeichnet und kann bei schizophrenen Psychosen vorkommen. Abulie kann als Folge von Apathie begriffen werden: Wenn keine Gefühle mehr vorhanden sind, dann fehlt der Anreiz zur Handlung (Jaspers 1973, S. 93).

> **Praktischer Hinweis**
>
> Ein ausgeprägter Mangel an Motivation findet sich beim apathischen Syndrom, das unter anderem durch einen Verlust an emotionaler Beteiligung gekennzeichnet ist und bei dem mithin die intrinsische Motivation durch die Aussicht lustvoller Erlebnisse ebenso gestört ist wie das extrinsische Streben nach positiven Verstärkern oder die Furcht vor Bestrafung (▶ Kap. 3.3.2). Eine neuere Konzeptualisierung geht so weit, Apathie als primären Motivationsverlust zu begreifen. Ein apathisches Syndrom kann umfassende Ursachen haben und unter anderem durch eine hirnorganische Störung bedingt sein.

3.2.5 Psychomotorik

Psychomotorik bezeichnet die nach außen hin sichtbaren körperlichen Bewegungen, die einen Rückschluss auf die zugrunde liegende psychische Verfassung und ggf. pathologische Muster erlauben, etwa auf das Antriebsniveau oder den Affekt. Die Psychomotorik umfasst den gestischen Ausdruck ebenso wie die Mimik. Zwar ist die Psychomotorik zumindest teilweise der Persönlichkeit geschuldet in dem Sinne, dass jeder Mensch ein individuelles Ausdrucksverhalten zeigt. Dennoch lassen sich einige Muster herausarbeiten, die deutlich über die individuelle Variabilität hinausgehen und insbesondere Hinweise auf eine Pathologie geben können.

Typische Auffälligkeiten der Psychomotorik sind Hemmung oder Unruhe. Die Hemmung tritt etwa beim depressiven Syndrom oder im Rahmen von Psychosen auf. Eine Extremform der Hemmung, bei der nur noch minimale oder keinerlei Bewegungen mehr ausgeführt werden, wird als Stupor bezeichnet. Psychomotorische Unruhe kann im Rahmen einer Antriebssteigerung auftreten, etwa bei der Manie. Dennoch sollte nicht vorschnell von äußerlich beobachteter Bewegung auf den Antrieb geschlossen werden: so kann der Depressive zwar im Antrieb gehemmt sein und sich gleichzeitig eine innere Unruhe psychomotorisch durch ziellose Bewegung ausdrücken. Der Raptus kann als eine Extremform der psychomotorischen Unruhe gesehen werden, die im Rahmen eines plötzlichen Erregungszustandes auftritt.

Hemmung und Unruhe

Eine weitere psychomotorische Auffälligkeit sind Manierismen: bizarre, gezierte Bewegungen, die von den im soziokulturellen Kontext üblichen Mustern abweichen. Sie können insbesondere im Rahmen von schizophrenen Psychosen beobachtet werden. Bedeutsam sind darüber hinaus Echopraxie, Ambitendenz und Negativismus. Bei der Echopraxie werden Gesten oder Bewegungen stereotyp nachgeahmt; sie findet sich bei einer Vielzahl von Erkrankungen, so bei hirnorganischen Störungen, Entwicklungsstörungen oder schizophrenen Psychosen. Ambitendenz bezeichnet entgegengesetzte motorische Impulse, die gleichzeitig auftreten und sich entweder gegenseitig aufheben und so zur Erstarrung führen oder sich in rasch wechselnden gegenläufigen Bewegungen zeigen. Beim Negativismus wird das Gegenteil einer zu erwartenden Handlung ausgeführt.

Manierismen, Echopraxie, Ambitendenz und Negativismus

> **Praktischer Hinweis**
>
> Wichtig bei der Beurteilung der Psychomotorik ist, dass körperliche Faktoren wie orthopädische oder neurologische Einschränkungen bei der Beurteilung mit in Betracht gezogen werden. Dies trifft gerade bei psychiatrischen Patienten nicht nur bezüglich somatischer Komorbiditäten zu, sondern auch im Hinblick auf unerwünschte Arzneimittelwirkungen, namentlich bei der Gabe von Antipsychotika, die bei Überdosierung zu einer parkinsonartigen Symptomatik führen können. So beeinflusst ein in diesem Zusammenhang aufgetretener Rigor (Erhöhung

des Muskeltonus) die Motorik ebenso wie eine Akathisie (unwillkürliche Überbeweglichkeit), die dann fälschlicherweise als »psychomotorische Unruhe« bezeichnet wird, statt im neurologischen Befund als solche vermerkt zu werden. Ebenso sind Katalepsie (gleichzeitige Anspannung von muskulären Agonisten und Antagonisten, das zu Haltungsverharren und Flexibilitas cerea führt) und Stereotypien (gleichförmige, funktionslose Handlungen) möglicherweise neurologische Störungen und gehören dann streng genommen nicht im psychopathologischen, sondern im somatisch-neurologischen Befund vermerkt.

3.2.6 Impulsivität

Impulsivität beschreibt ein Verhalten, das durch Spontanität und Nichtbeachtung von Konsequenzen gekennzeichnet ist. Es erfolgt rasch, ohne Abwägen, aus einer augenblicklichen inneren oder äußeren Motivation heraus. Impulsivität kann als Ausdruck des Fehlens einer normalerweise vorhandenen Hemmung verstanden werden. Ausgeprägt impulsives Verhalten wirkt unter Umständen sozial unangemessen.

Pathologische Impulsivität

Normalerweise handeln wir nicht besonders impulsiv, und somit ist es nicht erforderlich, im psychopathologischen Befund explizit auf das Fehlen von Impulsivität hinzuweisen. Der Begriff Impulsivität sollte deshalb, ebenso wie Ambivalenz oder Apathie, nur dann verwendet werden, wenn das Verhalten vom Üblichen abweicht, das heißt, wenn eine ausgesprochene Impulsivität in einem pathologischen Sinne zu verzeichnen ist.

Störung der Impulskontrolle

Von Impulsivität als raschem, spontanem Verhalten muss die Störung der Impulskontrolle gemäß der ICD-10 abgegrenzt werden. Diese diagnostische Kategorie zielt auf ein komplexeres, übergeordnetes Verhalten ab, das nicht dauerhaft kontrolliert oder unterdrückt werden kann. Dies ist etwa beim pathologischen Spielen, Brandstiften oder Stehlen der Fall.

> **Praktischer Hinweis**
>
> Eine erhöhte Impulsivität findet sich bei zahlreichen psychiatrischen Krankheitsbildern und ist somit wenig spezifisch. Gerade im Zusammenhang mit anderen Hinweisen auf eine Enthemmung sollte jedoch stets eine organische Abklärung erfolgen. Hier muss insbesondere an eine mögliche Schädigung des Frontalhirns gedacht werden.

3.2.7 Ambivalenz

Ambivalenz bezeichnet die spannungsgeladene Gleichzeitigkeit von einander entgegengesetzten Gefühlen, Gedanken oder Handlungsimpulsen. Ambivalenz begegnet uns im täglichen Leben und lässt sich in der Regel auflösen, indem eine Entscheidung in die eine oder andere Richtung getroffen wird. Im Zustand der anhaltenden Ambivalenz kommt es dagegen nicht zu einer Entscheidung und damit nicht zu einer Auflösung. Die Spannung bleibt damit erhalten.

In der Regel gelingt es dem Gesunden, sich nach einer gewissen Zeit in die eine oder andere Richtung zu entscheiden und damit die Spannung zu lösen. Ambivalenz im pathologischen Sinne dagegen ist grundsätzlicher Art und unterscheidet sich von den im Alltag immer wieder auftretenden Situationen, in denen die Wahl zwischen verschiedenen, möglicherweise widersprüchlichen Optionen getroffen werden muss.

Pathologische Ambivalenz

> **Praktischer Hinweis**
>
> Ebenso wie bei der Impulsivität (▶ Kap. 3.2.6) geht es bei der Frage nach Ambivalenz darum, eine basale Problematik zu erkennen und zu benennen. Erst, wenn Ambivalenz als grundlegende Haltung deutlich wird, die zu erheblicher Spannung führt, die sich nicht entlädt, sollte sie als Symptom erfasst und im psychopathologischen Befund notiert werden. Der Hinweis auf die »Ambivalenz bezüglich des stationären Aufenthalts und im Hinblick auf eine medikamentöse Therapie«, den man gelegentlich in psychopathologischen Befunden liest, kann durchaus, wenn es sich um den einzig gegebenen Konflikt handelt, als normalpsychologisches Phänomen eingestuft werden. Ein Krankheitswert ist dann nicht gegeben und die explizite Dokumentation im psychopathologischen Befund nicht angebracht.

3.2.8 Affektivität

Für die Gesamtheit des Gefühlslebens wird in der Regel der Begriff Affektivität verwendet. Die Affektivität begleitet Wahrnehmungen ebenso wie Denkvorgänge und ist mit lustvollem oder unlustvollem Erleben gekoppelt. Der Begriff Affekt bezeichnet eine augenblickliche, flüchtige Regung oder die spontane gefühlsmäßige Reaktion auf ein Ereignis; der Begriff Emotion wird häufig synonym gebraucht. Stimmung dagegen ist ein länger anhaltender Zustand, der eine Grundverfassung darstellt. Martin Heidegger (1889–1976) sieht die Befindlichkeit als Grundlage des menschlichen Daseins: mehr noch als die gängige Auffassung von Gefühlen als einzelnen Stimmungszuständen wird die Gestimmtheit als ein Grundexistenzial begriffen (Volkmann-Schluck 1996, S. 39).

Während Affektivität also als Überbegriff für das Gefühlsleben gelten kann, sind für die Beschreibung im psychopathologischen Befund vor allem die Begriffe Stimmung und Affekt bedeutsam, da der erste auf einen längeren Zeitraum und der zweite auf den augenblicklichen Zustand verweist. Neben der Benennung der vorherrschenden Stimmungslage muss also beurteilt werden, ob und in welchem Ausmaß die Affekte moduliert werden können und ggf. um welche Affekte es sich handelt.

Stimmung und Affekt

Veränderungen der Stimmung

Die Stimmung kann also als ein zeitlich überdauernder, grundlegender Zustand verstanden werden, der entweder von Wohlbefinden oder von Unwohlsein geprägt ist. Im positiven Sinn kann dies eine freudvolle und zuversichtliche, im negativen eine bedrückte oder ängstliche Verfassung sein. Darüber hinaus kann eine den Umständen entsprechende Stimmung als euthym bezeichnet werden, während der Begriff indifferent darauf verweist, dass die Stimmung keine außergewöhnlich ausgeprägte Tönung aufweist.

Grundlegende Affekte

Die Affekte sind situativ gebunden, zeitlich nicht überdauernd und können wechselnd ausgeprägt sein. Wie viele Affekte differenziert und benannt werden, darüber gibt es unterschiedliche Ansichten. Grundlegende Affekte (»Basisemotionen«), die sich kulturunabhängig im mimischen Ausdruck abbilden, sind nach Ekman (1992): Furcht, Traurigkeit, Erstaunen, Zorn, Freude, Ekel und Verachtung. Die Einordnung von Verachtung ist allerdings fragwürdig. Sie stellt keine Basisemotion im eigentlichen Sinne dar, da sich einerseits sekundär aus Ekel (möglicherweise in Verbindung mit Zorn) ableiten lässt und andererseits streng genommen gar keine reine Emotion ist, sondern einen kulturabhängigen Bewertungsaspekt beinhaltet.

Störungen der Affektivität und der Affekte

Als Normalzustand kann eine euthyme Stimmung bei gut vorhandener affektiver Modulationsfähigkeit gesehen werden. Als affektive Störungen werden – etwas missverständlich – Störungen der Affektivität, nicht des Affektes bezeichnet. Im Rahmen des depressiven Syndroms ist dies eine über einen gewissen Zeitraum bestehende negative Gestimmtheit oder, noch quälender erlebt, die Abwesenheit von Affektivität (»Gefühl der Gefühllosigkeit«), beim manischen Syndrom die Gehobenheit. Der Begriff Parathymie bezeichnet einen inadäquaten Affekt, der nicht zur Situation oder dem gedanklichen Gegenstand passt.

Affektive Modulation

Unabhängig von der zugrunde liegenden Stimmung ist also der Affekt zu betrachten. Die affektive Modulationsfähigkeit kann auf der einen Seite vermindert sein, der Affekt ist dann starr, quasi eingefroren; ist dies auf Dauer der Fall, so sprechen wir von einer Verflachung des Affekts. Auf der anderen Seite kann eine erhöhte Variabilität der Affekte mit raschen Wechseln vorhanden sein, was als Labilität bezeichnet wird.

> **Praktischer Hinweis**
>
> Das unschöne Wort Affektinkontinenz bezieht darauf, dass Affekte beim Patienten nicht gehalten werden, sondern aus ihm heraus drängen und sich unmittelbar in drastischer Weise ausdrücken. Dies kann besonders bei hirnorganischen Störungen der Fall sein. Hier sollte besser von Affektdurchbrüchen gesprochen werden.

3.2.9 Angst

Angst beziehungsweise Furcht kann im Sinne einer Basisemotion als Teil der Affektivität begriffen werden (▶ Kap. 3.2.8), sie soll aber aufgrund der besonderen Bedeutung von Angst bei psychiatrischen Krankheiten und Störungen an dieser Stelle nochmals separat betrachtet werden.

Angst ist ein alltägliches Phänomen, das zum Überleben erforderlich ist, da sie den Menschen davor schützt, sich unkontrolliert Gefahren auszusetzen. Angst kann dann Krankheitswert bekommen, wenn sie im Übermaß vorhanden ist oder keine Entsprechung in einer realen Gefährdung hat. Im psychopathologischen Befund sollte eine Aussage getroffen werden, ob der Patient gegenwärtig unter pathologischer Angst leidet. Angst muss dabei nicht streng situationsbezogen und kann allgemeiner Natur sein (wenn sie das Hauptsymptom ist und unabhängig von äußeren Faktoren anhaltend auftritt, so wird dies gemäß ICD-10 als generalisierte Angststörung bezeichnet). Die Angst, die auf eine Situation oder ein Objekt bezogen ist, also gerichtet und kontextabhängig auftritt, wird als Phobie bezeichnet.

Pathologische Angst

> **Praktischer Hinweis**
>
> Gelegentlich kommt es vor, dass der Patient selbst seine Angst umgangssprachlich als »Panik« bezeichnet. Da Panik umfassender definiert ist (▶ Kap. 3.3.4), sollte durch Nachfragen geklärt werden, ob sich der Betroffene auf Angst im eigentlichen Sinne bezieht oder ob er tatsächlich unter panischer Angst respektive Panikattacken leidet. Eine weitere Quelle von Missverständnissen, die zu begrifflicher Unschärfe führen, ist die Angewohnheit, angesichts von negativen, grüblerischen Gedanken von »Angst« oder »Ängsten« zu sprechen. Dies ist beispielsweise dann der Fall, wenn Patienten von »Zukunftsängsten« berichten. Damit ist in der Regel die sorgenvolle gedankliche Beschäftigung mit einer als unsicher oder bedrohlich erlebten Zukunft gemeint, die dann – sekundär – mit einem Gefühl der Angst verbunden sein kann. Hier gilt es, die einzelnen Symptome klar herauszuarbeiten und zu benennen. So kann etwa geprüft werden, ob der Patient formelgedanklich unter Grübeleien leidet oder inhaltlich auf eine vermeintliche Ausweglosigkeit fixiert ist, die im Einzelfall sogar wahnhafte Qualität haben kann. Separat davon sollte die Affektivität eingeschätzt werden. Eine unkritische Übernahme des Begriffs »Zukunftsängste« sollte in jedem Falle vermieden werden; rein formal kann der Ausdruck als wörtliches Zitat in der Eigenanamnese übernommen werden, keinesfalls jedoch in den psychopathologischen Befund.

3.2.10 Wahrnehmung

Wenn im psychopathologischen Befund auf die Wahrnehmung Bezug genommen wird, dann umfasst dies die sinnliche Erfassung der Welt bzw. deren Störung. Im Normalfall sind wir in der Lage, mittels unserer Sinne physikalische Reize aufzunehmen und so zu verarbeiten, dass sie uns ein Bild des äußeren Geschehens vermitteln, das auch der Sicht unserer Mitmenschen entspricht. Dass der Vorgang der Verarbeitung trügerisch sein kann, da unser

Gehirn bei dem Versuch, eine in sich schlüssige Sicht der Welt aufzubauen, zu Interpretationen neigt, zeigt sich beispielhaft in optischen Täuschungen, die unsere Wahrnehmung aufs Glatteis führen, indem sie sich dieser Mechanismen bedienen.

Illusionäre Verkennung

Veränderungen der Wahrnehmung müssen nicht zwangsläufig pathologisch sein. So kann eine illusionäre Verkennung, also die Fehlinterpretation realer Beobachtungen, auch beim Gesunden auftreten, beispielsweise wenn wir bei schlechten Lichtverhältnissen, möglicherweise auf dem Boden einer ängstlichen Gestimmtheit, dazu neigen, Schatten oder entsprechend geformte Gegenstände als menschliche Gestalten zu interpretieren. Ein klassisches Beispiel für illusionäre Verkennungen findet sich im »Erlkönig« von Johann Wolfgang von Goethe (1749–1832): der offensichtlich schwer erkrankte Junge, von dem die Ballade handelt, sieht unter anderem in einem Nebelstreifen »den Erlenkönig mit Kron' und Schweif« und in alten Weiden dessen Töchter; das Säuseln des Windes wird in der Wahrnehmung zu Worten des Erlkönigs.

Pareidolie

Der Begriff Pareidolie bezeichnet das per se nicht krankhafte, phantasievolle Erkennen von Mustern in ungeformten, zufällig entstandenen Strukturen, etwa, wenn in Wolken Tiere, Gesichter oder Gegenstände gesehen werden. Eine gesteigerte Neigung hierzu kann jedoch Hinweise auf eine Pathologie geben und tritt im Sinne einer erhöhten Bereitschaft, Dinge um- und fehlzuinterpretieren, insbesondere bei Schizophrenien auf.

Halluzinationen

Die gewichtigsten Störungen der Wahrnehmung sind Halluzinationen, die prinzipiell auf allen Sinnesgebieten auftreten können. Halluzinationen sind Wahrnehmungseindrücke ohne entsprechenden physikalischen Reiz. Als Akoasmen werden ungeformte Halluzinationen bezeichnet, bei denen etwa Geräusche wie Zischen oder Pfeifen gehört werden. Klinisch am bedeutsamsten sind akustische Halluzinationen, die in Form von imperativen, kommentierenden oder dialogisierenden Stimmen wichtige Hinweise auf das Vorliegen einer Schizophrenie geben. Optische Halluzinationen dagegen, etwa in Form von sich bewegenden Objekten (z. B. Tierchen) oder lebhaften Szenen sprechen dagegen für eine hirnorganische Störung. Halluzinationen, die vom Betroffenen als solche erkannt werden, bezeichnen wir als Pseudo-Halluzinationen.

> **Praktischer Hinweis**
>
> Bei der Feststellung von Halluzinationen sind anamnestische Angaben möglicherweise schwer zu verwenden, insbesondere wenn es sich um fragliche optische Halluzinationen handelt. Hier muss im Einzelfall gerade bei schizophrenen Psychosen geprüft werden, ob es sich nicht um Wahnsymptome handelt. Wenn Patienten beispielsweise im Rahmen eines paranoiden Erlebens etwa von »schwarzen Männern« sprechen, die sie ganz sicher und real auf der Straße sehen und von denen sie sich verfolgt wähnen, handelt es sich zumeist um Wahnwahrnehmungen und nicht (wie oft vermutet) um optische Halluzinationen.

3.2.11 Formales Denken

Bei der Beurteilung des formalen Denkens ist einerseits die Geschwindigkeit, andererseits die Ordnung der Gedanken zu beurteilen. Der Gedankengang lässt sich dabei mit einem roten Faden vergleichen, der in der Regel gleichmäßig abgespult wird und dessen Verlauf sich normalerweise gut nachvollziehen lässt.

Das formale Denken kann pathologisch verlangsamt, gehemmt und viskös (nur zäh und schwer voranschreitend) sein, etwa im Rahmen einer depressiven Episode, es kann im Rahmen von schizophrenen Psychosen abreißen oder bei der Manie beschleunigt sein. Das Denken kann weitschweifig oder sprunghaft sein; als assoziative Lockerung bezeichnen wir ein Denken, das spontanen Eindrücken folgt. Grübeln bezeichnet ein unproduktives Denken, bei dem dieselben Inhalte wieder und wieder durchdacht werden, ohne dass neue Aspekte oder Perspektiven hinzukommen. Wenn der formale Gedankengang schließlich völlig fragmentiert ist und keinem erkennbaren Sinnzusammenhang mehr folgt, so nennt man dies Zerfahrenheit. Konkretismus ist eine formelgedankliche Störung, die bei Schizophrenien auftreten kann und die Unmöglichkeit bezeichnet, die metaphorische Bedeutung von Worten zu erkennen.

Störungen des formalen Denkens

> **Praktischer Hinweis**
>
> Konkretismus kann anhand von Sprichwörtern überprüft werden, deren Bedeutung vom konkretistischen Patienten schwer oder gar nicht mehr erfasst wird. So lautet eine typische (konkretistische) Antwort auf die Frage nach der Bedeutung des Sprichwortes »Es ist nicht alles Gold, was glänzt«: »Nun, es gibt ja auch andere glänzende Materialien, Pyrit zum Beispiel, das glänzt wie Gold, ist aber keines.« Bei der Abfrage von Sprichwörtern muss allerdings berücksichtigt werden, dass sehr jungen Patienten die Bedeutung klassischer Sprichwörter oftmals nicht bekannt ist.

3.2.12 Inhaltliches Denken

Der Wahn als bedeutsamste inhaltliche Denkstörung ist dadurch gekennzeichnet, dass an einem unmöglichen Gedankeninhalt mit absoluter Gewissheit unkorrigierbar festgehalten wird. Die Feststellung der Unmöglichkeit des Inhalts stellt uns umso mehr vor eine Herausforderung, je gewöhnlicher der Inhalt ist. Der bizarre Wahn des Schizophrenen, der weit von den im soziokulturellen Kontext üblichen Annahmen abweicht, ist leicht als solcher zu erkennen (wie dies beispielsweise bei dem Patienten der Fall ist, der wähnt, er werde jede Nacht von Außerirdischen entführt und von diesen manipuliert). Schwieriger wird es beispielsweise beim Eifersuchtswahn oder beim religiösen Wahn. Wo enden normalpsychologisch verstehbares Misstrauen oder tiefe Religiosität, und wo beginnt der Wahn?

Bruch in der Verstehbarkeit als Wahnkriterium

Ein wichtiges Kriterium ist der Bruch in der Verstehbarkeit. Normalpsychologische Überzeugungen, und seien sie noch so fest, wurzeln in der Lebensgeschichte, in Erziehung, Erfahrungen und Erlebnissen und sind somit zwanglos herzuleiten und damit nachvollziehbar. Der auf alltägliche Weise Eifersüchtige kann uns die Gründe benennen, die mehr oder weniger verständlich zu seinem Misstrauen geführt haben, der religiöse Mensch hat seine Hintergründe, seine Wurzeln. Bei Patienten, die von einem Wahninhalt überzeugt sind, fehlt diese Geschichte oder sie ist zumindest bruchstückhaft und wenig nachvollziehbar, da früher oder später ein Wissen a priori angeführt wird. Gerade bei Inhalten, die mit Vertrauen oder Glauben zu tun haben, deren Richtigkeit oder Unrichtigkeit sich also nicht im eigentlichen Sinne überprüfen lässt, müssen wir uns auf formale Aspekte zurückziehen. Dies betrifft die Frage nach Wahneinfällen und Wahnwahrnehmungen beziehungsweise der Möglichkeit des Herleitens der Inhalte.

Fallbeispiel: Religiosität und religiöser Wahn

Ein 55-jähriger Patient, der aufgrund einer erstmals aufgetretenen Psychose behandelt wird, berichtet, dass er seit mehreren Wochen einen unmittelbaren Zugang zu Gott habe. Er höre die Stimme Gottes, die sein Tun wohlwollend kommentiere, und sehe Zeichen, die er mit Gott in Zusammenhang bringe. So seien bestimmte Buchstaben sicher von Gott gegebene Hinweise, dass er auf dem richtigen Weg sei. Der Patient ist der festen, unverrückbaren Überzeugung, dass er durch die Stimme und die Zeichen unmittelbar und persönlich mit Gott in Kontakt steht. Die Kriterien für einen Wahn sind somit erfüllt. Zu seiner Religiosität befragt berichtet der Patient, dass er schon vor 35 Jahren durch seine Schwiegermutter zum christlichen Glauben gekommen sei. Seitdem sei er religiös. Er habe zusammen mit der Schwiegermutter schon mehrere Wallfahrten nach Lourdes unternommen, was ihn in seinem Glauben bestärkt habe. In seiner Wohnung habe er Lourdes-Wasser, er glaube an dessen besondere Kräfte.

In diesem Falle ist die Religiosität des Patienten, die eine Geschichte hat und im familiären Rahmen gelebt wird, vom psychotischen Erleben mit Wahnwahrnehmungen zu trennen. Der Inhalt ist also gebahnt, während die Form des Wahns der Psychose zuzurechnen ist. Eine klare Unterscheidung ist jedoch erst möglich, wenn die Psychose remittiert ist.

Wahneinfälle und Wahnwahrnehmungen

Der Wahninhalt lässt sich auf Wahneinfälle oder Wahnwahrnehmungen zurückführen, die somit die kleinsten Einheiten des Wahns darstellen und aus denen in Wahnarbeit und unter Einfluss anderer psychotischer Erlebnisse ein komplexeres System gewoben werden kann. Wahneinfälle sind dabei plötzlich auftretende Gedanken, deren Inhalt ungeachtet äußerer Realitäten eine Wahngewissheit bekommt. Nach Jaspers bedeutet dies, dass Wahneinfälle zweigliedrig sind, da zuerst der Gedanke da ist, dem eine besondere Bedeutung gegeben wird: »Da alles primäre Wahnerleben ein Erleben von Bedeutungen ist, gibt es keine eingliedrigen Wahneinfälle.« (Jaspers 1973,

S. 86). Wahnwahrnehmungen sind dagegen sinnliche Eindrücke und Beobachtungen, die mit einem Wahninhalt verknüpft werden; ein typisches Beispiel sind Autokennzeichen, die vom schizophren Erkrankten mit Wahngewissheit als Zeichen und Botschaften interpretiert werden. Eine Sonderform der Wahnwahrnehmung ist der Beziehungswahn, bei dem ein unmittelbarer Bezug zur eigenen Person hergestellt wird, etwa wenn ein Patient wähnt, dass die Nachrichten im Radio oder in der Zeitung auf ihn persönlich gemünzt sind oder dass sich wildfremde Menschen, die sich auf der Straße unterhalten, mit Sicherheit über ihn sprechen. Entsprechend kann auch eine Halluzination, die mit einem Wahngedanken verknüpft wird, als Wahnwahrnehmung begriffen werden. Entscheidend ist hier, dass auch die Wahnwahrnehmung zweigliedrig ist: erstens mit einer (nicht zwangsläufig realen) Wahrnehmung und im zweiten Schritt mit der Bedeutung, die die Wahrnehmung für den Patienten bekommt. Nach Kurt Schneider ist die Wahnwahrnehmung kennzeichnend für Schizophrenie: »Wo Wahnwahrnehmungen sind, handelt es sich immer um eine schizophrene Psychose, nie um eine Erlebnisreaktion.« (Schneider 1950, S. 116). Schneider grenzt hier die Wahnwahrnehmungen klar von Fehldeutungen ab, die nachvollziehbar sind, etwa weil der Patient ängstlich oder misstrauisch ist und deshalb verständlicherweise dazu neigt, Ereignisse mit Bedeutungen aufzuladen. Er führt als Beispiel den Mann an, Angst vor Verhaftung hat und deshalb in jedem Menschen, der die Treppe hinaufkommt, einen Kriminalbeamten wittert.

Fallbeispiel: Wahn oder Halluzination?

Nicht immer lässt sich ein Wahn retrospektiv klar herausarbeiten, wie das folgende Fallbeispiel zeigt. Wir können dann lediglich eine Beschreibung geben. In einem derartigen Fall sollte keine begriffliche Festlegung erfolgen.

Ein Patient, der an einer chronischen paranoiden Schizophrenie leidet, berichtet über die Entwicklung seines religiösen Wahns: »Damals hatte ich ein ganz besonderes Erlebnis. Da hatte ich ein Bild auf dem Computer, das habe ich bearbeitet, eine Landschaft am Abend mit einer Kirche, die war ganz hell außenherum. Ich bin da lang gelaufen, die Sonne war gerade untergegangen. Plötzlich erschien um den Kirchturm herum ein großes, goldenes Leuchten, der ganze Himmel war voller Strahlen, das war ganz anders als die Sonne. Da wusste ich, dass Gott da ist, in meinem Leben, und mir eine Botschaft schickt, und seitdem weiß ich, dass es ihn gibt, seitdem bin ich im Kontakt mit ihm.«

Die Geschichte bleibt kryptisch: Handelt es sich um ein reales Erlebnis, berichtet der Patient über die Bildbearbeitung am Computer oder über eine Wahnerinnerung? Handelt es sich bei dem »Leuchten«, falls es tatsächlich von ihm so erlebt wurde, um eine optische Halluzination oder um ein wirkliches Naturereignis, das als Wahnwahrnehmung mit dem religiösen Inhalt verknüpft wird? Im vorliegenden Fall blieb die Schilderung des Patienten auch bei genauem Nachfragen vage und teils widersprüchlich. Umso wichtiger ist, dass der Untersucher nicht im Rahmen eigener Interpretationen zu psychopathologischen Begriffen und damit zu Festlegungen kommt, die sich aus dem Bericht des Patienten nicht sicher ergeben.

Überwertige Idee und induzierter Wahn

Ist der Patient in hohem Maße von einem Gedanken überzeugt, der offensichtlich nicht der Realität entspricht, ohne dass jedoch die Kriterien für eine wahnhafte Überzeugung erfüllt sind, so sprechen wir von einer überwertigen Idee. Beim sogenannten induzierten Wahn, auch als Folie à deux bezeichnet, werden psychotische Gedankeninhalte eines nahestehenden Menschen übernommen und mit Gewissheit vertreten (▶ Kap. 4.4.4).

> **Praktischer Hinweis**
>
> Bei der Beurteilung des inhaltlichen Denkens geht es vor allem um die Beantwortung der Frage, ob inhaltliche Denkstörungen vorhanden sind oder nicht, also um einen formalen Aspekt (Wie wird gedacht?) und nicht um die Darstellung der Gedankeninhalte (Was wird gedacht?). Wenn inhaltliche Denkstörungen festgestellt wurden, dann sollte im psychopathologischen Befund lediglich stichwortartig der Inhalt benannt werden (z. B. »paranoider Wahn« oder »Größenwahn«).

3.2.13 Depersonalisation und Derealisation

Depersonalisation ist der Eindruck der Entfremdung von der eigenen Person, bei dem Gedanken, Gefühle oder Körperwahrnehmungen verblassen, stumpf oder als nicht zum Betroffenen selbst gehörig erlebt werden. Bei der Derealisation erscheint die Umgebung fremdartig und unwirklich, Vertrautes kann unvertraut erscheinen. Manche Patienten berichten im Rahmen der Derealisation, dass sie die Welt unscharf, »wie durch einen Schleier« erleben. Depersonalisation und Derealisation können von den Betroffenen als solche benannt und beschrieben werden und werden zumeist als quälend empfunden. Das permanente Beschäftigen mit dem eigenen inneren Erleben kann sogar noch dazu führen, dass sich die Symptomatik verstärkt, wenn der Betroffene immer wieder auf sich selbst und seine Symptomatik zurückgeworfen wird: »Die reflexive Selbstdistanzierung verschärft den Circulus vitiosus.« (Bürgy 2012, S. 44).

Zuordnung von Depersonalisation und Derealisation

Depersonalisation und Derealisation lassen sich den dissoziativen Phänomenen zuordnen, bei denen es psychogen zu einem Abspalten des Erlebens, in diesem Falle des bewussten und klaren Erlebens der eigenen Person und der Welt, kommt (▶ Kap. 3.3.5). Sie sind dennoch bewusst als eigene Kategorie angeführt, da sie in der psychiatrischen Diagnostik einen hohen Stellenwert haben, insbesondere wenn es um die Ich-Störung geht, die als Extremform der Depersonalisation begriffen werden kann (▶ Kap. 3.2.14). Im AMDP-System (AMDP 2018) werden Depersonalisation und Derealisation unter die Ich-Störungen subsumiert, was insofern verwirrend ist, da sie hier zusammen mit Gedankenausbreitung, Gedankenentzug, Gedankeneingebung und anderen Fremdbeeinflussungserlebnissen gefasst werden. Die letztgenannten Phänomene besitzen eine ganz eigene Qualität, weshalb sie von Kurt Schneider als sogenannte Symptome 1. Ranges in einen engen Zusammenhang mit schizophrenen Psychosen gebracht werden (▶ Kap. 4.4.1). Depersonalisation und Derealisation dagegen sind unspezifisch, haben nicht per se eine psychotische Qualität und werden (anders als die Symptome 1. Ranges) vom Betroffenen üblicherweise als quälend erlebt und als krankheitswertig erkannt.

> **Praktischer Hinweis**
>
> Die häufig zu findende Zuordnung von Depersonalisation und Derealisation zur Ich-Störung ist streng genommen nicht korrekt und kann zu Verwirrung führen. Eine Ich-Störung im engeren Sinne bezeichnet Gedankenausbreitung, Gedankenentzug, Gedankeneingebung und Fremdbeeinflussungserleben. Dieses unmittelbare Erleben kann als extreme Ausprägung einer Depersonalisation begriffen werden (▶ Kap. 3.2.14). Man kann also sagen, dass jede Ich-Störung eine Form der Depersonalisation ist, aber nicht jede Depersonalisation (und erst recht nicht eine Derealisation) ist eine Ich-Störung. Entsprechend sollten im psychopathologischen Befund Depersonalisation und Derealisation von der im engeren Sinne begriffenen Ich-Störung getrennt angeführt werden. Wenn überhaupt kann von »Depersonalisation mit Ich-Störung« die Rede sein und nicht, wie oft zu lesen, von »Ich-Störung mit Depersonalisation und Derealisation«.

3.2.14 Ich-Störung

In diesem Abschnitt nun werden die Aspekte der Ich-Störung im engeren Sinne behandelt, nämlich Gedankenausbreitung, Gedankenentzug, Gedankeneingebung und Fremdbeeinflussungserleben. Wie schon im vorangegangenen Abschnitt angeführt, ist die Ich-Störung als Spezialfall der Depersonalisation zu sehen. Depersonalisation und Derealisation dagegen umgekehrt generell mit dem Begriff Ich-Störung zu bezeichnen geht sehr weit und ist im Hinblick auf die Differenzialdiagnostik wenig hilfreich. Gedanken, Gefühle und Handlungsimpulse werden vom Gesunden üblicherweise als zur eigenen Person gehörig identifiziert. Eine Unterscheidung zwischen Selbst und Umwelt findet statt und es kann eine klare Grenze zwischen eigener Person und Einflüssen von außen gezogen werden. Werden Gedanken, Gefühle oder Körperwahrnehmungen als stumpf, blass und fremdartig erlebt, wird dies also als Depersonalisation bezeichnet (▶ Kap. 3.2.13).

Eine Depersonalisation kann jedoch weit mehr sein als das Abblassen der inneren Wahrnehmung, nämlich dann, wenn das Erleben von etwas Fremdem, einer anderen Macht etwa, mit ins Spiel kommt. Hier lohnt es sich,

Ich-Bewusstsein

zunächst noch einmal auf das zu schauen, was als Ich-Bewusstsein bezeichnet wird. Nach Jaspers (1973, S. 101 ff.) ist das Ich-Bewusstsein unter anderem gekennzeichnet durch die Aktivität des Ich: »Das ›ich denke‹ begleitet alle Wahrnehmungen, Vorstellungen, Gedanken. […] Daß das Psychische […] diesen besonderen *Ton des ›mein‹*, des ›ich‹, des ›persönlichen‹, des eigenen Tuns bekommt, nennt man *Personalisation*. Wenn diese psychischen Elemente auftreten mit dem Bewußtsein, nicht die meinigen, mir fremd, automatisch, aus sich selbst, von anderswoher vollzogen zu sein, so nennt man diese Phänomene Depersonalisationserscheinungen.« [Hervorhebungen im Original].

Bewusstsein der Meinhaftigkeit

Kurt Schneider nun sieht diese Aktivität des Ich als Bewusstsein der Meinhaftigkeit. Die Ich-Störung nach Schneider beinhaltet Gedankeneingebung und Gedankenentzug (Schneider 1950). Hier wird also eine klare Grenze überschritten: Etwas, das sonst ohne jeden Zweifel zur eigenen Person gehört (die Gedanken nämlich), werden nicht nur als fremd erlebt, sondern können vermeintlich von anderen gedacht oder gelesen werden. Die Gedanken sind also nicht einfach nur fremdartig, stumpf oder blass, sondern die Zuordnung als exklusiv zur eigenen Person gehörig, das Bewusstsein der Meinhaftigkeit also, ist verloren gegangen. Diese Symptomatik ist so charakteristisch für Psychosen aus dem schizophrenen Formenkreis, dass Schneider sie zu den Symptomen 1. Ranges rechnet (▶ Kap. 4.4.1). »Konzeptionell wird auf die Möglichkeit von Übergängen so wie auf die Unterscheidung von primären und sekundären Symptomen zugunsten diagnostischer Eindeutigkeit verzichtet.« (Bürgy 2009, S. 589).

Ich-Störung zwischen Wahrnehmungsstörung und Wahn

Die Ich-Störung im engeren Sinne kann demgemäß als extreme Form der Depersonalisation verstanden werden. Der Patient nimmt die Entfremdung seiner Gedanken und die Zugänglichkeit für Dritte als unmittelbares Erlebnis wahr. Dabei ist er zugleich fest von der Richtigkeit seiner Wahrnehmung überzeugt. »Ich-Störungen besitzen neben ihrer wahnhaften Qualität durchaus eine wahrnehmungsbezogene Beschaffenheit, sodass ihre Entstehung im Übergangsfeld von Wahrnehmung und Überzeugung lokalisiert wird.« (Bürgy 2010a, S. 1104). Die Ich-Störung kann beim Schizophrenen zudem in einen Wahn eingebettet oder mit diesem verwoben sein, etwa, wenn der Patient sein Erleben der »Gedankenübertragung« mit Gewissheit durch technische Vorgänge erklärt.

Übergangsreihen

Die klare, qualitative Trennung von Depersonalisation im Sinne eines Verblassens der eigenen inneren Wahrnehmungen einerseits und der Ich-Störung im Sinne von Kurt Schneider andererseits ist also diagnostisch höchst sinnvoll und bedeutsam. Dennoch gibt es auch andere Sichtweisen. Gemäß dem Konzept der Übergangsreihen können Ich-Störungen aus Depersonalisation und Derealisation hervorgehen. Wahn und Halluzinationen sind demgemäß die Extremform der Entfremdung von Bewusstseinsinhalten (Klosterkötter 1988). Hier geht es also um quantitative Abweichungen und nicht um eine kategorische Trennung.

> **Praktischer Hinweis**
>
> Eine Ich-Störung im Sinne von Kurt Schneider gibt als Symptom 1. Ranges einen deutlichen Hinweis auf das Vorliegen einer Psychose aus dem schizophrenen Formenkreis. Umso wichtiger ist es, dass eine eindeutige Zuordnung stattfindet und Ich-Störungen keinesfalls überdiagnostiziert werden. Es empfiehlt sich deshalb, genau nachzufragen und dem Patienten bei Hinweisen auf Ich-Störungen die Gelegenheit zu geben, das Erlebte mit eigenen Worten zu schildern. Wird etwa die einleitende Frage, ob der Patient schon einmal den Eindruck von Telepathie hatte, bejaht, so muss in jedem Falle durch weitere Fragen geklärt werden, ob konkret erlebt wurde, dass Gedanken die eigene Person verlassen oder in diese von außen eingedrungen sind. Ein wichtiges Kriterium ist dabei, dass bei der Ich-Störung die Gedanken von anderen Personen oder Mächten empfangen zu werden oder auszugehen scheinen, dass also etwas Fremdes ins Spiel kommt. Keinesfalls handelt es sich um eine Ich-Störung, wenn ein Patient beispielsweise berichtet, dass seine Partnerin aufgrund der großen Vertrautheit sofort ansieht, wie es ihm geht, und sein Innerstes und seine Gedanken sofort erraten kann. Hier handelt es sich um eine bildhafte Darstellung und nicht um das evidente Erleben des Überganges von Gedanken auf ein Gegenüber. Auch der von Patienten gelegentlich geschilderte Eindruck, durch Medien oder Werbung manipuliert, beeinflusst oder »gelenkt« zu werden, ist in der Regel ebenso sinnbildlich zu verstehen und nicht automatisch Ausdruck einer Ich-Störung.

3.2.15 Krankheitsgefühl

Psychiatrische Erkrankungen gehen nicht immer mit einem Krankheitsgefühl einher, und gerade bei Psychosen als schwerwiegendster Krankheit fühlt sich der Patient, zumindest in der akuten Phase, oftmals nicht krank. Der Leidensdruck kann dennoch erheblich sein, beispielsweise wenn ein paranoid-halluzinatorisches Syndrom mit ausgeprägter Angst und Anspannung vergesellschaftet ist. Ein Leidensdruck kann zudem indirekt dadurch entstehen, dass der Betroffene aus seinen sozialen Bezügen herausfällt, in zwischenmenschliche Konflikte gerät oder allgemein mit seiner Lebensführung überfordert ist.

Mit mangelndem oder fehlendem Krankheitsgefühl geht oft die fehlende Krankheitseinsicht einher, denn wenn der Patient selbst nicht den Eindruck gewinnt, krank zu sein, fällt es ihm schwer anzuerkennen, dass er dennoch unter einer möglicherweise dringend behandlungsbedürftigen Erkrankung leidet. Hinzu kommt, dass gerade Psychosen dadurch gekennzeichnet sind, dass die Erlebnisweisen subjektiv als real identifiziert werden; so ist der Wahn ja durch die völlige subjektive Gewissheit bei fehlender Korrigierbarkeit des Inhalts charakterisiert.

Bezug zur Krankheitseinsicht

> **Praktischer Hinweis**
>
> Ein Patient mit einer Psychose kann sich für gesund halten und sich dementsprechend äußern und gleichzeitig mit einem anderen Teil seiner Person erfassen, dass er erkrankt ist. Dieses Phänomen wird als doppelte Buchführung bezeichnet. Auf formaler Ebene führt dies zu einem offensichtlichen Widerspruch zwischen Worten und Handlungen, der jedoch im klinischen Alltag recht hilfreich sein kann. So ist es nicht selten der Fall, dass ein akut kranker Psychotiker keinerlei Krankheitseinsicht hat, sich aber dennoch in die Klinik begibt und dort auch zu einer Behandlung bereit ist.

3.3 Spezielle Phänomene

3.3.1 Zwang

Kern jedes Zwangs sind Zwangsgedanken, die als aufdringlich und quälend erlebt werden, zumal deren Unsinnigkeit schmerzlich erkannt wird. Je mehr der Betroffene versucht, die Gedanken loszuwerden, desto hartnäckiger werden diese präsent (der Gesunde kennt dies etwa als »Ohrwurm«, der einem umso mehr im Kopf herum geht, je mehr man versucht, ihn loszuwerden). Zwangsgedanken sind typischerweise mit der Angst verbunden, dass etwas Unerwünschtes, Unangenehmes oder ansonsten Schlimmes geschehen könnte. Je dichter der Zwangsgedanke rückt, desto größer wird die Angst und mithin die Spannung, was wiederum den Zwangsgedanken verstärkt.

Zwangshandlungen — Zur Spannungsreduktion können nun verschiedene Strategien gewählt werden, die der Kontrolle und der Rückversicherung dienen mit dem Ziel, Angst und Spannung reduzieren. Diese Strategien können Gedankentechniken oder andere Zwangshandlungen sein, die kurzfristig ihren Zweck erfüllen, auf Dauer jedoch der Aufrechterhaltung des Zwangs dienen, da im Sinne eines Lernprozesses verinnerlicht wird, dass ohne die Gegenmaßnahme das befürchtete negative Ereignis sicherlich eingetreten wäre. Auf diese Weise können sich regelrechte Zwangsrituale heranbilden, die streng befolgt werden – immer getragen von der Furcht, dass bei Abweichungen oder gar Nichtberücksichtigung katastrophale Folgen zu erwarten sind. Ein anschauliches Beispiel, welche Macht Zwänge bekommen können und wie sie aufrechterhalten werden, findet sich im nachfolgenden Fallbeispiel.

> **Fallbeispiel: Übernahme eines Zwangs**
>
> In einer Mutter-Kind-Einheit wird eine Patientin zusammen mit ihrem Säugling aufgrund einer stark ausgeprägten Zwangsstörung behandelt.

Die Patientin leidet vor allem unter der zwanghaften Befürchtung, sie können ihrem Kind mit einer Schere oder einem anderen spitzen Gegenstand die Augen ausstechen oder es schließlich sogar umbringen. Sie malt sich detailliert aus, welch katastrophale Konsequenzen es haben würde, wenn sie zur »Kindsmörderin« würde. Als Konsequenz vermeidet sie, mit dem Kind alleine zu sein, erst recht wenn spitze Werkzeuge herumliegen. Die Patientin wir von der verhaltenstherapeutisch arbeitenden Psychologin nach umfassenden Vorbereitungen im Rahmen von Expositionen dazu angehalten, alleine mit ihrem Kind zu bleiben, während eine Schere auf dem Tisch liegt.

Die Mitglieder des Pflegeteams, die zwar insgesamt recht professionell sind, jedoch wenig Erfahrung in der Behandlung von Zwängen haben, sind äußerst beunruhigt und wenden sich an den zuständigen Oberarzt, um sich über die Psychologin zu beschweren: »Es ist unverantwortlich, die Patientin mit ihrem Kind alleine zu lassen! Was, wenn sie ihm tatsächlich etwas antut, und das auf unserer Station? Dann sind wir dran, alle zusammen, dann gibt es einen Prozess und wir werden verurteilt wegen grober Fahrlässigkeit, wir verlieren unseren Job, und nicht nur das, wir werden bis ans Ende unseres Lebens mit dieser Schuld leben müssen. Sie müssen das Kind schützen und zumindest die Schere entfernen!«.

Was ist hier geschehen? Das Team hat genau die ängstliche Befürchtung der Patientin übernommen, die Mitglieder antizipieren eine Katastrophe und sehen als einzigen Weg die Unterstützung der Vermeidung, ohne zu bedenken, dass genau dies ja die Zwangsstörung weiter aufrechterhält.

> **Praktischer Hinweis**
>
> Nicht zu verwechseln mit Zwangsphänomenen im eigentlichen Sinne sind zwanghafte Persönlichkeitsanteile, die sich in Perfektionismus und einem für Außenstehende übertrieben erscheinenden Bedürfnis nach Ordnung und Struktur äußern, was für den Betroffenen selbst jedoch im Grunde als erforderlich und sinnvoll erachtet wird. Quälend erlebt wird hier das Fehlen von Ordnung, nicht die zur Ordnung erforderlichen Vorgänge und Maßnahmen. Zwänge sind in der Bevölkerung weitverbreitet und gewinnen Krankheitswert erst dann, wenn sie so ausgeprägt sind, dass sie den Betroffenen wesentlich beeinträchtigen. Dies ist dann der Fall, wenn eine erhebliche Zeit des Tages mit quälenden Gedanken oder Zwangshandlungen gefüllt ist oder erhebliche Folgeschäden drohen, beispielsweise durch Hautkrankheiten bei übermäßigem Waschen infolge eines Waschzwangs. Zwänge können auch im Rahmen anderer psychischer Erkrankungen auftreten oder sich gerade in akuten Phasen verstärken, so bei Schizophrenien oder depressiven Episoden.

3.3.2 Apathie

Apathie wird uneinheitlich aufgefasst. Aus verschiedenen Perspektiven lässt sie sich als Affektstörung, als Motivationsverlust oder als Veränderung im Aktivitätshaushalt konzeptualisieren (Lueken et al. 2006). Der Begriff »Apathie« geht ursprünglich auf die Philosophie der Stoiker zurück, der gemäß ein glückliches Leben gebunden ist an eine Unerschütterlichkeit des Gemütes (Ataraxie), Selbstgenügsamkeit (Autarkie) sowie eine Unabhängigkeit von äußeren Umständen (Apathie). Heute beschreibt Apathie im allgemeinen Sprachgebrauch einen Zustand der Teilnahmslosigkeit, aber auch der Schmerzlosigkeit bzw. Unempfindlichkeit.

Apathie als Gefühlsstörung

»Apathie nennen wir das Fehlen der Gefühle« (Jaspers 1973, S. 93). In diesem Sinne wird Apathie im Grunde als eine emotionale Gleichgültigkeit bei erhaltenem Gegenstandsbewusstsein begriffen. Als Konsequenz kann gefolgert werden, dass keine Motivation entwickelt wird und mithin der Anreiz zur willentlichen Handlung fehlt: »Apathie hat Abulie zur Folge« (ebd.). Ein neueres Konzept begreift Apathie hingegen als primären Motivationsverlust, setzt also die Störung der Motivation und nicht die Veränderung der Affektivität an erste Stelle (Marin 1990).

Apathie bei Schizophrenie

Bleuler, der Apathie als Grundsymptom der Schizophrenie begreift, weist interessanterweise darauf hin, dass schizophren Erkrankte oft nur nach außen hin völlig apathisch erscheinen; »[...] kennt man sie aber gut, so erfährt man meist viel von einem inneren Gefühlsleben« (Bleuler 1983, S. 73). In diesem Sinne kann Apathie beim Schizophrenen auch als äußerlich zu beobachtender Aktivitätsverlust verstanden werden (Andreasen 1982), der nicht zwangsläufig eine innere Entsprechung hat. Hier wird nochmals deutlich, dass Apathie allgemein nicht nur durch beobachtbares Verhalten (etwa Hypomimie) festgestellt werden kann, sondern nach Möglichkeit im Gespräch durch die Angaben des Patienten überprüft werden muss.

> **Praktischer Hinweis**
>
> Die Erfassung von Apathie ist am besten möglich, indem die angesprochenen Teilaspekte einbezogen und erfasst werden, namentlich Kognition, Verhalten und Affektivität. In diesem umfassenden Sinne bedeutet Apathie, dass es dem Betroffenen nicht wichtig ist, aktiv zu werden (kognitiver Aspekt), dass äußerlich ein inaktives, passives Verhalten beobachtet werden kann (verhaltensbezogener Aspekt) und dass die gefühlsmäßige Anregbarkeit vermindert ist oder gänzlich fehlt (affektiver Aspekt). In der klinischen Untersuchung und Beurteilung von Apathie sollten deshalb die genannten Bereiche überprüft bzw. erfragt werden, um ein apathisches Syndrom festzustellen.

3.3.3 Verzweiflung

Verzweiflung wird hier bewusst den komplexeren Phänomenen zugerechnet, denn bei näherer Betrachtung gilt es, verschiedene Aspekte sowohl affektiver als auch formelgedanklicher Art zu berücksichtigen. Martin Bürgy (2010b, S. 316) beschreibt Verzweiflung als Folge der Spannung zwischen Anspruch und unerreichbaren Zielen, wie sie sich gerade in der Depression manifestiert. Zunehmend »verschärft sich das Alternieren gegensätzlicher Strebungen, von Hoffnung und Furcht, Trotz und Schwäche, Kampf und Resignation«. Dieser zunächst dynamische Prozess kann sich auflösen, indem es im Sinne einer Akzeptanz zur Lösung von den unrealistischen Erwartungen kommt, was im günstigsten Falle als Bereicherung, Reifung und Vorankommen erlebt wird (der Betroffene »geht durch das Nadelöhr der Verzweiflung«, um dem Leben danach gestärkt und mit neuen Perspektiven entgegenzutreten). Im ungünstigen Fall dagegen erlahmt der Prozess, die Verzweiflung scheint abzubrennen und mündet schließlich in Hoffnungslosigkeit bis hin zur Suizidalität.

Anfällig für Verzweiflung ist verständlicherweise der von Hubert Tellenbach (1914–1994) beschriebene Typus melancholicus (Tellenbach 1961), der durch Eingeschlossenheit in höchste Ansprüche an sich selbst (Inkludenz) und Zurückbleiben hinter den eigenen Erwartungen (Remanenz) gekennzeichnet ist. Hier ist der Konflikt zwischen Anspruch und Wirklichkeit vorprogrammiert, der schließlich in Verzweiflung münden kann.

Verzweiflung beim Typus melancholicus

> **Praktischer Hinweis**
>
> Verzweiflung ist als dynamischer Prozess ein Hin und Her zwischen den Polen, vor allem unter dem Gesichtspunkt der begrenzten eigenen Fähigkeiten, die mit den Erwartungen an die eigene Person kontrastieren. Verbitterung dagegen beinhaltet die Unzufriedenheit mit den Verhältnissen, mit anderen Menschen, die zu Kränkung und Enttäuschung führt. Hierin unterscheiden sich Verzweiflung und Verbitterung: Während erstere vor allem auf die eigene Person Bezug nimmt, geht es bei der Verbitterung um externe Faktoren, was die Lösungsmöglichkeiten deutlich einschränkt und den verbitterten Menschen in seiner passiv-anklagenden Haltung bestärkt.

3.3.4 Panik

Panik bezeichnet das plötzliche Auftreten einer der Situation nicht angemessenen Angst in Verbindung mit einer körperlichen Reaktion und einem unbedingten Drang zur Flucht. Panik hat also einen affektiven, einen vegetativen und einen verhaltensbezogenen Aspekt. Hinzu treten Depersonalisationen und Derealisation und die Betroffenen können unter ängstigenden Gedanken (Befürchtung, die Kontrolle oder den Verstand zu verlieren oder gar zu sterben) leiden. Die ICD-10 betont in der Charakterisierung der Panikstörung die Unvorhersehbarkeit der Panikattacken und weist darauf hin, dass diese sekundäre Folge einer Depression sein können.

> **Praktischer Hinweis**
>
> Ein Fallstrick für den unerfahrenen Untersucher kann sein, dass Patienten selbst den Ausdruck Panik unreflektiert und umgangssprachlich verwenden. Einerseits wird damit eine einfache, situationsbezogene Angst ohne besondere Schwere und ohne Begleitreaktionen bezeichnet, andererseits meinen Patienten damit eine Sorge, beziehen sich also auf Gedankeninhalte, die sekundär mit einer affektiven Beteiligung einhergehen (z. B. »Ich habe Panik, dass ich meinen Job verliere.«). Wenn ein Patient also von »Panik« spricht, muss nachgefragt werden, was er darunter versteht, ob es also tatsächlich um unangemessene Angst mit vegetativen Erscheinungen im oben dargestellten Sinne handelt.

3.3.5 Dissoziation

Dissoziation bezeichnet psychogene Abspaltungen von Funktionen in verschiedenen Bereichen des Seelenlebens. Diese können in verschiedenen Schweregraden auftreten, von leichten Phänomenen, die den meisten Menschen schon einmal begegnet sind, bis hin zu schweren Erscheinungen mit Krankheitswert. Dissoziationen können allgemein die Wahrnehmung, die Motorik sowie die Mnestik betreffen. Hinsichtlich der Wahrnehmung wiederum lässt sich unterscheiden, ob es sich um Sinneswahrnehmungen handelt, die abgeschwächt erlebt werden, oder um allgemeine körperliche Äußerungen wie das Empfinden von Hunger oder Durst. Weiter können auch die Klarheit des Erlebens der eigenen Person und der Welt und mithin das Bewusstsein (▶ Kap. 3.2.1) von Dissoziation betroffen sein.

Störungen der Sensibilität und der Motorik

Charakteristisch für eine dissoziative Störung der Sensibilität ist, dass sie sich in ihrer Lokalisation nicht nach anatomischen Gegebenheiten richtet, sondern nach Funktionsbereichen oder der intuitiven Vorstellung der Innervation. So wird etwa beschrieben, dass die Haut der gesamten Hand handschuhförmig als taub empfunden wird, was nicht dem tatsächlichen Versorgungsgebiet der sensiblen Nerven entspricht. Bei dissoziativen motorischen Störungen ist die willentliche Kontrolle von Bewegungen gestört, sei es im Sinne von umschriebenen Funktionsausfällen, sei es als Beeinträchtigung der Koordination. Weiter zählen zu dissoziativen motorischen Phänomenen auch unwillkürliche Bewegungen, die bis hin zu komplexen Aktionen gehen können, die beispielsweise einem Krampfanfall ähneln.

Störungen der Mnestik und des Bewusstseins

Dissoziative Störungen der Mnestik können sich in Störungen der Gedächtnisfunktion zeigen, wenn bestimmte Gedächtnisinhalte nicht mehr zugänglich sind. Anders als bei der Demenz handelt es sich dabei eher um umschriebene Episoden als um globale Störungen des Altgedächtnisses. Gerade für die Alzheimer-Demenz als häufigste Demenzform ist es typisch, dass Gedächtnisinhalte entsprechend dem Ribotschen Gradienten zeitlich ›von hinten nach vorne‹ verloren gehen, d. h., ältere Gedächtnisinhalte bleiben länger erhalten, während jüngere früher verblassen. Zudem ist die Merkfähigkeit schon früh aufs schwerste gestört, sodass neue Informationen generell nicht oder nur schwer gespeichert werden können. Isolierte Erinnerungslücken dagegen sind eher untypisch. Selten sind dissoziative Fugue-Ereignisse beschrieben, bei denen die Betroffenen komplexe Handlungen bis hin zu ausgedehnten Fahrten oder Reisen vollführen und später keinerlei Erinnerung an diese Episoden haben. Bei dissoziativen Störungen des Bewusstseins schließlich geht die Klarheit des Erlebens und Erkennens verloren, was sowohl die Wahrnehmung der eigenen Person betrifft, die als fremd erlebt wird (Depersonalisation), als auch der Welt, die nur noch abgeblasst und seltsam fern wahrgenommen wird (Derealisation).

Im Rahmen eines dissoziativen Zustandes können auch mehrere der oben angesprochenen Teilbereiche betroffen sein, so beim dissoziativen Stupor mit Einschränkungen sowohl der Motorik als auch der Wahrnehmung oder bei der Borderline-Störung, wenn im Rahmen einer Dissoziation sowohl Depersonalisation und Derealisation als auch schwere Störungen der Wahrnehmung bis hin zur Anästhesie auftreten.

Dissoziativer Stupor

> **Praktischer Hinweis**
>
> Zum Durchbrechen dissoziativer Zustände benötigen manche Patienten erhebliche Reize, die möglicherweise nur durch mehr oder weniger schwere Selbstverletzungen hervorgerufen werden können. Bei regelmäßigen Selbstverletzungen ist deshalb auch nach Dissoziationen zu fragen.

3.3.6 Gefährdung

Eine grundlegende Frage, die es immer wieder zu beantworten gilt, ist, ob unsere Patienten gefährdet sind oder eine Gefahr für andere besteht. Dabei ist zu unterscheiden zwischen einer akuten, unmittelbaren Gefährdungslage, die gerade im klinischen Bereich bedeutsam ist und möglicherweise Schutzmaßnahmen bis hin zur Anwendung von Freiheitsentzug und Zwang erfordert, und einer mittel- oder langfristigen Gefährdung. Darüber hinaus ist von klinischer Bedeutung, ob und, wenn ja, inwiefern die Gefährdung in einer psychischen Krankheit oder Störung begründet ist. Entgegen landläufiger Meinung ist schließlich bei weitem nicht jeder Gewalttäter psychisch krank, und nicht jeder Mensch, der sich selbst schädigt, leidet unter einer Krankheit. Man denke hier nur an die sogenannte Zweckreaktion, bei der bewusst mittels Selbstschädigung in manipulativer Absicht versucht wird, ein Ziel zu erreichen (▶ Kap. 4.12.3).

Bei der Abschätzung des Gefährdungsgrades gilt es, die aktuelle Psychopathologie einschließlich des sich hieraus ergebenden beobachtbaren Verhaltens ebenso einzubeziehen wie das Verhalten in der (nahen) Vergangen-

Abschätzung des Gefährdungsgrades

heit. Eine Gefährdung kann sich aus unterschiedlichen Gründen und Ursachen heraus entwickeln. Im Rahmen von Orientierungsstörungen besteht das Risiko, dass sich der Betroffene in gefährliche Situationen bringt, etwa wenn ein deliranter Patient den Raum durch das Fenster verlassen möchte und nicht realisiert, dass er sich im fünften Stock befindet. Bei kognitiven Störungen kann es durch Fehleinschätzungen der Situation zu Gefahrenmomenten kommen, etwa wenn im Winter Schädigungen durch unpassende Kleidung drohen. Impulsivität geht oft mit einer Fremdgefährdung einher, während Apathie mittelfristig zur Vernachlässigung der eigenen Person führen kann.

Gefährdung bei Psychosen

Eine ganz eigene Art von Gefährdung kann im Rahmen von Psychosen auftreten. Beim Wahn kann es, je nach Inhalt, zu den verschiedensten eigen- oder fremdgefährdenden Momenten kommen, beispielsweise wenn der Patient infolge eines paranoiden Wahns gegen vermeintliche Verfolger vorgeht oder sich im Größenwahn selbst überschätzt und riskant Auto fährt.

Eigengefährdung

Die Eigengefährdung als Sonderform der Gefährdung ist nicht gleichzusetzen mit Suizidalität oder Selbstverletzung. Suizidalität zielt auf den eigenen Tod, während Selbstverletzung nicht zwangsläufig mit einer Gefährdung einhergehen muss (etwa wenn ein Patient sich lediglich oberflächliche Schnittwunden beibringt, ohne sich ansonsten schwer zu schädigen). Eine Eigengefährdung kann Folge eines unachtsamen, unüberlegten oder impulshaften Verhaltens sein, sie kann überlegt erfolgen, kann akut auftreten oder über Jahre schleichend stattfinden.

> **Praktischer Hinweis**
>
> Wenn es um die Einschätzung einer Gefährdung geht, müssen alle Hinweise einbezogen und dokumentiert werden. Ein zentraler Aspekt ist dabei die Erhebung des psychopathologischen Befundes und die Frage, ob eine Erkrankung vorliegt, und, wenn ja, ob sich daraus eine Gefährdung ergibt. Zu klären ist im nächsten Schritt, ob die Gefährdung akut ist oder nicht. Diese Einschätzung ist klar darzulegen und gut zu dokumentieren, da sich daraus auch rechtliche Konsequenzen ergeben.

3.3.7 Selbstverletzung

Selbstverletzungen sind ein weites Feld, deren Folgen von lediglich oberflächlichen Schäden bis hin zu potenziell lebensbedrohlichen Zuständen reichen. Auch die zugrunde liegenden Ursachen sind vielfältig und nicht immer steckt eine Erkrankung oder Störung dahinter. Auch ist die Grenze zwischen bewusster Verletzung, also der Schädigung des Körpers, und dem absichtlichen Hervorrufen mehr oder weniger starker Schmerzreize, bei der eine Schädigung billigend in Kauf genommen wird, aber nicht primär beabsichtigt ist, nicht immer klar zu ziehen.

Es ist verführerisch, aus der Beobachtung von selbstverletzendem Verhalten vorschnell auf das Vorhandensein einer Borderline-Störung zu schließen. Hier gilt, dass das nach außen zutage tretende Verhalten stets im Hinblick auf die psychopathologische Grundlage betrachtet werden muss. Es gilt also, die Motivation oder die Bedingungsfaktoren für das Verhalten zu erfassen und, soweit möglich, zu verstehen oder zu erklären.

Klärung der Motivation

Fallbeispiel: Schwere Selbstverletzungen

Bei einer jungen Patientin war in der Adoleszenz eine Borderline-Störung diagnostiziert worden, später hatte sich eine paranoide Schizophrenie und komorbid eine Abhängigkeit von multiplen Substanzen einschließlich Opiaten herausgebildet. In akut intoxikiertem Zustand war die Patientin gestürzt und hatte eine Hirnblutung mit nachfolgender Ischämie im Bereich des Frontalhirns erlitten.

Im Rahmen einer kurzfristigen Inhaftierung im Kontext von Beschaffungskriminalität hatte sich die Patientin bei einer Befragung raptusartig einen Kugelschreiber ins Auge gestoßen und diesen durch die Orbita hindurch intrazerebral bis zum Kleinhirn vorgeschoben. Nach neurochirurgischer Versorgung wird die Patientin in die Psychiatrie verlegt. Ihre Angaben zu den Gründen ihres Verhaltens bleiben vage und unklar. Sie spricht immer wieder davon, dass sie mit der Haftsituation und dem daraus resultierenden Getrenntsein von ihrem Freund überfordert gewesen sei, mehr ist aber nicht herauszuarbeiten.

Während des folgenden Aufenthalts auf der geschützten Akutstation kommt es immer wieder zu schweren Selbstverletzungen, bei denen sich die Patientin raptusartig Gegenstände, vor allem Schreibwerkzeuge, ins linke Auge stößt, bis die Erblindung droht. Die Gründe hierfür lassen sich weiterhin nicht herausarbeiten; die Patientin gibt repetitiv an, dass sie selbst nicht wisse, warum sie sich so verhalte. Sie wolle jedenfalls nicht mehr sterben und sei auch nicht daran interessiert, sich selbst zu blenden. Trotz der Beteuerung, sich nie wieder so verhalten zu wollen, und trotz engmaschiger Überwachung kommt es immer wieder zu den geschilderten Vorfällen, sobald die Kontrollen gelockert werden. Als Arbeitshypothese wird entworfen, dass die Patientin infolge ihrer Frontalhirnschädigung spontanen Impulsen nachgibt und das – inzwischen als eingeschliffen zu betrachtende – Verhalten nicht unterdrücken kann. Die therapeutische Beeinflussbarkeit wird, zumal in Anbetracht erheblicher kognitiv-mnestischer Defizite, als begrenzt erachtet.

Im weiteren Verlauf wird die medikamentöse Behandlung mehrfach umgestellt und unter anderem die antipsychotische Medikation erhöht. Darunter gelingt es der Patientin erstmals, über die imperativen Stimmen zu sprechen, die sie zu den Selbstverletzungen auffordern und deren Existenz sie bis dato, ebenfalls auf Befehl der Stimmen, hartnäckig verleugnet hatte. Unter Einstellung auf Clozapin sistieren die Stimmen und die Patientin verletzt sich nicht mehr selbst.

Grenzfälle Selbstverletzungen in unterschiedlicher Form können gerade bei Jugendlichen Teil eines ausprobierenden Verhaltens sein, das durch die Peer-Group gefördert wird. Motive können hier der Wunsch sein, sich in Extremsituationen zu erfahren, oder die Suche nach Anerkennung. Fließende Grenzen finden sich auch im Bereich der Moden mit zum Teil extremen Ausprägungen von Piercings oder sogenannter body modification, die einerseits als modisches Statement, andererseits als Selbstverletzung begriffen werden können. Mit den Selbstverletzungen wird in diesem Fall offen umgegangen. Dies kann bei Menschen mit Borderline-Störung, die Verletzungen zur Spannungsreduktion oder zum Durchbrechen dissoziativer Zustände einsetzen, anders sein; hier zeigt sich das Verhalten eher versteckt und die Verletzungen und ihre Folgen können, müssen aber nicht zur Schau gestellt werden.

> **Praktischer Hinweis**
>
> Drastischste Selbstverletzungen, möglicherweise bis hin zu lebensbedrohlichen Zuständen oder dauerhaften Schäden wie Verstümmelungen, deren Motivation nicht recht nachvollziehbar ist, lassen zunächst an das Vorliegen einer Psychose denken. Hier können imperative Stimmen oder wahnhafte Motivation eine Rolle spielen (wie im obigen Fallbeispiel: Schwere Selbstverletzungen). Zu bedenken ist auch die gerade im Rahmen von schizophrenen Psychosen erheblich veränderte Körperwahrnehmung einschließlich eines veränderten Schmerzempfindens, die die Voraussetzung dafür ist, dass sich Patienten zum Teil massiv selbst schädigen. Dies illustriert das Beispiel eines Patienten, der in der akuten Phase einer paranoiden Schizophrenie im Rahmen eines bizarren, durch einen religiösen Wahn motivierten Rituals glühende Kohlen mit bloßen Händen aus seinem Ofen entnimmt und sie auf dem Zimmerboden anordnet.

3.3.8 Suizidalität

Suizidalität und deren Feststellung ist ein zentrales Thema in der Psychiatrie. Die Antwort auf die Frage, ob ein Patient suizidal ist, beschränkt sich leider oft auf die Information, dass er sich »von Suizidalität distanziert« und damit lediglich auf einen Teilaspekt in der Einschätzung von Suizidalität. Diese ist ein komplexer Prozess, bei dem zahlreiche Informationen, etwa gegenwärtiges und vergangenes Verhalten, aktuelle Psychopathologie, fremdanamnestische Informationen, aber natürlich auch die konkreten Aussagen des Patienten einbezogen werden. Keinesfalls darf der Untersucher sich auf Letztere beschränken und nur nach Handlungsabsichten fragen, wie es der Hinweis auf die »Distanzierung« von Suizidalität impliziert. Bei der Einschätzung von Suizidalität ist zunächst der Blick in die Vergangenheit wichtig. Der beste Prädiktor für menschliches Verhalten ist das vorangegangene Verhalten, zumal in vergleichbaren Situationen. Suizidversuche in der Vorgeschichte sind also mit einem erhöhten Suizidrisiko vergesellschaftet. In einem nächsten Schritt gilt es, das Denken und Verhalten des Patienten nachzuvollziehen und zu begreifen, welcher Aspekt entscheidend für die Suizidalität ist. Dies ist umso wichtiger, da erst durch das Verständnis, was im einzelnen Fall zur Suizidalität geführt hat, eine Kontrolle derselben möglich ist: Nur wenn ich die Grundlage kenne, kann ich dem Menschen wirksam helfen und weiß zudem, woran ich erkennen kann, ob weiter eine Gefährdung besteht. Es gilt, immer wieder einen Blick auf die der Suizidalität zugrunde liegenden Motive zu werfen und im Verlauf zu prüfen, ob diesbezüglich eine Veränderung zu verzeichnen ist. Nur wenn dem so ist, kann ich davon ausgehen, dass sich das Suizidrisiko verändert.

Die Absicht, sich das Leben zu nehmen, kann zahlreiche Gründe haben, die im gesamten Spektrum zwischen normalpsychologisch nachvollziehbarem Verhalten, dem Nachgeben von spontanen Impulsen bis hin zu logisch nicht mehr nachvollziehbarem psychotischem Denken angesiedelt sein können. Entsprechend gilt es, die für die Entwicklung der Suizidalität entscheidenden Punkte zu erfassen. Entspringt der Wunsch, sich das Leben zu nehmen, dem Gedanken, sich in einer aussichtslosen Lage zu befinden? Möglicherweise wird eine gegenwärtige, als nicht länger erträglich empfundene Situation in die Zukunft fortgeschrieben und es gibt vermeintlich nur noch die Wahl zwischen Qual im Leben und Erlösung durch den Tod. Besonders naheliegend sind diese Gedanken im Falle der wahnhaften Depression, wenn die Realität verkannt wird und das Leiden entweder keine Entsprechung in der Realität hat (beispielsweise im Verarmungswahn mit der Überzeugung, nun existenziell bedroht zu sein) oder ein Irrtum bezüglich der Zukunft vorliegt (etwa bei hypochondrischem Wahn, wenn der Patient fälschlicherweise annimmt, er sei final krebskrank und habe nur noch eine kurze Lebensspanne voller Schmerzen zu erwarten). Die wahnhafte Einengung ist freilich eine Extremform des Denkens, doch auch bei nicht-psychotischen Menschen beobachten wir gelegentlich die starke Überzeugung, aus einer Situation nicht mehr heraus zu kommen oder keine Zukunft mehr zu haben, auch wenn dies für Außenstehende rasch als absurd erkannt wird – man denke nur an einen Jugendlichen, der seinen ersten Liebeskummer erlebt und entscheidet, dass er ob der Enttäuschung nun »nie wieder« eine Bindung eingehen wolle, oder annimmt, dass sein gesamtes Leben nun zerstört sei, da er unmöglich wieder einen Menschen finden werde, mit dem eine Beziehung gelingen könne. Fatal wäre es, wenn aus diesen augenblicklichen Gedanken heraus die Entscheidung zum Suizid fällt.

Gründe für Suizidalität

Akute Suizidalität ist auch bei Menschen mit Psychosen zu beobachten und kann mit dem Wahn in Zusammenhang stehen oder auch auf den Einfluss von imperativen Stimmen zurückgehen, deren Anweisungen Folge geleistet wird. Je nach Dynamik des psychotischen Erlebens kann die Handlung spontan, raptusartig erfolgen und praktisch nicht vorhersehbar sein. Wenn Suizidalität aus der Psychose entspringt, ist es den Betroffenen selbst im Nachhinein oftmals nicht mehr möglich, die genaue Motivation

Suizidalität bei Psychosen

und die zugrunde liegenden Gedanken zu benennen. Nicht nur in der akuten Phase der Erkrankung, sondern auch danach können Todeswünsche und Suizidgedanken relevant werden, nämlich dann, wenn der Betroffene sich seiner Lebenssituation, seiner Defizite und der krankheitsbedingten Schwierigkeiten bewusst wird und der Ansicht ist, dass er die Schwierigkeiten niemals wird bewältigen können. Viele Erkrankte sprechen von »Zukunftsangst« oder allgemein von »Lebensangst« und meinen damit, dass sie sich als hilflos erleben und nicht wissen, ob und wie ihr Leben weitergehen soll, was mit einem Gefühl der Angst verbunden ist. Davon zu trennen ist die Selbstgefährdung bei Psychotikern, die nicht einem Todeswunsch entspringt und in diesem Sinne nicht als Suizidalität zu werten ist, aber dennoch zum Tod führen kann, etwa, wenn der schizophren Erkrankte aus großer Höhe in die Tiefe springt in der wahnhaften Überzeugung, er sei ein Engel und könne fliegen.

Fallbeispiel: Suizidalität bei Schizophrenie

Ein junger Mann, der erstmals an einer schizophrenen Psychose erkrankt ist, wähnt, dass die gesamte Welt Schauplatz eines gigantischen Kampfes sei, bei dem die »große Schlange« die Herrschaft über die Menschheit erlangen will, indem sie alle Menschen umbringt und durch Doppelgänger ersetzt. Sie steht nun kurz vor der Vollendung, doch allein er (der Patient) sei der letzte Überlebende. Wenn er sich nun durch Suizid dem Zugriff der Schlange entzieht, dann geht ihr Plan nicht auf und er hat die Menschheit gerettet. Entsprechend unternimmt er einen schweren Suizidversuch, nicht ohne in einem zuvor angefertigten Plakat, das er in seinem Zimmer aufhängt, darauf hinzuweisen, dass er aus altruistischen Motiven in den Tod geht. Das Plakat trägt den Titel »Suizid für die Menschheit«.

Beziehungsaspekt Suizidalität kann nicht zuletzt auch einen Beziehungsaspekt haben. Damit ist nicht nur gemeint, dass Suizid-Drohungen bewusst eingesetzt werden können, um Mitmenschen unter Druck zu setzen, sondern auch, dass sich Suizidenten ausmalen können, wie ihr Umfeld mit ihrem Tod umgehen wird. Gelegentlich werden Suizide so inszeniert, dass sie als Botschaft aufgefasst werden können, etwa wenn der Angestellte sich im Foyer der Firma stranguliert.

Bezug zur Psychopathologie Auf einer rein formalen Ebene müssen natürlich psychopathologische Auffälligkeiten zur Einschätzung von Suizidalität mit in Erwägung gezogen werden. So sind gedrückte Stimmung, Ängstlichkeit oder Grübeleien üblicherweise mit einem Leidensdruck verbunden. Wenn dieser Leidensdruck, im Sinne des oben angesprochenen Antizipierens, in die Zukunft fortgeschrieben wird, dann liegt es nahe, dass der Patient Todeswünsche entwickelt, die in Suizidalität münden. Ist uns ein solcher Zusammenhang gewahr geworden, gilt es im Weiteren, auf die für die Suizidalität entscheidende Symptomatik und deren Besserung im Rahmen der Therapie zu achten, um die Gefährdung und deren Entwicklung im Folgenden beurteilen zu können.

3.3 Spezielle Phänomene

> **Praktischer Hinweis**
>
> Abgesehen vom Raptus bei Psychotikern oder anderen Ausnahmefällen hat Suizidalität in der Regel einen mehr oder weniger langen Vorlauf, den es zu erkennen und zu benennen gilt. Aus dem anfänglichen Verlangen nach Ruhe kann ein passiver Todeswunsch entstehen, der in konkrete Suizidgedanken mündet, die mehr und mehr in Handlungsplanungen übergehen und schließlich umgesetzt werden. Es ist wichtig, zu erkennen, in welcher Phase sich der Patient befindet und durch welche Gedanken und äußere Faktoren er beeinflusst ist. Nur so kann es gelingen, ihn dort abzuholen, wo er gerade steht, und einen Suizid zu verhindern. Selbstverständlich gilt es, die Beobachtungen gut zu dokumentieren, um die Einschätzung dadurch nachvollziehbar zu machen. Die bloße Information, dass sich der Patient »glaubhaft von Suizidalität distanziert« als Beleg dafür zu anzuführen, dass keine Gefährdung vorliegt, greift damit zu kurz.

4 Krankheiten und spezielle Syndrome

4.1 Vorbemerkung

Wichtig ist bei der Feststellung der Diagnose, wie auch beim psychopathologischen Befund, eine genaue Verwendung der Begriffe, die nur dann möglich ist, wenn ein grundsätzliches Verständnis der Krankheiten und ihrer Besonderheiten gegeben ist. In diesem Abschnitt werden deshalb ausgewählte Krankheitsbilder und Syndrome dargestellt, die aufgrund ihrer Häufigkeit oder ihrer differenzialdiagnostischen Relevanz von besonderer Bedeutung sind. Die Darstellung ist als erste Orientierungshilfe für Einsteiger gedacht. Sie soll lediglich einen prägnanten Überblick geben und erhebt keinen Anspruch auf Vollständigkeit. Die Einteilung folgt zunächst den Krankheitsgruppen gemäß dem Kapitel V der ICD-10, in der die psychischen Krankheiten jeweils mit dem Buchstaben F beginnend codiert sind und die erste nachfolgende Ziffer die übergeordnete Krankheitsgruppe bezeichnet, und enthält darüber hinaus im letzten Abschnitt Spezielle Syndrome (▶ Kap. 4.12) klinische Bilder, die entweder nicht explizit als Erkrankung gelten (z. B. Befindlichkeitsstörung) oder in einem übergeordneten Zusammenhang stehen (Krankheiten mit körperlichem Bezug). Auch wenn die Übersicht zunächst der Einteilung der ICD-10 folgt, wird bei den Krankheitsbildern jeweils auf die Einteilung gemäß ICD-11 hingewiesen.

4.2 Organische, einschließlich symptomatischer psychischer Störungen (F00–F09)

Den organischen Störungen ist gemeinsam, dass sie ursächlich auf eine strukturelle oder funktionelle Schädigung des Gehirns zurückgeführt werden können. Wir befinden uns hier also im Grenzgebiet zwischen Neurologie und Psychiatrie. Prinzipiell können primäre Krankheiten des Gehirns (z. B. degenerative Prozesse) von sekundären, das Gehirn beteiligenden Prozessen (z. B. Stoffwechselstörungen) unterschieden werden. Eine weiter wichtige Unterscheidung ist, ob es sich um einen akuten oder einen chronischen Prozess handelt. Natürlich kann auch beides relevant sein, zumal ein durch eine chronische Krankheit geschädigtes Gehirn anfälliger für ein akutes Geschehen (insbesondere die Entwicklung eines Delirs) ist. Die ICD-11 fasst Krankheiten, bei denen neurokognitive Störungen im Vordergrund stehen, in einem eigenen Kapitel (»neurocognitive disorders«) zusammen und grenzt diese als erworbene Beeinträchtigungen von den Entwicklungsstörungen ab, Letztere werden in einem separaten Kapitel (»neurodevelopomental disorders«) zusammengefasst. Darüber hinaus gibt es ein eigenes Kapitel, in dem Syndrome, die sekundär im Sinne pathophysiologischer Prozesse infolge einer körperlichen Krankheit (und nicht als psychische Reaktion) auftreten, verschlüsselt werden (»secondary mental or behavioural syndromes associated with disorders or diseases classified elsewhere«). Im Übrigen sollten die den organischen Störungen zugrunde liegenden somatischen Erkrankungen, falls bekannt, sowohl in ICD-10 als auch in ICD-11 zusätzlich codiert werden.

Gemäß der von Karl Bonhoeffer (1868–1948) formulierten Regel besitzt ein psychisches Syndrom keine Spezifität für eine bestimmte körperliche Erkrankung (Bonhoeffer 1910). Umgekehrt kann dieselbe körperliche Ursache zu verschiedenen psychischen Symptomen führen. Es erübrigt sich damit, auf die unterschiedlichen Subtypen organischer Störungen (organische Halluzinose, organische wahnhafte Störung, organische affektive Störung etc.) im Einzelnen einzugehen. Wichtig ist aber, nicht nur bei psychotischer Symptomatik an die Möglichkeit der organischen Ursache zu denken. Dies unterstreicht die Bedeutung der Ausschlussdiagnostik gerade dann, wenn eine schwerwiegende psychiatrische Symptomatik zum ersten Mal aufgetreten ist oder wenn es sich um untypische klinische Bilder handelt.

Unspezifität

In der Vielfalt möglicher hirnorganischen Störungen stehen Delir und Demenz übergeordnet für akute und chronische Krankheiten. Sie haben aufgrund ihrer Häufigkeit besondere Bedeutung und werden deshalb im Folgenden kurz dargestellt. Auf andere hirnorganische Krankheiten (organische affektive Störung, organische Psychose) wird an anderer Stelle näher eingegangen, wenn es um Differenzialdiagnosen geht.

Akute und chronische Krankheiten

4.2.1 Demenz

Eine Demenz ist ein progredient fortschreitender Verlust früher erworbener Fähigkeiten und Fertigkeiten auf dem Boden eines hirnorganischen Krankheitsprozesses. Die Einschränkungen müssen seit mindestens einem halben Jahr bestanden und zu einem Verlust der Alltagskompetenz geführt haben, damit klinisch die Diagnose gestellt werden kann. Bei der Demenz können kognitiv-mnestische Störungen und nicht-kognitive Störungen unterschieden werden. Zu letzteren zählen auch die Auffälligkeiten im Verhalten, die für das Umfeld der Betroffenen oft mit erheblichem Leidensdruck verbunden sind (Seidl et al. 2007).

Bei den kognitiv-mnestischen Störungen sind die Störungen der Merkfähigkeit und des Gedächtnisses ein zentraler Aspekt. Bei der Alzheimer-Demenz als mit Abstand häufigster Demenz-Form ist der Verlust der

Kognitiv-mnestische Störungen

Merkfähigkeit das Kardinalsymptom, das von Beginn der Erkrankung an vorhanden ist. Das Altgedächtnis geht mit Fortschreiten der Demenz nach und nach verloren, wobei entsprechend dem sogenannten Ribot-Gradienten jüngere Inhalte länger erhalten bleiben als ältere. Der Gedächtnisverlust bevorzugt zunächst das episodische Wissen, also lebendige lebensgeschichtliche Details; semantische Fakten sind vergleichsweise länger abrufbar.

Nicht-kognitive Störungen

Psychopathologische Begleitsymptome, auch als nicht-kognitive Störungen bezeichnet, können unmittelbar auf den hirnorganischen Veränderungen beruhen, aber auch Folge der kognitiv-mnestischen Störungen sein. So kann beispielsweise der Umstand, dass infolge der Vergesslichkeit die Brieftasche nicht mehr auffindbar ist, dazu führen, dass der Betroffene sich bestohlen glaubt und bei Häufung derartiger Vorkommnisse zunehmend paranoid wird. Auch eine motorische Unruhe kann daraus resultieren, dass der Demente eine subjektiv nicht zu identifizierende, irritierende Umgebung verlassen möchte, entsprechend umher läuft und versucht, verschlossene Türen zu öffnen. Je nach Demenzform können psychopathologische Auffälligkeiten unabhängig von kognitiv-mnestischen Störungen schon früh vorhanden sein und das klinische Bild entscheidend prägen. So ist die frontotemporale Demenz durch zunehmende Enthemmung gekennzeichnet, während bei der Lewy-Körperchen-Demenz szenische Halluzinationen charakteristisch sind.

Fallbeispiel: Fremdaggression bei Demenz

Auf der gerontopsychiatrischen Station attackieren sich zwei ältere Männer, die sich ein gemeinsames Zimmer teilen, gegenseitig mit ihren Stöcken. Dem Streit vorangegangen war, dass einer der beiden seinen Geldbeutel nicht mehr finden konnte und seinen Mitbewohner des Diebstahls beschuldigte. Der andere dagegen war der Ansicht, er sei in einem Hotel und habe ein Einzelzimmer gebucht, weshalb er den vermeintlichen Eindringling verjagen wollte. Das Beispiel zeigt, wie aus den kognitiv-mnestischen Störungen Verhaltensauffälligkeiten bis hin zur Fremdgefährdung resultieren.

Verkennung von Demenzen

Oftmals werden beginnende Demenzen verkannt oder nicht diagnostiziert. Die Gründe hierin liegen möglicherweise in einem negativen Altersstereotyp, bei dem mnestische Störungen und Verhaltensauffälligkeiten im Alter als normal gelten. Auch werden psychopathologische Symptome, die der Demenz zuzurechnen sind, gelegentlich fehlinterpretiert und einer anderen Erkrankung zugeordnet. So kann ein apathisches Rückzugsverhalten zu Beginn einer Demenz fälschlich als Depression diagnostiziert werden.

Demenzdiagnostik

Die Demenzdiagnostik umfasst nicht nur eine umfassende körperliche Untersuchung und Abklärung, sondern auch standardisierte neuropsychologische Testverfahren (z. B. Consortium to Establish a Registry for Alzheimer's Disease-(CERAD-)Testbatterie). Hinzu kommen strukturelle und im Einzelfall auch funktionelle bildgebende Verfahren, letztere etwa bei Hinweisen auf eine Lewy-Körperchen-Demenz oder eine frontotemporale Demenz, eine Liquordiagnostik einschließlich der Bestimmung von Neurodegenerationsmarkern, insbesondere Tau- und Phospho-Tau-Protein sowie Beta-Amyloid.

4.2.2 Delir

Das Delir ist der Prototyp der akuten hirnorganischen Störung. Kennzeichnend für das delirante Syndrom ist eine qualitative Störung des Bewusstseins. Hinzu können fluktuierend Störungen von Konzentration und Aufmerksamkeit, mnestische Störungen, psychomotorische Auffälligkeiten sowie Wahrnehmungs- und Denkstörungen treten. Charakteristisch, wenn auch nicht in allen Fällen nachweisbar ist eine erhöhte Suggestibilität mit der Möglichkeit, optische Halluzinationen zu induzieren. Phänotypisch zu unterscheiden ist das hypoaktive Delir mit der katatonen Variante als Extremform, das hyperaktive Delir mit der exzitatorischen Variante als Extremform sowie eine Mischform (Übersicht in Zoremba und Coburn 2019). Gerade das hypoaktive Delir wird häufig verkannt, da die Betroffenen still und unauffällig sind und, anders als Patienten mit hyperaktivem oder gemischtem Delir, im klinischen Alltag als vergleichsweise unproblematisch erlebt werden.

Bei Hinweisen auf das Vorliegen eines deliranten Syndroms ist umgehend eine umfassende organische Abklärung erforderlich (▸ Kap. 2.9). Genau genommen handelt es sich beim deliranten Syndrom nicht um eine psychiatrische, sondern primär um eine körperliche Erkrankung, die sich unter anderem in psychischen Symptomen ausdrückt. Diagnostik und Therapie sollten entsprechend bevorzugt in einer somatischen Abteilung erfolgen. In der Praxis werden delirante Patienten für gewöhnlich dann in einer Psychiatrie stationär behandelt, wenn die Diagnose unklar ist oder wenn der Patient in einer Somatik nicht führbar ist. Dies kann dann der Fall sein, wenn ein protrahiertes Delir mit einer starken psychomotorischen Unruhe oder extremer Aggressivität verbunden ist und deshalb die Mittel einer psychiatrischen Klinik zur Sicherung benötigt werden. Die Verlegung aus einer somatischen in eine psychiatrische Abteilung ist dennoch kritisch zu sehen und im Einzelfall genau zu prüfen. Hier schlägt die Stunde der Konsiliarpsychiatrie, wenn es gilt, die somatisch tätigen Kollegen im Umgang mit einem deliranten Patienten zu beraten und nötigenfalls die Indikation für eine psychiatrische Weiterbehandlung zu stellen.

Organische Grundlage

4.3 Psychische und Verhaltensstörungen durch psychotrope Substanzen (F10–F19)

An dieser Stelle wird auf süchtiges Verhalten und Abhängigkeit eingegangen. Die ICD-10 fasst diese Punkte in dem Kapitel ›Psychische und Verhaltensstörungen durch psychotrope Substanzen‹ und subsumiert darunter sowohl schädlichen Gebrauch und Abhängigkeit als auch Folgeerscheinungen wie etwa eine psychotische Symptomatik. Diese Einteilung ist in mehrerlei Hinsicht kritisch zu hinterfragen. So wird hier nur auf Substanzen Bezug genommen, nicht auf nicht-stoffgebundene Süchte. Die ICD-11 dagegen spricht im entsprechenden Kapitel von Störungen aufgrund von Substanzgebrauch oder süchtigen Verhaltensweisen (»disorders due to substance use or addictive behaviours«) und bezieht Spielsucht mit ein. Auch die Formulierung »durch psychotrope Substanzen« in der ICD-10 irritiert, denn dies klingt so, als ob die Substanzen es seien, die zu Verhaltensstörung und Abhängigkeit führen, also quasi per se süchtig machen. Abhängiges Verhalten ist zweifellos komplexer und hat zunächst mit der jeweiligen Person zu tun, die sich der Substanzen bedient oder anderweitig schädigende Verhaltensweisen an den Tag legt. Ein weiterer Kritikpunkt ist, dass auch psychotische Symptome oder körperliche Folgen wie Intoxikationen hier angeführt werden, obwohl sie eigentlich den organischen psychischen Störungen zugerechnet werde müssten. Im folgenden Abschnitt wird lediglich kurz auf einen Kernaspekt des süchtigen Verhaltens einschließlich der therapeutischen Herausforderung eingegangen. Es soll damit ein basales Verständnis vermittelt werden, ohne die anderen Aspekte, die die ICD-10 hier subsumiert, weiter auszuführen.

4.3.1 Süchtiges Verhalten

Die ICD-10 benennt als von der Substanzabhängigkeit betroffene Bereiche: Kognition, Verhalten und körperliche Phänomene. Betont wird die überragende Bedeutung, die bestimmte Substanzen gewinnen und die sich in einem dominierenden, kaum mehr kontrollierbarem Bedürfnis nach Konsum trotz negativer Folgen ausdrückt. Körperlich findet eine Gewöhnung an die Substanzen statt, die sich in einer erhöhten Toleranz und möglicherweise auch in einem Entzugssyndrom nach Absetzen zeigt.

Folgen des Entzugs In der Klinik haben wir es vor allem mit Patienten zu tun, die freiwillig oder unfreiwillig ohne ihr Suchtmittel auskommen müssen, sodass wir hier mit physischen und psychischen Entzugsfolgen konfrontiert sind. Als Kernproblem erweist sich beim Entzug die Schwierigkeit, den aversiven Zustand ohne Suchtmittel (passiv) auszuhalten, ohne sich (aktiv) durch erneuten Konsum Erleichterung zu verschaffen. Ein Teil der Therapie besteht darin, dass Alternativen an die Stelle des Suchtmittels treten. Dies geschieht jedoch im Wissen, dass es nichts gibt, das genauso wie das Suchtmittel wirkt und funktioniert, dass also nichts die entstehende Lücke nach dessen Wegfall völlig füllen kann.

Fallbeispiel: Alkoholabhängigkeit

Ein beruflich und sozial ursprünglich sehr gut integrierter Patient kommt in Begleitung eines Nachbarn, der nachdrücklich die Aufnahme unterstützt. Der Patient befindet sich in einem verwahrlosten Zustand und schon rasch wird deutlich, dass er unter einer langjährigen Alkoholabhängigkeit leidet und bisher niemals über längere Phasen abstinent war. Infolge des Alkoholkonsums ist seine Leber geschädigt, der Beruf steht auf dem Spiel und sozial ist der Patient isoliert. Seinen ursprünglichen Wunsch, eine feste Beziehung einzugehen und eine Familie zu gründen, hat er nicht verwirklichen können, worunter er sehr leidet.

Der Patient bringt klar seinen Wunsch zum Ausdruck, nun endlich dem Alkohol zu entsagen, und er ist mit einer auch längeren stationären Behandlung einverstanden, zumal sein Arbeitgeber ihm nochmals eine Chance geben möchte. Der körperliche Entzug gestaltet sich kompliziert und der Patient benötigt hohe Dosen Diazepam, das nur langsam reduziert werden kann. Im Laufe des Entzugs entwickelt er ein zunehmendes Unwohlsein, das er als »meine Depression« bezeichnet. Er wird darauf verwiesen, dass noch nicht eine Depression im eigentlichen Sinne diagnostiziert werden kann, sondern es sich bei den nun aufgetretenen affektiven Schwankungen, der Abgeschlagenheit und Antriebsschwäche am ehesten um Folgen des Entzugs handelt. Auch wird dem Patienten in nunmehr nüchternem Zustand zunehmend seine prekäre Lebenssituation deutlich, unter der er zusätzlich leidet.

Therapeutisch wird immer wieder versucht, den Patienten zur Fortsetzung des Entzugs trotz des aktuell zunehmenden Leidensdrucks zu motivieren mit Verweis darauf, dass sich langfristig ein abstinentes Leben auszahlen wird und er nur auf diese Weise seine Ziele wird erreichen können. Der Patient versteift sich jedoch mehr und mehr darauf, dass erst seine vermeintliche Depression behandelt werden müsse, sonst könne er nicht ohne Alkohol leben. Er kann sich nicht damit arrangieren, dass es vor allem der Entzug ist, der ihm so viel abverlangt, sondern erwartet – bei vordergründig weiterhin bestehender Motivation – dass ihm das Leid, wie auch immer, genommen werden müsse, und zwar möglichst rasch. Im Rahmen des stationären Aufenthalts wird er zweimal rückfällig und berichtet jedes Mal danach, wie gut es ihm in alkoholisiertem Zustand jeweils wieder gegangen ist. Die Behandlung bricht er schließlich ab.

Der Fall zeigt exemplarisch das Wesen der Sucht und die Schwierigkeiten der Therapie. Dem drängenden Verlangen nach dem Suchtstoff, der rasch wieder zum Wohlbefinden führt, kann nicht widerstanden werden. Damit verknüpft ist die irrige Vorstellung, dass der Verzicht schmerzfrei möglich sein muss. In diesem Falle wurde die vermeintliche Depression ins Feld geführt und der völlig unrealistische Anspruch formuliert, dass der Arzt in der Lage sein müsse, diese wegzutherapieren, um den Patienten so von seinem Leid zu erlösen. Da es nicht gelungen ist, zu vermitteln, dass genau das Aushalten des Leidens der erste Schritt in der Abstinenz und die Schwierigkeit, dieses auszuhalten, der aufrechterhaltene Faktor der Abhängigkeit ist, musste die Behandlung scheitern. Ergänzend ist zu bemerken, dass der Patient, wie viele Menschen mit Abhängigkeit, möglicherweise auf einer hirnorganischen Grundlage so weit in seiner Auffassung beeinträchtigt ist, dass die Psychoedukation durch diesen Faktor zusätzlich erschwert ist.

4.4 Schizophrenie, schizotype und wahnhafte Störungen (F20–F29)

Die ICD-10 fasst in diesem Kapitel recht unterschiedliche Erkrankungen und Störungen zusammen. Hier finden sich neben den Schizophrenien auch die akuten vorübergehenden psychotischen Störungen, die Schizotypie, die anhaltende und die induzierte wahnhafte Störung (letztere wird auch als Folie à deux bezeichnet). Während die Schizophrenie als schwere Erkrankung anzusehen ist, die oftmals einen chronischen Verlauf nimmt und in Residualzustände mündet, handelt es sich bei der anhaltenden wahnhaften Störung und bei der Schizotypie um wesentlich milder ausgeprägte, symptomärmere Störungen. Die ICD-11 übernimmt diese Einteilungen zu einem großen Teil in der Kategorie Schizophrenie und andere psychotische Störungen (»schizophrenia or other primary psychotic disorders«), wobei sich die diagnostischen Kriterien, etwa bei der Schizophrenie, ändern.

4.4.1 Schizophrenie

Schizophrenie steht für eine uneinheitliche Gruppe von Erkrankungen. Die Verläufe sind im Einzelfall sehr unterschiedlich. Die mit Abstand häufigste Form ist die paranoide Schizophrenie mit ausgeprägten, zum Teil sehr dynamischen und oftmals bizarren Wahnvorstellungen, die vermeintliche Bedrohung oder Verfolgungen zum Inhalt haben. Die Auffassung von Schizophrenie als eigener Krankheitsgruppe geht auf Emil Kraepelin zurück, der Begriff wurde von Eugen Bleuler geprägt. Eine Operationalisierung erfolgte durch Kurt Schneider, dessen Sicht maßgeblich in die ICD-10 eingeflossen ist. In der ICD-11 finden sich nicht mehr die in der ICD-10 beschriebenen Unterformen der Schizophrenie, und auch der Bezug auf die Erstrangsymptome fehlt. Neu ist auch, dass Katatonie als Syndrom in einer eigenen Kategorie (»catatonia«) erfasst wird, verbunden mit dem Hinweis, dass die entsprechende Symptomatik im Rahmen verschiedener Krankheitsbilder, so auch der Schizophrenie, auftreten kann.

Symptome 1. Ranges   Kurt Schneider führt in seinem Lehrbuch (Schneider 1950, S. 138) die sogenannten Erstrangsymptome an, die er als bedeutsam für die Diagnose identifiziert hat:

> »Unter den zahlreichen bei der Schizophrenie vorkommenden Erlebnisweisen gibt es einige, die wir Symptome 1. Ranges heißen, nicht weil wir sie für ›Grundstörungen‹ hielten, sondern weil sie für die Diagnose sowohl gegenüber nichtpsychotisch seelisch Abnormem, wie gegenüber der Zyklothymie ein ganz besonderes Gewicht haben. Diese Wertung bezieht sich also nur auf die Diagnose. Nicht aber ist damit etwas zur Theorie der Schizophrenie gesagt, wie das Bleulers ›Grundsymptome‹ und ›akzessorischen Symptome‹ meinen oder die ›primären‹ und ›sekundären‹ Symptome anderer Autoren.«

Diese Symptome 1. Ranges sind gemäß Schneider Gedankenlautwerden, dialogisierende Stimmen, kommentierende Stimmen, leibliche Beeinflussungserlebnisse, Gedankenentzug und andere Gedankenbeeinflussungen, Gedankenausbreitung, Wahnwahrnehmung sowie »alles von andern [sic] Gemachte und Beeinflußte auf dem Gebiet des Fühlens, Strebens (der Triebe) und des Willens«. Schneider stellt klar fest: »Wo eine dieser Erlebnisweisen einwandfrei vorliegt und keine körperlichen Grundkrankheiten zu finden sind, sprechen wir klinisch in aller Bescheidenheit von Schizophrenie.« (Schneider 1950, S. 138). Interessanterweise betont Schneider, dass die genannten Symptome 1. Ranges einerseits auch bei exogenen (also organisch bedingten) Psychosen vorkommen können, andererseits nicht immer nachweisbar und somit für die Diagnose der Schizophrenie nicht zwingend erforderlich sind. Zu den diagnostisch weit weniger bedeutsamen Symptomen 2. Ranges werden ansonsten »die übrigen Sinnestäuschungen, der Wahneinfall, Ratlosigkeit, depressive und frohe Verstimmungen, erlebte Gefühlsverarmung und noch manche anderen« gezählt (Schneider 1950, S. 139).

Die ICD-10 lehnt sich sehr eng an Kurt Schneider an, wenn es heißt: — *Symptomatik gemäß ICD-10*

»Die schizophrenen Störungen sind im Allgemeinen durch grundlegende und charakteristische Störungen von Denken und Wahrnehmung sowie inadäquate oder verflachte Affekte gekennzeichnet. Die Bewusstseinsklarheit und intellektuellen Fähigkeiten sind in der Regel nicht beeinträchtigt, obwohl sich im Laufe der Zeit gewisse kognitive Defizite entwickeln können. Die wichtigsten psychopathologischen Phänomene sind Gedankenlautwerden, Gedankeneingebung oder Gedankenentzug, Gedankenausbreitung, Wahnwahrnehmung, Kontrollwahn, Beeinflussungswahn oder das Gefühl des Gemachten, Stimmen, die in der dritten Person den Patienten kommentieren oder über ihn sprechen, Denkstörungen und Negativsymptome.«

Die in der ICD-10 vorgesehene Diagnose der Schizophrenia simplex als — *Schizophrenia simplex* Schizophrenie mit überwiegender Negativsymptomatik sollte nur mit äußerster Vorsicht gestellt werden. Zunächst ist bei apathisch-adynamen klinischen Bildern eine sorgfältige organische Ausschlussdiagnostik erforderlich. Zudem geben viele Patienten mit paranoider Schizophrenie eine durchgemachte Produktivsymptomatik in der Anamnese nicht an. Dies kann daran liegen, dass die Symptomatik aufgrund mnestischer Defizite nicht erinnert wird, aber auch daran, dass der Patient vorangegangene akute Exazerbationen ebenso wie gegenwärtige Symptome im Sinne einer doppelten Buchführung verschweigt oder verleugnet. Auf diese Weise können Symptome übersehen werden und es wird fälschlich die Diagnose einer »blanden« (also vergleichsweise symptomarm verlaufenden) Schizophrenia simplex gestellt.

4.4.2 Schizoaffektive Störung

Die ICD-10 charakterisiert die schizoaffektiven Störungen als »[e]pisodische Störungen, bei denen sowohl affektive als auch schizophrene Symptome auftreten, aber die weder die Kriterien für Schizophrenie noch für eine depressive oder manische Episode erfüllen«. Typischerweise ist die psychotische Symptomatik, anders als bei den reinen affektiven Störungen, nicht synthym, wenngleich die ICD-10 betont, dass allein der Umstand, dass die psychotischen Symptome parathym sind, die Diagnose einer schizoaffektiven Störung noch nicht rechtfertigt. Besonders bei paranoiden Bildern ist zu prüfen, ob die Symptomatik nicht in einer reinen depressiven Episode aufgeht (▶ Kap. 5.12). Die ICD-11 fordert für die Diagnose der schizoaffektiven Störungen, dass die Kriterien für eine Schizophrenie sowie für eine manische, gemischte oder depressive Episode entweder gleichzeitig oder bestenfalls im Abstand von wenigen Tagen erfüllt sein müssen.

Alternierende Phasen im Verlauf

Neben der Gleichzeitigkeit von affektiver Störung und schizophreniformer Symptomatik gibt es nach klassischer Auffassung (und anders als in der ICD-11 definiert) auch die Möglichkeit alternierender Phasen im Verlauf. So kann, wie bereits Eugen Bleuler (1983, S. 440) bemerkt, eine schizoaffektiven Störung zunächst als reine bipolare Störung und später als Schizophrenie imponieren oder umgekehrt. Auch wenn bislang nur einmalig eine Episode mit Symptomen einer Schizophrenie aufgetreten ist, muss die Diagnose einer schizoaffektiven Störung erwogen werden. Die schizoaffektive Störung muss dem schizophrenen Spektrum zugerechnet werden, sowohl was die klinische Symptomatik betrifft als auch im Hinblick auf die im Vergleich zu affektiven Störungen ungünstigere Prognose (Pagel et al. 2013).

4.4.3 Schizotype Störung

Die schizotype Störung, auch Schizotypie genannt, ist zeitlich überdauernd und gekennzeichnet durch Symptome, die in Richtung einer Schizophrenie weisen, ohne dass die Kriterien für eine Psychose erfüllt sind. ICD-10 und ICD-11 benennen Denkstörungen und sogar Wahrnehmungsstörungen, Affektstörungen und Verhaltensauffälligkeiten. Diese unterscheiden sich jedoch in ihrer Qualität und Intensität von den entsprechenden Symptomen einer schizophrenen Psychose.

Bezug zur Schizophrenie

Schizotype Störungen finden sich gehäuft in der Verwandtschaft von Menschen mit manifesten Schizophrenien, was für eine genetische Prädisposition spricht. Die Schizotypie kann zudem als präklinische Form einer Schizophrenie begriffen werden. Die biologische Dimension zeigt sich nicht zuletzt im (wenn auch begrenzten) Ansprechen auf eine antipsychotische medikamentöse Behandlung. Im zeitlichen Verlauf ist die Symptomatik nicht unbedingt stabil. Es gibt Hinweise darauf, dass der überwiegende Teil der Betroffenen im Verlauf remittiert, aber auch, dass ein kleinerer Teil eine Psychose aus dem schizophrenen Formenkreis entwickelt (Übersicht in Kirchner et al. 2018).

4.4.4 Induzierte wahnhafte Störung

Die Folie à deux, auch (nicht ganz korrekt) als geteilter Wahn oder gemäß ICD-10 als induzierte wahnhafte Störung bezeichnet, ist ein interessantes, aber sehr seltenes Phänomen, das sich auf das inhaltliche Denken bezieht. Der Betroffene, der nicht unter einer Psychose leidet, übernimmt von einem psychotischen Partner die Inhalte des Wahns und vertritt diese nun ebenfalls mit Gewissheit. Laut ICD-10 besteht zwischen beiden Beteiligten eine enge emotionale Bindung; nach Trennung sollen die Inhalte zumeist wieder aufgegeben werden. Die Symptomatik bei der Folie à deux ist also herzuleiten und damit im weitesten Sinne verstehbar. Sie erfüllt also streng genommen nicht die Kriterien einer Psychose.

Eine wichtige differenzialdiagnostische Erwägung ist, dass auch beim Partner, der den Wahn übernimmt, eine Psychose vorliegt. Neben einer Schizophrenie sind auch Fälle von affektvoller Paraphrenie im Sinne von Leonhard (1995) beschrieben, bei denen Wahninhalte geteilt werden (Reif und Pfuhlmann 2004). Die Vermutung einer Psychose liegt umso näher, wenn der Betroffene und der Partner, der mutmaßlich den Wahn induziert hat, blutsverwandt sind, was eine gemeinsame genetische Vulnerabilität vermuten lässt. Die Frage, ob bei einem psychiatrisch völlig gesunden Menschen ein Wahn induziert werden kann, lässt sich nicht klar beantworten. Es ist jedoch davon auszugehen, dass eine Disposition vorhanden sein muss, die eine gewisse Suggestibilität bedingt und die zumindest auf Ebene der Persönlichkeit begründet ist. Auch sind die Kausalzusammenhänge nicht immer so einfach gelagert, dass ein psychotischer Partner Gedankeninhalte auf einen nicht-psychotischen Partner überträgt, wie dies im Konzept der induzieren wahnhaften Störung gefordert wird. Es kann im Einzelfall auch vorkommen, dass derjenige, der den Inhalt aufnimmt, unter einer Psychose leidet (Schätzle 2002).

Grundlagen für die Induktion

4.5 Affektive Störungen (F30–F39)

Die ICD-10 gibt als hauptsächliche Symptomatik dieser Gruppe Veränderungen der Affektivität und des Aktivitätsniveaus an. (Der Begriff der Aktivität ist hier allerdings etwas irreführend, denn Aktivität bezeichnet das nach außen hin sichtbare Verhalten. Maßgeblich für die Aktivität sind Antrieb und Motivation oder, noch basaler, die seelische Energie. Streng genommen müssten wir hier also von einer Veränderung des Energieniveaus sprechen.) Die Auslenkung kann in Richtung einer Depression mit gedrückter Stimmung oder einer Manie mit gehobener Stimmung gehen. Das Niveau der Aktivität (beziehungsweise das allgemeine Energieniveau) ist entsprechend gemindert oder erhöht. Die ICD-10 führt an dieser Stelle weiter an, dass die meisten Symptome auf den genannten Veränderungen beruhen oder hieraus verständlich sind. In der ICD 11 sind die affektiven Störungen in einem analogen Kapitel (»mood disorders«) zusammengefasst, wobei bipolare und depressive Störungen unterschieden werden.

Die ICD-10 unterteilt die affektiven Störungen gemäß ihrem Schweregrad (leichte, mittelgrade oder schwer depressive Episode sowie hypomanische oder manische Episode) und danach, ob jeweils psychotische Symptome

Unterteilung nach ICD-10

vorhanden sind oder nicht. Ein weiteres Kriterium ist der Verlauf (einzelne Episode, rezidivierend monopolar oder bipolar). Gerade die bipolare affektive Störung (früher als manisch-depressive Erkrankung bezeichnet) ist nicht immer leicht zu diagnostizieren, da eine Erfassung des Längsschnitts oftmals schwierig ist. Hier empfiehlt sich das Einholen von Fremdanamnesen. Die Abgrenzung der monopolaren gegenüber der bipolaren Störung ist aus therapeutischen Gründen von besonderer Bedeutung. Während bei der monopolaren Depression eine primär antidepressive Therapie indiziert ist, muss bei der bipolaren Störung vor allem stimmungsstabilisierend gearbeitet werden.

4.5.1 Depressive Episode

Damit eine depressive Episode gemäß ICD-10 diagnostiziert werden kann, müssen formal die einschlägigen Kriterien erfüllt sein. (Dies versteht sich eigentlich von selbst und wäre deshalb nicht der Rede wert. Allerdings zeigt die Erfahrung, dass selbst in Gutachten gelegentlich die Diagnose einer Depression angeführt wird, ohne dass die entsprechenden Kriterien dargelegt werden.) Die Einschätzung des Schweregrades der depressiven Episode bemisst sich an der Anzahl der einzelnen Symptome. Zentrale Symptome sind eine gedrückte Stimmung und eine »Verminderung von Antrieb und Aktivität« (also eine Energielosigkeit). Damit einher gehen Freudlosigkeit, Interessenverlust und Konzentrationsminderung sowie rasche Erschöpfbarkeit. Charakteristisch sind außerdem Schlafstörungen und Appetitverlust. Die ICD-10 betont zudem die kognitiven Aspekte mit negativer Sicht der eigenen Person (Minderung des Selbstwertgefühls und des Selbstvertrauens, Gedanken an eine vermeintliche Wertlosigkeit) sowie Gedanken an eigene Schuld. Die Symptomatik persistiert relativ gleichförmig und insbesondere die Affektivität ist nicht durch äußere Umstände beeinflussbar. Als somatisches Syndrom wird das Vorhandensein von Symptomen bezeichnet, die ein stark biologisches Gepräge tragen, nämlich Anhedonie, Früherwachen, Morgentief, psychomotorische Phänomene, Agitiertheit, Appetitverlust, Gewichtsverlust und Libidoverlust. Die ICD-11 benennt ebenfalls eine Störung der Affektivität oder Freudlosigkeit als Charakteristika der Depression, die von anderen kognitiven, verhaltensbezogenen oder vegetativen Symptomen begleitet sind, benennt jedoch nicht die Energielosigkeit.

Einschränkungen von Kognition und Mnestik

Als Symptom nicht zu unterschätzen sind die Konzentrationsstörung und eine allgemein verminderte kognitiv-mnestische Leistungsfähigkeit, die gerade den Patienten besonders zu schaffen macht, die diesbezüglich ein hohes Ausgangsniveau haben. Im Alter kann dies als sogenannte depressive Pseudo-Demenz imponieren. Hierfür charakteristisch sind (anders als bei Patienten mit Alzheimer-Demenz in fortgeschrittenen Stadien) die expliziten Klagen über kognitive und mnestische Defizite. Die Defizite sind dabei untypisch ausgeprägt, etwa mit zeitlich umschriebenen Gedächtnislücken.

Fallbeispiel: Depressive Pseudodemenz

Eine 55-jährige Patientin berichtet, dass sie ihre Mutter, die an einer Alzheimer-Demenz litt, bis zu deren Tode gepflegt habe. In den letzten Monaten habe sie gemerkt, dass sich ihre eigene Konzentration, aber auch Merkfähigkeit und Gedächtnis deutlich verschlechtert hätten. Sie habe begonnen, sich mit Zetteln als Erinnerungsstützen zu behelfen, wie dies auch ihre Mutter zu Beginn der Erkrankung gemacht habe. Die geistige Leistungsfähigkeit der Patientin habe stetig abgenommen, parallel dazu habe sie Symptome einer schweren Depression einschließlich Anhedonie und Energielosigkeit entwickelt. Sie habe schließlich befürchtet, ebenso wie die Mutter unter einer Demenz zu leiden. Zwar habe sie noch Hoffnung gehabt, dass sich dies als Trugschluss herausstellen könnte, aber gerade die nachlassende Merkfähigkeit und die Gedächtnisstörungen hätten sie immer wieder beunruhigt.

Ihr ambulant behandelnder Nervenarzt habe sie zwar mit einem Antidepressivum behandelt und erklärt, dass sie unter einer Depression leide, er habe aber ebenfalls die Befürchtung geäußert, dass die mnestischen Störungen Ausdruck einer beginnenden Alzheimer-Erkrankung sein könnten, und sie deshalb zur weiteren Abklärung und zur Therapie in die Klinik überwiesen. In der Klinik bestätigt sich die Diagnose einer schweren depressiven Episode. In den Befunden der somatischen Abklärung einschließlich zerebraler Bildgebung und Liquordiagnostik findet sich keinerlei Hinweis auf eine neurodegenerative Erkrankung. Unter stationärer Behandlung bessert sich schließlich die Symptomatik einschließlich der Störungen von Merkfähigkeit und Gedächtnis.

Die im somatischen Syndrom zusammengefassten Symptome weisen auf eine besondere Qualität der Depression hin. In der klassischen Terminologie wurde hier gemäß der zu vermutenden vielschichtigen Ursachen einschließlich einer biologischen Komponente von einer endogenen oder auch von einer melancholischen Depression gesprochen. Auch wenn diese Begrifflichkeit aufgegeben wurde, muss festgestellt werden, dass sich depressive Syndrome qualitativ unterscheiden und in unterschiedlichem Maße biologisch geprägt sind. Gerade beim Vorliegen eines somatischen Syndroms liegt hier der Begriff der Endogenität nahe. *Somatisches Syndrom*

Ebenfalls charakteristisch für eine bestimmte, schwer ausgeprägte Form der depressiven Episode ist das Schulderleben der Betroffenen. Der sogenannte Zeiger der Schuld zeigt dabei auf die eigene Person. Der Patient kann sich in diesem Rahmen auch die eigene Krankheitssymptomatik anlasten und meinen, der Grund für die Beschwerden liege vor allem in ihm selbst, etwa in seiner mangelnden Anstrengung oder vermeintlichen Willensschwäche. Der Gedanke an vermeintliche eigene Verfehlungen kann sich bis zum Schuldwahn steigern. Oft fällt es den Betroffenen schwer, zumal wenn die Depression wahnhafte Qualität hat, den eigenen Zustand als krankhaft zu begreifen. Ein erster Schritt in der Behandlung des schwer Depressiven ist deshalb die Aufklärung über die Krankheit und die *Schulderleben*

Information darüber, dass der Betroffene für seinen Zustand nicht verantwortlich zu machen ist.

> **Exkurs: Wahnhafte Depression**
>
> Die wahnhafte Depression weist einige Besonderheiten auf, die sie aus der Gruppe der depressiven Episoden herausheben und ihr ein ganz eigenes Gepräge geben, weshalb sie hier gesondert besprochen wird. Die Sicht, dass es sich bei der wahnhaften Depression schlicht um eine Zuspitzung der schweren depressiven Episode handelt, greift möglicherweise zu kurz und verkennt den eigenen Charakter dieser Depressionsform.
>
> Die wahnhafte Depression zeichnet sich durch bestimmte Gedanken aus, die die Wahnkriterien nach Jaspers erfüllen, nämlich die Unrichtigkeit des Inhalts, die subjektive Gewissheit und in Zusammenhang damit die Unkorrigierbarkeit. Die Gedanken umfassen dabei entweder die *Vergangenheit* mit der Überzeugung, schwerste Verfehlungen begangen zu haben (Schuld- oder Versündigungswahn), die *Gegenwart* mit dem Gedanken an unheilbare Krankheit (hypochondrischer Wahn), die Unmöglichkeit der eigenen Existenz (nihilistischer Wahn) oder den Verlust der materiellen Grundlage (Verarmungswahn) oder aber die *Zukunft* mit der Gewissheit, dass es keine Rettung mehr geben könne (für diesen Wahn gibt es leider keinen gängigen Begriff, obgleich er häufig zu beobachten ist).
>
> Die Betroffenen können auf den ersten Blick vergleichsweise gesund wirken, was einerseits am oft gut erhaltenen Antrieb und einer lebhaften Psychomotorik, andererseits an der typischerweise ebenfalls gut erhaltenen Affektmodulation liegt, solange die Wahnthematik nicht berührt wird. Kommt das Gespräch jedoch auf den Wahninhalt, so offenbart sich der Leidensdruck und die Patienten berichten unter erheblicher affektiver Beteiligung von ihren quälenden Überzeugungen. Die atypische klinische Symptomatik mit der Notwendigkeit, mögliche Wahninhalte gezielt abzufragen und so zu erkennen, führt dazu, dass wahnhafte Depressionen leicht verkannt werden (wie im nachfolgenden Fallbeispiel). Patienten mit wahnhafter Depression sind aufgrund ihrer gedanklichen Fixierung auf die irrigen, in höchstem Maße quälenden und ängstigenden Gedankeninhalte besonders suizidgefährdet. Die Therapie sollte deshalb zunächst in erster Linie spannungslösend und auch antipsychotisch erfolgen.

Fallbeispiel: Depression mit hypochondrischem Wahn

Ein 32-jähriger promovierter Physiker wird nach einem schweren Suizidversuch erstmals stationär auf die geschützte Akut- und Aufnahmestation einer psychiatrischen Klinik aufgenommen. Die Gründe für den Suizidversuch bleiben zunächst unklar, der Patient berichtet lediglich, dass er sich nicht wohlfühle und dass ihm in letzter Zeit alles zu viel geworden sei. Unter der Diagnose einer depressiven Episode erhält er ein Antidepressivum. Unmittelbar nach Verlegung auf eine offene Station unternimmt er erneut einen schweren Suizidversuch durch Tablettenintoxikation im nahegelegenen Wald und wird nur aufgrund eines Zufalls entdeckt und gerettet.

Bei der anschließenden umfassenden Nachexploration wird nun auch gezielt nach den einschlägigen Themen einer wahnhaften Depression gefragt. Auf die Gedanken an Krankheiten angesprochen, beginnt der Patient zu weinen und berichtet, dass er seit längerer Zeit unter Konzentrationsschwierigkeiten leide. Er habe sich mehr und mehr mit möglichen Ursachen beschäftigt und sei schließlich zur Überzeugung gelangt, dass er an einer neurodegenerativen Erkrankung leiden müsse, möglicherweise an einer Alzheimer-Demenz oder etwas Ähnlichem, und dass sein Schicksal damit besiegelt sei. Um sich weiteres Leid zu ersparen, habe er nun schon zum zweiten Mal versucht, sich das Leben zu nehmen; Rettung gebe es sicherlich keine für ihn.

Unter einer hochdosierten anxiolytischen und einer antipsychotischen Medikation bessert sich der Zustand des Patienten rasch; er erkennt nun, dass die Konzentrationsdefizite wohl Teil der sich anbahnenden Depression waren, und schöpft nun parallel zum Abklingen des hypochondrischen Wahns wieder Hoffnung.

4.5.2 Manische Episode

Das manische Syndrom kann in vielerlei Hinsicht als Gegenpol der Depression betrachtet werden. Während die depressive Episode nicht allein als Erkrankung der Affektivität, sondern als Zustand der Energielosigkeit begriffen werden kann, ist die manische Episode im Gegenteil gekennzeichnet durch eine ungewöhnliche Fülle an Energie. Wird dies im hypomanen Zustand vom Betroffenen (und möglicherweise auch seinem Umfeld) als lebendig uns inspirierend erlebt, so kippt die Situation in der Manie. Außenstehende erleben die nun vorhandene Getriebenheit als völlig inadäquat und störend, und auch die Patienten selbst können einen Leidensdruck entwickeln, wenn sie buchstäblich nicht mehr wissen, wohin mit ihrer überschießenden Kraft. Die Gestimmtheit in der Manie kann von Freude über Euphorie bis hin zur wütenden Gereiztheit in der akuten manischen Episode reichen.

Eine Schwierigkeit bei der anamnestischen Erfassung (hypo-)manischer Episoden besteht darin, dass wir bipolare Patienten oftmals in der depressiven Episode kennenlernen und die erhältlichen Angaben unvollständig oder verfälscht sein können. Dies beruht zum einen darauf, dass der Depressive sich typischerweise nicht an positive Aspekte der Vergangenheit erinnern kann und deshalb möglicherweise darauf beharrt, dass er niemals im Leben gute Zeiten erlebt habe. Nicht selten hören wir gerade von schwer depressiv Erkrankten die Aussage, sie seien ihr ganzes Leben lang nie anders

Schwierigkeiten in der Anamneseerhebung

als traurig und schwermütig gewesen. Manische Episoden können in diesem Sinne tatsächlich nicht erinnert und deshalb auch nicht angegeben werden. Zum anderen besteht gerade bei der sogenannten Bipolar-II-Störung, also der milderen Form mit lediglich hypomanischen Episoden, die Gefahr, dass letztere nicht als pathologisch erkannt, sondern als Normalzustand wahrgenommen werden (▶ Fallbeispiel: Bipolar-II-Störung). Aus den genannten Gründen ist hier die Erhebung einer Fremdanamnese von besonderer Bedeutung.

Verschiebung der Maßstäbe

Oftmals wird gerade der hypomane Zustand als äußerst angenehm erlebt und dienst quasi als Maßstab des Wohlbefindens. Es fällt schwer, den Patienten zu vermitteln, dass es sich hierbei nicht um eine stabile Verfassung handelt, sondern dass stets die Gefahr des Umschwungs in die Depression droht. Von außen besehen ausgeglichene Zustände mit im weitesten Sinne normalem Antriebs- und Energieniveau dagegen werden von Patienten mit bipolaren Störungen oftmals als eintönig geschildert und die Patienten erleben sich als schwunglos. Möglicherweise bezeichnen sie selbst diesen Zustand als Depressivität.

4.5.3 Bipolare affektive Störung

Das Vorliegen einer bipolaren affektiven Störung wird im Schnitt erst 5 bis 10 Jahre nach deren Manifestation erkannt; bei bis zu 70 % der Betroffenen wird im ersten Jahr der Erkrankung keine korrekte Diagnose gestellt (Schäfer und Correll 2020). Dies liegt unter anderem daran, dass bipolare Patienten in aller Regel im Rahmen einer depressiven Phase in Behandlung kommen (es sei denn, sie befinden sich in einer derart ausgeprägten manischen Phase, dass eine stationäre Behandlung erforderlich ist). Aus der bipolaren Depression heraus die richtige Diagnose zu stellen ist, wie im vorhergehenden Abschnitt dargelegt, nicht immer leicht. Allerdings kann es auch während einer depressiven Episode klinische Hinweise auf eine Bipolarität geben (die Patienten erscheinen in der Regel lebendiger als monopolar Erkrankte, da die Psychomotorik lebhafter und die Affektmodulation besser erhalten ist) (▶ Kap. 5.20).

Unterformen

Die Bandbreite möglicher Verläufe bezüglich Amplitude, also Schwere der Symptomatik, und Frequenz der Episoden ist sehr groß. Je nach Ausprägung der manischen Episoden sprechen wir von Bipolar-I-Störung (ausgeprägte manische Episoden, während derer der Betroffene deutlich krank erscheint und aus seinen psychosozialen Bezügen herausfällt) und Bipolar-II-Störung (hypomanische Episoden, während derer das gewohnte Leben im Wesentlichen fortgeführt werden kann). Eine Bipolar-III-Störung liegt dann vor, wenn durch antidepressive Stimulation ein (hypo-)manischer Zustand induziert wird. Wohlgemerkt handelt es sich hierbei also um eine Unterform der bipolaren Störung mit den entsprechenden Konsequenzen für die Therapie, die nun primär stimmungsstabilisierend mit entsprechend zurückhaltendem Einsatz von Antidepressiva erfolgen muss.

Frequenz

Eine weitere Unterteilung betrifft die Frequenz der depressiven und manischen Episoden. Bei vier oder mehr Episoden pro Jahr wird von einem rapid cycling gesprochen. Der gelegentlich verwendete Begriff des ultra rapid cycling ist nicht klar definiert, verweist aber auf Sonderformen der bipolaren Störung mit extrem hoher Frequenz bis hin zu täglichen Wechseln der Phasen.

4.5.4 Dysthymie und Zyklothymie

Die Dysthymie ist dadurch gekennzeichnet, dass über mehr als zwei Jahre hinweg an den meisten Tagen Symptome eines depressiven Syndroms vorhanden sind, ohne dass die Kriterien für eine depressive Episode erfüllt werden. Treten zur Dysthymie abgrenzbare depressive Episoden hinzu, so wird dies klinisch gewöhnlich als double depression bezeichnet. Hiervon abzugrenzen sind die chronifizierte Depression, bei der auf Dauer die Kriterien für eine depressive Episode erfüllt sind, und die teilremittierte depressive Episode, bei der nach durchgemachter Depression über einen längeren Zeitraum hinweg Symptome in abgeschwächter Form überdauern.

Bei der Zyklothymie dagegen besteht eine Stimmungsinstabilität mit wechselnden subdepressiven und hypomanen Phasen. Auch hier werden jeweils nicht die Kriterien für eine depressive oder manische Episode erfüllt. Ein erhöhtes Auftreten von Zyklothymien in der Verwandtschaft von Menschen mit bipolaren affektiven Störungen verweist ebenso wie das erhöhte Risiko der Betroffenen, schließlich eine bipolare Störung zu entwickeln, auf eine biologische Vulnerabilität.

Biologische Vulnerabilität

4.6 Neurotische, Belastungs- und somatoforme Störungen (F40–F48)

In diese Gruppe zählt die ICD-10 Phobien und Angststörungen, Zwangsstörungen, Anpassungsstörungen und Belastungsreaktionen einschließlich posttraumatischer Belastungsstörungen, aber auch dissoziative und somatoforme Störungen, die sogenannte Neurasthenie, Depersonalisations- und Derealisationssyndrome sowie »sonstige neurotische Störungen«. Der besseren Übersicht halber werden dissoziative und somatoforme Störungen nicht in diesem Abschnitt, sondern im eigenen ▶ Kap. 4.12.5 zu Störungen mit körperlichem Bezug dargestellt. Interessanterweise taucht in diesem Abschnitt der historische Begriff der Neurose auf (▶ Kap. 1.4), der in der modernen Terminologie nicht zuletzt aufgrund seiner Theorielastigkeit eigentlich aufgegeben wurde. Sinnvoll ist dennoch der Verweis auf Störungen, bei denen bestimmte psychogene Faktoren als Ursache angenommen werden. In der ICD-11 finden sich die Krankheitsbilder aus dieser Gruppe in verschiedenen Kategorien wieder, nämlich unter angstbezogenen Störungen (»anxiety or fear-related disorders«), Zwangsstörungen (»obsessive-compulsive or related disorders«), Stress-assoziierten Störungen einschließlich posttraumatischer Belastungsstörung und Anpassungsstörungen (»disorders specifically associated with stress«) sowie dissoziativen Störungen (»dissociative disorders«).

4.6.1 Anpassungsstörung

Bei der Anpassungsstörung wird gemäß ICD-10 davon ausgegangen, dass eine klinische Symptomatik mit »Zustände[n] von subjektiver Bedrängnis und emotionaler Beeinträchtigung« in kausalem Zusammenhang mit einem oder mehreren lebensgeschichtlichen Ereignissen, typischerweise Verlusterlebnissen oder anderen drastischen Veränderungen der Lebensumstände, steht. Ohne entsprechende Lebensereignisse kann also keine Anpassungsstörung festgestellt werden. In der Anamnese kommen die Patienten in der Regel rasch auf die belastenden Ereignisse und deren Auswirkungen zu sprechen (»Seitdem mir das passiert ist, ist nichts mehr wie es vorher war, seitdem geht es mir einfach schlecht.«) Die nachfolgende Symptomatik lässt sich zwanglos auf die belastenden Ereignisse zurückführen. Eine Anpassungsproblematik kann mit dem Persönlichkeitsstil in Zusammenhang stehen.

Fallbeispiel: Anpassungsstörung bei narzisstischer Persönlichkeit

Ein 40-jähriger Patient wird im Rahmen einer suizidalen Krise stationär aufgenommen. Er berichtet unter Tränen, dass er parallel Beziehungen zu zwei Frauen unterhalten habe. Für beide habe er tiefste Gefühle gehabt. Er habe ein Doppelleben geführt, die Frauen hätten nichts voneinander gewusst. Der Patient schildert sich selbst als einen außergewöhnlich begabten Menschen, und zu seinen besonderen Eigenschaften zähle auch seine außergewöhnliche Fähigkeit zur Liebe. Nur wenige Menschen seien befähigt, so tief zu empfinden und zu lieben wie er. Dies sei auch die Erklärung dafür, dass er mit zwei Frauen gleichzeitig liiert gewesen sei: Nur jemand, der so viel Liebe in sich trage, sei in der Lage, mehrere Menschen gleichzeitig zu lieben.

Beide Frauen haben trotz aller Sorgfalt in der Planung voneinander erfahren und beide haben unseren Patienten in kurzer Folge verlassen. Er sei daraufhin in ein tiefes Loch gestürzt, habe über mehrere Wochen hinweg keine Freude am Leben und keine Kraft mehr gehabt und schließlich den Gedanken gehegt, sich zu suizidieren, da er das Leben als schlecht und ungerecht empfinde. Eine Welt, in der derart hochbegabte Menschen wie er nicht mehr geschätzt würden, wolle er hinter sich lassen, und da sei es wohl besser, sich zu suizidieren und mit seinem Tod ein Zeichen zu setzen.

4.6.2 Belastungsreaktion

Wie schon aus der Begrifflichkeit hervorgeht, tritt die Belastungsreaktion in Verbindung mit Erlebnissen und Ereignissen auf. Ohne entsprechende Grundlage keine derartige Diagnose. Das belastende Ereignis muss von außergewöhnlicher Schwere sein, um eine solche Reaktion zu begründen.

Die akute Reaktion auf ein traumatisches Geschehen ist typischerweise eine Art seelischer Betäubung mit Depersonalisation und Derealisation, einem Aufmerksamkeitsdefizit und kognitiven Störungen. Dieses Bild entspricht der akuten Belastungsreaktion in der ICD-10. Begleitend können starke Auslenkungen des Affekts und Angst auftreten. Die akute Belastungsreaktion ist wohlgemerkt eine im weitesten Sinne normale und allgemein zu beobachtende Reaktion auf ein außergewöhnliches Ereignis, die in der Regel nach einigen Stunden bis wenigen Tagen abklingt. *Symptomatik*

In der Klinik wird die akute Belastungsreaktion erfahrungsgemäß häufig als Verlegenheitsdiagnose gebraucht, um eine notfallmäßige stationäre Aufnahme zu rechtfertigen und einen Diagnoseschlüssel codieren zu können. So wird dann beispielsweise rasch aus der kurzfristigen Dekompensation infolge eines Partnerschaftsstreits eine akute Belastungsreaktion, ohne dass streng genommen die diagnostischen Kriterien oder die Voraussetzung einer außergewöhnlichen Schwere des Ereignisses erfüllt sind. Hier kann es stattdessen ratsam sein, eine Z-Diagnose der ICD-10 zu verschlüsseln (Gensichen und Linden 2013). *Diagnostik*

4.6.3 Posttraumatische Belastungsstörung

Zu unterscheiden sind die einfache (nicht-komplexe) posttraumatische Belastungsstörung, die sich nach einem zumeist einmaligen, eingegrenzten Erlebnis (Typ-I-Trauma) entwickelt, und die komplexe posttraumatische Belastungsstörung nach vielfacher, lang andauernder Traumatisierung (Typ-II-Trauma). Prinzipiell können durch Menschen (bewusst) verursachte Traumata von Naturereignissen oder anderen zufällige Geschehnissen, etwa Unfällen, unterschieden werden.

Eine posttraumatische Belastungsstörung (PTBS) kann sich also erst dann entwickeln, wenn ein entsprechendes Trauma vorhanden ist. Die ICD-10 fordert ein »belastendes Ereignis oder eine Situation kürzerer oder längerer Dauer, mit außergewöhnlicher Bedrohung oder katastrophenartigem Ausmaß« als Voraussetzung für die Diagnose. Eine posttraumatische Belastungsstörung sollte also nicht festgestellt werden, wenn der Betroffene durch Lebensereignisse wie Partnerschaftsprobleme, Konflikte oder Verluste belastet ist, die aber zu keinem Zeitpunkt mit einer Gefährdung für Leib und Leben der eigenen Person oder des Umfeldes verbunden waren. Gelegentlich ist zu beobachten, dass der Trauma-Begriff dennoch sehr ausgeweitet wird, die Selbstauskunft des Patienten, dass er sich als »traumatisiert« erlebt, einfach übernommen wird, obwohl weder die geforderte Schwere des *Trauma-Begriff*

Traumas noch eine zur Diagnosestellung erforderliche posttraumatische Symptomatik festzustellen ist.

Entwicklung der posttraumatischen Belastungsstörung

Nach einem Ereignis, das von außergewöhnlicher Schwere und potenziell geeignet ist, eine posttraumatische Belastungsstörung auszulösen, kann es zunächst zu einer akuten Belastungsreaktion kommen. Diese ist per se nicht pathologisch und in der Regel nur vorübergehend (▶ Kap. 4.6.2). Bei einem Teil der Betroffenen allerdings klingt die Symptomatik nicht ab und es kommt zu charakteristischen Symptomen vor allem auf Ebene der Affektivität, des formalen Denkens und der Kognition, zu begleitenden somatischen Reaktionen sowie sekundär zu Änderungen im Sozialverhalten. Die Affekte sind typischerweise Ekel, Wut und Angst, das Denken kreist um die traumatischen Erfahrungen und kognitiv kann das Ereignis mit vermeintlich eigener oder fremder Schuld und Versagen in Zusammenhang gebracht werden. Körperlich können Schwindel, Übelkeit, Herz-Kreislauf-Reaktionen oder ein allgemeines Gefühl der Schwäche hinzutreten und auf sozialer Ebene können die Betroffenen sich zurückziehen und abkapseln (Übersicht in Maercker 2017).

Symptomatik

Aus der genannten Symptomatik können sich nun Folgestörungen entwickeln. Die einfache posttraumatische Belastungsstörung zeigt sich dabei im unwillkürlichen Eindringen von Erinnerungen (Intrusion) und im schlagartigen Wiedererleben (Flashback) des Ereignisses, was durch mit dem Trauma assoziierte Reize (Trigger) ausgelöst werden kann. Hinzu kommt die Vermeidung von Auseinandersetzung mit und Erinnerungen an das traumatische Ereignis sowie einer erhöhten vegetativen Erregung (Hyperarousal), die sich in übermäßiger Wachheit, psychomotorischer Anspannung und Unruhe sowie erhöhter Sensibilität für Außenreize zeigen kann.

Komplexe posttraumatische Belastungsstörung

Die komplexe posttraumatische Belastungsstörung (in der ICD-10 als andauernde Persönlichkeitsänderung nach Extrembelastung bezeichnet) ist vor allem durch Änderungen in den Bereichen Affektivität und Kognition sowie im Sozialverhalten geprägt. Typisch sind eine Störung der Affektregulation mit extremen Auslenkungen der Affekte, eine negative Bewertung der eigenen Person, der Lebenssituation, der Umwelt und der Zukunft sowie damit zusammenhängend ausgeprägte Schwierigkeiten im allgemeinen zwischenmenschlichen Kontakt (die ICD-10 spricht von feindlicher oder misstrauischer Haltung gegenüber der Welt) und insbesondere in engen, intimen Beziehungen. Hier zeigt sich eine Überschneidung mit den Charakteristika der Borderline-Störung, bei der die Symptomatik jedoch noch umfassender ist (▶ Kap. 5.18). Zusätzlich können bei der komplexen noch Symptome der einfachen posttraumatischen Belastungsstörung hinzukommen.

Prävalenzen

Bemerkenswert ist, dass nicht jedes erschütternde Ereignis zu einer (einfachen) posttraumatischen Belastungsstörung führt. Die Prävalenz liegt bei ca. 40 % nach Vergewaltigung, ca. 35 % nach sexuellem Missbrauch in der Kindheit, ca. 25 % nach anderen Gewaltverbrechen, ca. 25 % bei zivilen Kriegsopfern, ca. 15 % bei ehemaligen Soldaten, ca. 35 % bei Folter- und Verfolgungsopfern, ca. 10 % bei schweren Verkehrsunfällen und ca. 5 % gemittelt über alle Gruppen von Beteiligten bei Naturkatastrophen. Einschränkend ist zu bemerken, dass komplexe posttraumatische Belastungsstörung in den einschlägigen Studien möglicherweise nicht ausreichend erfasst und deshalb unterschätzt werden (Maercker 2017). Der Umstand, dass nicht jedes potenziell traumatisierende Ereignis zu einer entsprechenden Folgestörung führt, berührt das Thema der Resilienz, auf das an dieser Stelle allerdings nicht weiter eingegangen werden soll.

4.7 Verhaltensauffälligkeiten mit körperlichen Störungen und Faktoren (F50–F59)

In diesem Abschnitt finden sich unter anderem Essstörungen, Schlafstörungen und sexuelle Funktionsstörungen sowie Störungen im Wochenbett. Die ICD-11 sieht jeweils eigene Kapitel für Essstörungen (»feeding or eating disorders«), Paraphilien (»paraphilic disorders«) und Störungen in Schwangerschaft, bei der Geburt und im Wochenbett (»mental or behavioural disorders associated with prgnancy, childbirth or the puerperium«) vor, während den Störungen des Schlaf-Wach-Rhythmus (»sleep-wake disorders«) sogar ein eigener Abschnitt gewidmet ist. Bemerkenswerterweise gibt es in der ICD-11 nun ebenfalls einen Abschnitt, der sich explizit auf sexuelle Gesundheit bezieht (»conditions related to sexual health«) und somit nicht zwangsläufig den psychischen Krankheiten zugerechnet wird. Hier kann neben sexuellen Dysfunktionen auch eine Geschlechtsinkongruenz verschlüsselt werden. Da die genannten Bereiche für unsere differenzialdiagnostischen Themen, die sich vor allem auf die Akutpsychiatrie beziehen, von eher untergeordneter Bedeutung sind, werden sie an dieser Stelle nicht ausführlich behandelt.

4.8 Persönlichkeits- und Verhaltensstörungen (F60–F69)

In diesem Abschnitt der ICD-10 sind in kategorialer Weise verschiedene Prototypen von Persönlichkeitsvarianten formuliert, die sich in ihrer reinen Form klinisch nur selten beobachten lassen. Die ICD 11 trägt diesem Umstand Rechnung, indem sie im entsprechenden Kapitel (»personality disorders and related traits«) allgemeine Charakteristika einer Persönlichkeitsstörung benennt (unter anderem umfassende, anhaltende Schwierigkeiten mit der eigenen Person und dem Umfeld, die sich in kognitiven Mustern, emotionalem Erleben und Ausdruck und im Verhalten manifestieren, inadäquat sind und zu Beeinträchtigungen führen) und eine Unterscheidung entsprechend der Schwere der Ausprägung vornimmt. Darüber hinaus können bestimmte Persönlichkeitsmuster (negative Affektivität, Distanziertheit, Dissozialität, Enthemmung, Zwanghaftigkeit, aber auch ein Borderline-Muster) codiert werden. Bemerkenswert ist, dass sowohl ICD-10 als auch ICD-11 die Borderline-Störung unter den Persönlichkeitsstörungen subsumieren, obwohl es zahlreiche Hinweise gibt, dass sie sich grundlegend von den anderen Störungen dieser Gruppe unterscheidet, sowohl was die Art der Symptomatik betrifft als auch im Hinblick auf die Variabilität im Verlauf.

4.8.1 Persönlichkeitsstörung

Persönlichkeitsstörungen können kategorial oder dimensional betrachtet werden. Die ICD-10 benennt explizit paranoide, schizoide, dissoziale, emotional instabile, histrionische, anankastische (zwanghafte), ängstliche (vermeidende) und abhängige (asthenische) Persönlichkeitsstörungen, nimmt also eine kategoriale Einteilung vor. Die narzisstische Persönlichkeitsstörung wurde interessanterweise zusammen mit exzentrischen, haltlosen, passiv-aggressiven, psychoneurotischen und unreifen Persönlichkeitsstörungen der Restkategorie der »sonstigen spezifischen Persönlichkeitsstörungen« zugeordnet.

Cluster nach DSM-5 Das DSM-5 (American Psychiatric Association 2013) bietet drei Persönlichkeitscluster, die verschiedene Ausprägungen umfassen. Cluster A beinhaltet »sonderbare, exzentrische« (paranoid, schizoid, schizotyp), Cluster B »dramatische, emotionale« (Borderline, histrionische, narzisstische und dissoziale) und Cluster C »ängstliche, vermeidende« (vermeidende, dependente, zwanghafte) Persönlichkeitsstörungen.

Charakteristika der Persönlichkeitsstörungen In der bislang gebräuchlichen Einteilung der Persönlichkeitsstörungen nehmen die emotional instabile Persönlichkeitsstörung und hier insbesondere der Borderline-Typ sowie die schizoide und die dissoziale Persönlichkeitsstörung in gewisser Weise Sonderstellungen ein. Die emotional instabile Persönlichkeitsstörung weist Charakteristika auf, die sie sowohl in die Nähe der posttraumatischen Belastungsstörungen als auch der tiefgreifenden Entwicklungsstörung oder sogar der endogenen Psychosen rücken (▶ Kap. 4.8.2). Die schizoide Persönlichkeitsstörung zeigt eine Nähe zum Autismus-Spektrum. Bei der dissozialen Persönlichkeitsstörung mit dem »herzlosen Unbeteiligtsein«, wie es in der ICD-10 heißt, besteht ebenso wie bei der schizoiden Persönlichkeitsstörung mit der emotionalen Kühle in zwischenmenschlichen Beziehungen ein grundlegender Mangel in bestimmten Teilbereichen des Seelenlebens, man könnte also durchaus von einer qualitativen Abweichung sprechen. Die übrigen Persönlichkeitsstörungen zeichnen sich dagegen eher durch quantitative Abweichungen im Verhalten oder im Verhältnis zur eigenen Person, zu den Mitmenschen oder zur Umwelt aus. Diese Abweichungen betreffen in der Regel nicht nur eine einzige Domäne, sondern sind vielgestaltig, sodass eine kategoriale Einordnung rasch an ihre Grenzen stößt und ein dimensionaler Ansatz zur

Beschreibung besser geeignet ist. Am ehesten als eigene Kategorie stellt sich die narzisstische Persönlichkeitsstörung mit dem hohen Geltungsbedürfnis auf dem Boden eines übersteigerten, aber brüchigen Selbstwertgefühls dar.

Der weithin akzeptierte dimensionale Ansatz des Fünf-Faktoren-Modells (big five) geht von fünf Dimensionen aus, mit denen sich Persönlichkeiten charakterisieren lassen. Dabei handelt es sich um die Merkmale: Offenheit für Erfahrungen (Aufgeschlossenheit vs. Zurückhaltung), Gewissenhaftigkeit (Perfektionismus vs. Nachlässigkeit), Extraversion (Geselligkeit vs. Rückzug), Verträglichkeit (Kooperation vs. Konkurrenz) und Neurotizismus (Empfindlichkeit vs. Stabilität).

Dimensionaler Ansatz

Die Diagnose einer Persönlichkeitsstörung sollte nicht vorschnell erfolgen. Keinesfalls darf während der Akutphase einer Psychose oder einer schweren Erkrankung der Affektivität auf die zugrunde liegende Persönlichkeit geschlossen werden. Dennoch geschieht leider immer wieder, dass beispielsweise ein hypomaner Zustand als »narzisstisch« oder »histrion« bezeichnet wird, während der schwer Depressive als »dependent-selbstunsicher« gilt oder der paranoid Schizophrene als »ängstliche Persönlichkeit«. Auch bei sehr jungen Patienten, deren Persönlichkeitsentwicklung möglicherweise noch nicht abgeschlossen ist, ist diagnostische Zurückhaltung geboten. Selbstverständlich sind auch eventuelle hirnorganische Erkrankungen einzubeziehen; wenn diese vorliegen, muss sorgfältig abgewogen werden, ob und inwieweit diese für Auffälligkeiten in Verhalten und Interaktion im Sinne einer organischen Wesensänderung verantwortlich sind.

Grenzen der Persönlichkeitsdiagnostik

4.8.2 Borderline-Störung

Die Borderline-Störung wurde lange Zeit den Persönlichkeitsstörungen zugerechnet, da davon ausgegangen wurde, dass die Symptome im zeitlichen Verlauf gleichförmig und überdauernd vorhanden und damit als letztlich unveränderliches Merkmal der Persönlichkeit zu sehen seien. Die Störung weist jedoch bei näherer Betrachtung Eigenheiten auf, die sie von anderen Persönlichkeitsstörungen grundlegend unterscheidet. Es findet sich eine Verwandtschaft mit den posttraumatischen Belastungsstörungen und viele, wenn nicht die meisten Betroffenen haben tatsächlich eine Traumatisierung erlebt. Der phasenhafte Verlauf mit ausgeprägter Eigendynamik sowie die Symptomatik, die über das Maß einer gewöhnlichen Persönlichkeitsstörung weit hinausgeht und bis zu qualitativen Veränderungen des Erlebens reichen kann, erinnert an psychotische Erkrankungen. Zumindest ein Teil der Symptomatik ist offenbar mit strukturellen und funktionellen zerebralen Auffälligkeiten assoziiert. Im Längsschnitt zeigt sich, dass der überwiegende Teil der Patienten mit Borderline-Störung im Laufe der Jahre wieder symptomfrei ist (Zanarini et al. 2003), während Patienten mit einer Persönlichkeitsstörung zeitlebens von mehr oder weniger denselben, zeitlich überdauernden Auffälligkeiten betroffen sind.

Die ICD-10 zählt die Borderline-Störung zu den emotional instabilen Persönlichkeiten und verweist damit auf die zentrale Störung der Affekti-

Symptomatik

vität, die sich in erhöhter Empfindlichkeit sowie in einer gestörten Affektregulation mit starken Schwankungen und extremen Auslenkungen ausdrückt. Auf kognitiver Ebene zeigen sich unter anderem eine negative Selbstsicht, wechselnde Beurteilung anderer Personen von Idealisierung bis Ablehnung oder Fehleinschätzungen sozialer Situationen. Das Sozialverhalten ist von einem starken Bedürfnis nach Nähe bis zum Wunsch nach Verschmelzung mit Furcht vor Trennung und Verlassenheit einerseits und Beziehungsabbrüchen andererseits geprägt. Häufig finden sich Selbstverletzungen und selbstschädigendes Verhalten zur Spannungsregulation. Zusätzlich können Dissoziationen auftreten, die durch einen Verlust des Erlebens der psychischen Einheit gekennzeichnet sind.

4.9 Intelligenzstörung (F70–F79)

Intelligenz wird zwar als das am besten erforschte und durch Tests abzubildende Merkmal in der Psychologie betrachtet. Dennoch gibt es keine einheitliche Definition (Rost 2013, S. 11). Einen Versuch der Einordnung unternimmt Linda S. Gottfredson:

> »Intelligenz ist eine sehr allgemeine geistige Kapazität, die – unter anderem – die Fähigkeit zum schlussfolgernden Denken, zum Planen, zur Problemlösung, zum abstrakten Denken, zum Verständnis komplexer Ideen, zum schnellen Lernen und zum Lernen aus Erfahrung umfasst. Es ist nicht reines Bücherwissen, keine enge akademische Spezialbegabung, keine Testerfahrung. Vielmehr reflektiert Intelligenz ein breiteres und tieferes Vermögen, unsere Umwelt zu verstehen, ›zu kapieren‹, ›Sinn in Dingen zu erkennen‹ oder ›herauszubekommen‹, was zu tun ist« (zitiert in Rost 2013, S. 16).

Ein erster Eindruck der Intelligenz ergibt sich in der klinischen Untersuchung schon anhand des sprachlichen Ausdrucksvermögens. Die Frage nach Schul- und Berufsbildung ermöglicht weitere Rückschlüsse auf das Leistungsniveau. Bei Hinweisen auf eine Störung der Intelligenz sollte eine standardisierte Testung erfolgen. Während schwere Intelligenzminderungen in der klinischen Untersuchung recht schnell imponieren, sind gerade die Grenzbegabungen nicht immer offensichtlich. Menschen mit Intelligenzminderung haben ein gegenüber der Allgemeinbevölkerung erhöhtes Risiko, psychiatrisch zu erkranken. Zudem zeigen sie im Rahmen ihrer Defizite oftmals Verhaltensauffälligkeiten (Übersicht in Schützwohl und Sappok 2020). In der ICD-11 wird die Intelligenzminderung nicht in eigenes Kapitel gefasst, sondern als Störung der intellektuellen Entwicklung unter den Entwicklungsstörungen (»neurodevelopmental disorders«) subsumiert.

Einordnung von Verhaltensauffälligkeiten

Menschen mit einer signifikanten Intelligenzminderung geraten durch ihre eingeschränkten Ressourcen rasch an Grenzen, gerade wenn gesellschaftliche Erwartungen erfüllt oder anderweitig Leistungen erbracht werden sollen. Wenn es zur Dekompensation kommt, können verschieden Reaktionen und

Verhaltensauffälligkeiten beobachtet werden, von Angst, Unsicherheit, Misstrauen oder Trauer bis hin zu Wut und Aggression. Die Gefahr besteht nun, dass ausschließlich die Reaktionen betrachtet werden und entsprechend eine Einordnung vorgenommen wird, ohne die Hintergründe und die Entstehung der Symptomatik zu berücksichtigen. So werden bei intelligenzgeminderten Patienten gelegentlich Diagnosen gestellt, die von Angststörung oder Depression bis hin zu schizophrenen Psychosen reicht, während es sich tatsächlich um Verhaltensauffälligkeiten im Rahmen der eingeschränkten Ressourcen handelt (▶ Kap. 5.22). Selbstverständlich besteht auch umgekehrt die Gefahr, dass Erkrankungen übersehen und leichthin der Intelligenzminderung zugeordnet werden (Übersicht in Hennicke 2021). Hier kann eine Fremdanamnese hilfreich sein, um grundlegende Änderungen im Verhalten und Befinden des Patienten herauszuarbeiten.

4.10 Entwicklungsstörungen (F80–F89)

Die Krankheitsbilder, die die ICD-10 hierbei zusammenfasst, beginnen schon früh im Lebenslauf und sind eng mit einer Entwicklungsstörung des Zentralnervensystems verknüpft. Damit ist die Ausbildung grundlegender Fähigkeiten und Fertigkeiten beeinträchtigt, was sich auf die gesamte weitere Entwicklung auswirkt. Aufgrund der besonderen Bedeutung für die Differenzialdiagnose der Psychiatrie im Erwachsenenalter wird im Folgenden näher auf den Autismus eingegangen. Die ICD-11 zählt zu den Entwicklungsstörungen (»neurodevelopmental disorders«) neben Autismus auch die Aufmerksamkeitsdefizit-(Hyperaktivitäts-)Störung/AD(H)S, Störungen der Sprache und des Sprechens, des Lernens und der Motorik sowie Störungen der intellektuellen Entwicklung, also Intelligenzminderungen.

4.10.1 Autismus

Der Begriff Autismus wurde zunächst von Eugen Bleuler geprägt, der das »autistisch-undisziplinierte« und das »dereierende« Denken benennt, das sich vom erfahrungsgebundenen, »gewöhnlichen« Denken unterscheide: »›Autistisch‹ will besagen, daß der Denker ganz auf sich selbst zurückgezogen ist, ›dereierend‹, daß das Denken von der Vernunft, der ›ratio‹ abweicht.« (Bleuler 1983, S. 41). Bleuler rückt den Begriff des autistischen Denkens hier in die Nähe der schizophrenen Denkstörung, ohne diese jedoch gleichzusetzen. Im Weiteren verweist Bleuler beim Autismus auf die Eigenweltlichkeit Schizophrener, die für ihn ein Grundsymptom der Erkrankung darstellt (Bleuler 1983, S. 415 f.).

Beim Autismus im heute gängigen Sinne handelt es sich um eine heterogene Gruppe von Erscheinungen, denen gemeinsam ist, dass die seelische

Symptomatik

Entwicklung auf dem Boden einer organischen Genese, am ehesten durch eine Störung der neuronalen Konnektivität, beeinträchtigt ist. Dies ist mit Besonderheiten der sozialen Interaktion, der Kommunikation und des Verhaltens im Sinne von Stereotypien (z. B. Schaukelbewegungen, rigide Abläufe) und Spezialinteressen vergesellschaftet. Darüber hinaus sind Schwierigkeiten bei der Aufnahme und Verarbeitung von Informationen charakteristisch und die Betroffenen können Sonderbegabungen aufweisen.

Spektrum Aufgrund der Heterogenität der Bilder und Ausprägungen ist heutzutage vom Autismus-Spektrum die Rede. Traditionell werden das Kanner-Syndrom, das Asperger-Syndrom und der atypische Autismus unterschieden. Beim Kanner-Syndrom (frühkindlicher Autismus) zeigen sich von Geburt an oder spätestens bis zum dritten Lebensjahr Auffälligkeiten in der Entwicklung, der Spracherwerb ist stark eingeschränkt und häufig besteht eine geistige Behinderung. Beim Asperger-Syndrom findet dagegen bis zum dritten Lebensjahr eine Sprachentwicklung statt, die allerdings verzögert sein und mit Auffälligkeiten im Sprachstil einhergehen kann. Die Intelligenz kann durchschnittlich oder, wenngleich nur bei äußerst wenigen Betroffenen und damit entgegen einem weitverbreiteten Klischee, überdurchschnittlich ausgeprägt sein. Mit dem Begriff des atypischen Autismus schließlich werden die Fälle bezeichnet, die sich nicht unter die oben genannten Syndrome subsumieren lassen, etwa weil nicht alle diagnostischen Kriterien erfüllt sind oder der Verlauf ungewöhnlich ist.

Charakteristika Die ICD-10 zählt das Autismus-Spektrum zu den tiefgreifenden Entwicklungsstörungen, ebenso die ICD-11, die zusätzlich auch die Störung der intellektuellen Entwicklung und der funktionellen Sprache als Unterscheidungsmerkmal der Untergruppen einbezieht. Die Charakterisierung von Autismus-Spektrum-Störungen ist oftmals auf äußerlich beobachtbare Auffälligkeiten wie Beziehungs- und Kommunikationsstörungen oder stereotype Verhaltensmuster reduziert. Interessant sind jedoch gerade Störungen der Kognition oder der Exekutivfunktionen, da sie grundlegender Natur sind und helfen können, einige Auffälligkeiten zu verstehen und einzuordnen.

Kognitive Störungen Kognitive Störungen können als Besonderheiten der Informationsaufnahme und -verarbeitung begriffen werden (▶ Kap. 3.2.2). So kann bei Menschen im Autismus-Spektrum die Informationsaufnahme durch eine hohe Sensibilität mit der Gefahr der Reizüberflutung (und infolgedessen möglichen Stressreaktionen) gekennzeichnet sein. Sinnesreize werden feiner und differenzierter wahrgenommen. Manche Autisten verfügen über ein absolutes Gehör, auch wenn sie musikalisch nicht vorgebildet sind, oder visuelle Reize werden intensiver erlebt. Auch lässt sich die oftmals vorhandene hohe Berührungsempfindlichkeit mit einer Überreizung erklären. Eine erhebliche Schwierigkeit kann darin bestehen, Gesamtzusammenhänge zu erkennen und Wichtiges von Unwichtigem zu unterscheiden. Üblicherweise neigen Menschen dazu, ihre Wahrnehmungen in einen Gesamtkontext einzuordnen und somit einen übergreifenden Sinnzusammenhang zu konstruieren, was als zentrale Kohärenz bezeichnet wird. Menschen mit einer Störung aus dem Autismus-Spektrum dagegen kann genau dies schwerfallen, sodass sie sich in Details verlieren und gewissermaßen vor lauter Bäumen den Wald nicht sehen. Eine Priorisierung von Informationen ist erschwert, alle Dinge erscheinen gleich bedeutsam. Dass dies für eine permanente Verwirrung sorgt, liegt auf der Hand. Eine Welt, die auf diese Weise keine Ordnung oder Struktur zu haben scheint, muss den Betroffenen zwangsläufig überfordern. Das Bedürfnis autistischer Menschen nach Ordnung und stets gleichen Abläufen kann in diesem Sinne als Kompensationsmechanismus verstanden werden.

Anders als die Kognition ist die Mnestik, also die Funktion von Merkfähigkeit und Gedächtnis zumindest bei Patienten mit Asperger-Syndrom in der Regel gut bis sehr gut ausgeprägt, was bei der Kompensation der Defizite hilfreich sein kann und die Betroffenen in die Lage versetzt, Schule und Ausbildung gut zu absolvieren und auch einen beruflichen Einstieg zu finden. Mnestik

Bezüglich der sozialen Interaktion ist ein bedeutsamer Faktor die mögliche Schwierigkeit bei der Mentalisierung, also der Zuschreibung von Gefühlen, Absichten oder Gedanken anderer Personen. Hinzu kommen Schwierigkeiten bei der Wahrnehmung der Prosodie (Gliederung der Rede durch lautliche Akzente, etwa Betonung, Rhythmus oder Sprachmelodie) und des Gesichtsausdrucks, sodass es den Betroffenen schwerfällt, Signale, die über die wörtliche Aussage hinausgehen, richtig einzuordnen, etwa Ironie oder Sarkasmus. Aus den genannten Gründen fällt es Menschen aus dem Autismus-Spektrum schwer zu erkennen, was sich im Gegenüber abspielt; dies kann als Fehlen von kognitiver Empathie bezeichnet werden. Eine emotionale Empathie im Sinne eines Mitleids mit Menschen oder Tieren allerdings ist durchaus möglich, möglicherweise sogar besonders stark ausgeprägt (Tebartz van Elst 2018, S. 82). Soziale Interaktion

Eine große Schwierigkeit im angemessenen zwischenmenschlichen Verhalten ist nicht nur das Fehlen der kognitiven Empathie, sondern auch das Problem vieler Menschen aus dem Autismus-Spektrum, sich sozialer Lügen zu bedienen. Dies kann formal mit dem Wunsch nach Aufrichtigkeit und Ehrlichkeit begründet werden; die Bedeutung der sozialen Lüge als Mittel zur Vermeidung von Kränkungen und Verletzungen kann dagegen nicht erkannt werden. Möglicherweise besteht hier ein Zusammenhang mit dem Mangel an kognitiver Empathie. Soziale Lügen

Zu den genannten Symptomen können Erscheinungen hinzukommen, die der Autismus-Spektrum-Störung ein eigenes Gepräge geben und auch das Bild in der Öffentlichkeit beeinflusst haben. Spezialinteressen sind hierzu zu zählen, also die intensive, aber möglicherweise wenig nachhaltige Beschäftigung mit außergewöhnlichen Themen. Gelegentlich werden auch sogenannte Inselbegabungen gefunden. Hierbei sollte jedoch berücksichtigt werden, dass dies beim Menschen aus dem Autismus-Spektrum sicherlich die Ausnahme darstellt und in aller Regel bei weitem die Defizite und Einschränkungen, die mit der Störung einhergehen, überwiegen. Spezielle Interessen und Begabungen

Die angesprochen Probleme mit der Mentalisierung können im Übrigen, ebenso wie die mögliche Störung der Informationsverarbeitung mit Schwierigkeiten bei der Priorisierung und Gefahr der Überreizung, die Insichgekehrtheit der Betroffenen oder das Auftreten von Konkretismen sowohl bei Bezug zu Schizophrenien

4 Krankheiten und spezielle Syndrome

Patienten aus dem Autismus-Spektrum als auch bei schizophren Erkrankten beobachtet werden. Dies wirft die Frage auf, ob bezüglich Ätiologie und Pathogenese eine Verwandtschaft besteht.

Kompensationsmechanismen

Das individuelle Bild des Menschen aus dem Autismus-Spektrum wird davon bestimmt, welche Störungen in welchem Umfang im Einzelfall vorhanden sind und wie diese gegebenenfalls kompensiert werden (▶ Tab. 4.1). Als grundlegend können neben den genannten kognitiven Störungen mit Schwierigkeiten bei der Priorisierung und der Konstruktion eines Gesamtzusammenhangs im Sinne der zentralen Kohärenz die Probleme bei der Mentalisierung verstanden werden. Die kognitiven Störungen können sich also im Bedürfnis nach strenger Ordnung, in Rigidität, Stereotypien und Beharren auf bestimmten Abläufen oder Ritualen bemerkbar machen, während die Störungen der Mentalisierung auf zwischenmenschlichem Gebiet zum Tragen kommen und möglicherweise durch angelernte Verhaltensweisen im Umgang mit anderen Menschen ausgeglichen werden. Diese Umgangsweisen wirken dabei gekünstelt und aufgesetzt und man merkt ihnen an, dass sie sekundär angelernt und nicht aus einem emphatischen Kontakt mit dem Gegenüber entstanden sind.

Verschiedenartigkeit der Bilder

Die Unterschiede im individuellen Profil der Einschränkungen und die je nach persönlicher Befähigung und Vorlieben verschieden ausgeprägten Kompensationsmechanismen erklären die Verschiedenartigkeit der Bilder, was wiederum die Diagnostik im Einzelfall erschweren kann. Gerade die genaue diagnostische Zuordnung ist im Erwachsenenalter von besonderer Relevanz, während es im Kindesalter mit Blick auf die prognostisch relevante Frühförderung um eine möglichst frühe Diagnosestellung geht (Kamp-Becker et al. 2020).

Tab. 4.1: Kompensationsmechanismen bei Autismus-Spektrum-Störung

Problem	Kompensation
Spannung	repetitives Verhalten (z. B. »Schaukeln«), Selbstverletzung, Aggression
fehlende zentrale Kohärenz, Reizüberflutung	Schaffen einer rigiden Ordnung, Stereotypien
fehlende kognitive Empathie	angelerntes Sozialverhalten
Überforderung mit realen Gegebenheiten	Ausweichen in Phantasiewelten

4.11 Verhaltens- und emotionale Störungen mit Beginn in der Kindheit und Jugend (F90–F98)

Neben der Tic-Störung sind es insbesondere die hyperkinetischen Störungen, die auch in der Erwachsenenpsychiatrie differenzialdiagnostische Relevanz haben. Die ICD-11 subsumiert diese Störungen unter die Entwicklungsstörungen, wobei sich die Tic-Störung eigentlich unter den Krankheiten des Nervensystems (»diseases of the nervous system«) im Kapitel Bewegungsstörungen (»movement disorders«) findet und entsprechend codiert ist, aber an dieser Stelle nochmals aufgeführt wird. Adulte Formen der Aufmerksamkeitsdefizit-(Hyperaktivitäts-)Störung/AD(H)S gehen oft mit Einschränkungen in der Lebensführung einher, können mit einer psychiatrischen Komorbidität vergesellschaftet sein oder werden verkannt und fälschlicherweise anderen Krankheits- oder Störungsbildern zugeordnet. Im Folgenden wird deshalb auf die Aufmerksamkeitsdefizitstörung genauer eingegangen.

4.11.1 Aufmerksamkeitsdefizitstörung

Die Aufmerksamkeitsdefizitstörung (ADS) beginnt in Kindheit und Jugend und es ist, ebenso wie beim Autismus-Spektrum, von einer neurobiologischen Grundlage auszugehen. Oft finden sich familiäre Häufungen und möglicherweise tritt die ADS auch sekundär als Folge einer Hirnerkrankung auf.

Streng genommen ist bei der ADS nicht die Aufmerksamkeit gestört, sondern die Fähigkeit zur Konzentration, also zur gerichteten Bündelung der Aufmerksamkeit, beeinträchtigt (▶ Kap. 3.2.3). Dabei fällt insbesondere die Fokussierung auf Themen schwer, die von untergeordnetem Interesse sind, während es den Betroffenen leichter möglich ist, sich auf die Dinge zu konzentrieren, für die sie eine Leidenschaft haben. Neben der gestörten Aufmerksamkeit bzw. den Schwierigkeiten bei der Konzentration ist klinisch die Impulsivität kennzeichnend. Zusätzlich kann eine Angetriebenheit (Hyperaktivität) hinzukommen, sodass das volle Bild der sogenannten Aufmerksamkeitsdefizit-/Hyperaktivitätsstörung (ADHS) vorliegt.

Symptomatik

Häufig bestehen Komorbiditäten, so mit Störungen der Affektivität, dem Gilles-de-la-Tourette-Syndrom oder einem Suchtmittelgebrauch, letzterer häufig auch sekundär im Sinne einer Selbstbehandlung aufgrund der positiven, konzentrationsfördernden und paradoxerweise beruhigenden Effekte von Stimulanzien. Aufgrund der symptomatischen Überschneidung ist gerade die Abgrenzung zur bipolaren Störung möglicherweise schwierig. Eine Überlappung besteht zudem zu Störungen aus dem Autismus-Spektrum (Übersicht in Tebartz van Elst 2013, S. 223). Je nach vorherrschender klinischer Symptomatik kann die ADS auch unterteilt werden in einen

Komorbiditäten und Abgrenzungen

unaufmerksamen, einen impulsiven und einen gemischten Subtypus, darüber hinaus ist eine Differenzierung nach Schweregrad der Symptomatik oder nach Beginn möglich.

Integration der Symptoamtik

Inwieweit die ADS zu einem Leidensdruck führt, hängt nicht nur von Ausprägung und Schwere der Symptomatik, individuellen Kompensationsmöglichkeiten sowie eventuellen Komorbiditäten ab, sondern auch von den Lebensumständen einschließlich der beruflichen und sozialen Situation der Betroffenen (Übersicht in Tebartz van Elst 2018). Möglicherweise können Menschen mit ADS im beruflichen Bereich oder als Sportler aufgrund ihrer Dynamik und Aufgeschlossenheit durchaus erfolgreich sein, allerdings kann die Impulsivität ein Hemmnis darstellen. Gelegentlich können Patienten so gut an ihre Symptomatik adaptiert sein, dass sie eine medikamentöse Behandlung trotz einhergehender Besserung der Symptomatik nicht wünschen.

Fallbeispiel: Behandlung einer ADHS

Eine 45-jährige Patientin leidet unter einer deutlich ausgeprägten ADHS, die trotz zahlreicher ambulanter und stationärer Behandlungen erst im Alter von 44 Jahren erstmals diagnostiziert wird. Zuvor war ausschließlich die Diagnose einer emotional instabilen Persönlichkeitsstörung vom Borderline-Typ gestellt worden. Die Patientin hat zahlreiche Coping-Mechanismen entwickelt; so treibt sie unter anderem angesichts ihres erheblichen Bewegungsdrangs täglich exzessiv Sport.

Nach diagnostischer Sicherung der ADHS erbringt eine medikamentöse Einstellung auf Methylphenidat und Atomoxetin von außen betrachtet jeweils eine erhebliche Besserung. Die Patientin ist unter der Medikation ruhiger, konzentrierter und deutlich aufmerksamer. Die Patientin selbst bemerkt die Veränderungen unter der Behandlung durchaus, erlebt es jedoch eher unangenehm, dass sie sich nun »zu müde« und »abgeschlagen« fühlt. Auch nach ausreichender Behandlungsdauer und zahlreichen Dosisanpassungen gelingt es ihr nicht, sich an den neuen Zustand zu gewöhnen, und sie wünscht jeweils rasch das Absetzen der Medikation trotz erheblicher klinischer Besserung im Sinne eines Rückgangs der ADHS-Symptomatik.

4.12 Spezielle Syndrome

Im Folgenden sind ergänzend verschiede Syndrome zusammengefasst, die von klinischer und differenzialdiagnostischer Relevanz sind. Befindlichkeitsstörung, Zweckreaktion und Burnout stellen keine Erkrankungen im eigentlichen Sinne dar, da es sich entweder um normalpsychologische

Phänomene (Befindlichkeitsstörung), Manipulationsversuche (Zweckreaktion) oder Folgen einer Überlastung (Burnout) handelt. Störungen mit körperlichem Bezug finden sich in mehreren Kapiteln der ICD-10 und sind an dieser Stelle der besseren Übersicht und Vergleichbarkeit halber in einem Abschnitt zusammengefasst. Hochsensitivität schließlich beschreibt keine valide Diagnose, wird aber dennoch möglicherweise von Patienten als Selbstzuschreibung gebraucht. Ihr wird, da der Klinker mit dem Begriff vertraut sein sollte, ein eigener Unterabschnitt gewidmet.

4.12.1 Befindlichkeitsstörung

Seelisches Leiden ist ein Teil des menschlichen Lebens und kann eine durchaus angemessene und nachvollziehbare Reaktion auf Lebensumstände sein. Wenn Enttäuschungen, Verluste oder Konflikte zu einer vorübergehenden Störung des Befindens führen, hat dies also zunächst noch keinen Krankheitswert. Erst wenn sich über einen gewissen Zeitraum hinweg eine Symptomatik entwickelt, die über das zu erwartende Maß hinausgeht und als Folge von Lebensereignissen zu werten ist, kann die Diagnose einer Anpassungsstörung in Erwägung gezogen werden. Gelegentlich stellen wir fest, dass Patienten von »Depressionen« sprechen, aber damit eine Befindlichkeitsstörung infolge von Problemen meinen, deren Lösung sie überfordert. Wenn dies zur Zuschreibung einer Diagnose und Einleitung einer einschlägigen Therapie führt, dann wird diese allein wenig erfolgreich sein. Hier ist es im therapeutischen Sinne wichtig, mit dem Betroffenen zusammen ein Problembewusstsein zu entwickeln und die Übernahme von Eigenverantwortung zu fördern.

Fallbeispiel: Befindlichkeitsstörung

Ein 45-jähriger Patient wird vom Hausarzt mit der Diagnose »schwere depressive Episode« zur stationären Behandlung in die Psychiatrie eingewiesen. Im Aufnahmegespräch klagt er spontan über sein schlechtes Befinden. Nichts laufe so, wie er das wolle. Dies bereite ihm größte Schwierigkeiten und drücke seine Stimmung. Außerdem sorge er sich und frage sich, was die Zukunft wohl bringen werde. Auf die Nachfrage nach den konkreten Problemen berichtet der Patient, dass er sich vor einigen Monaten nach 20 Jahren Ehe von seiner Frau getrennt habe, um zu seiner Geliebten zu ziehen. Diese habe ihn finanziell ausgenommen und ihn schließlich vor wenigen Tagen verlassen. Er habe daraufhin zu seiner Frau zurückkehren wollen, was diese jedoch abgelehnt habe. Hinzu komme, dass er aufgrund zahlreicher Fehlzeiten wegen einer Alkoholproblematik vor einigen Wochen seinen Arbeitsplatz verloren habe, zudem habe er erhebliche Spielschulden und wisse nun nicht mehr, wie er sich finanzieren und sich eine eigene Wohnung leisten solle. Hinweise auf eine schwere depressive Episode finden sich ebenso wenig wie auf eine andere psychische Erkrankung.

Dem Patienten wird validierend (also das Leid anerkennend) begegnet und ihm dabei vermittelt, dass seine gedrückte Stimmung und die Sorgen bezüglich der Zukunft eine durchaus nachvollziehbare und normale Reaktion auf seine gegenwärtig desolate Situation darstellen. Er besteht dennoch zunächst darauf, dass er schlicht eine schwere Depression habe, die man ärztlicherseits behandeln müsse, gerne auch medikamentös. Mit psychotherapeutischer, aber auch sozialdienstlicher Unterstützung gelingt es ihm nach und nach, seine Lebenssituation wieder in den Griff zu bekommen, damit auch sein Befinden zu bessern und zu erkennen, dass das eine mit dem anderen in Zusammenhang steht.

4.12.2 Verbitterung

Wenn Enttäuschungen und Kränkungen mit der Einschätzung einhergehen, man sei benachteiligt und erhalte nicht das, was einem eigentlich zusteht, kann dies zur Verbitterung führen. Ein Erklärungsmodell geht davon aus, dass als ungerecht erlebte Lebenssituationen zur Verletzung von Grundannahmen und Wertvorstellungen führen. Kommt eine allgemeine Schwierigkeit in der Bewältigung von Lebensproblemen hinzu, kann sich eine Verbitterung entwickeln. Das Konzept der posttraumatischen Verbitterungsstörung (posttraumatic embitterment disorder, PTED) geht davon aus, dass sich infolge dessen ein Syndrom entwickeln kann, das durch Intrusionen, Hyperarousal, Herabgestimmtheit und Vermeidung gekennzeichnet ist, und rückt die PTED damit in die Nähe der posttraumatischen Belastungsstörung (Linden 2005).

4.12.3 Zweckreaktion

Die Zweckreaktion, auch Tendenzreaktion genannt, bezeichnet das Hervorbringen von Symptomen, um damit ein bestimmtes Ziel zu erreichen. Es handelt sich also nicht um ein pathologisches Geschehen im eigentlichen Sinne, sondern um den Versuch, bewusst oder halbbewusst durch Verhalten oder Äußerungen einen Vorteil zu erlangen. In der klinischen Praxis stellt uns dies vor erhebliche Schwierigkeiten, da die Betroffenen oft in der Klinik, zumal im Akutbereich, hospitalisiert werden und schon rasch zu verstehen geben, dass sie ihr Verhalten erst aufgeben, wenn ihr Wunsch erfüllt wird. Oftmals wird in diesem Zusammenhang ein Suizid angekündigt oder es finden mehr oder weniger schwere Selbstbeschädigungen statt. Auch können psychiatrische Erkrankungen angeführt und Symptome präsentiert werden, um etwa eine stationäre Aufnahme zu erwirken.

4.12.4 Burnout

Der Begriff Burnout ist unscharf definiert, es gibt weder ein einheitliches Konzept noch eine wissenschaftliche Validität. Dennoch wird er sowohl im klinischen Kontext als auch im allgemeinen Sprachgebrauch häufig verwendet. Der Begriff Burnout wird 1974 vom deutsch-amerikanischen Psychoanalytiker Herbert Freudenberger (1926–1999) eingeführt und bezieht sich ursprünglich auf Stressfolgen bei Mitarbeitern des Gesundheitswesens. Ausgangspunkt ist ein Überengagement, das nach und nach zu Frustrationen und schließlich zur Erschöpfung führt, wenn Ausgleich und Entspannung auf Dauer nicht mehr möglich sind.

Die verschiedenen Burnout-Konzepte sollen hier nicht das Thema sein. Wichtig für den klinischen Alltag ist jedoch die Kenntnis darüber, dass es sich beim Burnout um einen Zustand der Erschöpfung nach lange andauernder Überlastung handelt. Der Prozess, der schließlich in ein Burnout führt, kann durch verschiedene Stadien der Bewertungen und Einstellungen führen, so von Idealismus über Enttäuschungen bis hin zu Zynismus. Kern der Beschwerden ist eine tiefe Kraftlosigkeit mit Unmöglichkeit, sich innerhalb eines absehbaren Zeitraums zu erholen.

Grundlage und Symptomatik

Fallbeispiel: Burnout

Ein alleinstehende Bäckerhelfer berichtet, dass er seit einiger Zeit unter »Depressionen« leide. Damit meine er, dass er erschöpft sei und gar nicht mehr richtig entspannen könne. Früher habe er leidenschaftlich gerne Fußballspiele besucht, heute fehle ihm die Kraft dazu. Die Arbeit fordere ihn sehr, er könne nicht mehr richtig abschalten. Der Schlaf sei gut, ebenso der Appetit, und er sei auch nicht grundsätzlich freudlos.

Auf weitere Nachfrage berichtet der Patient, dass er in einer mittelgroßen Bäckerei arbeite und sich sehr mit seinem Beruf identifiziere. Er lebe sozusagen für den Beruf, dieser sei für ihn die Erfüllung gewesen und er habe sich nie etwas anderes vorstellen können. Der Chef halte viel von ihm, aber fordere ihn auch sehr. Seit Jahren schon mache der Patient immer mehr Überstunden und übernehme viele Vertretungen, weil er denke, dass sich das so gehöre. Da er als einziger im Betrieb alleinstehend sei und keine Kinder habe, sei er immer der erste Ansprechpartner, wenn jemand ausfällt oder ein Kollege Urlaub machen möchte. Auf diese Weise habe er zuletzt bis zu 14 Stunden am Tag gearbeitet, auch an den Wochenenden, obwohl er wisse, dass dies eigentlich nicht zulässig sei. Er habe aber nicht widersprochen, da er ein pflichtbewusster Mensch sei, zudem sei ihm der Beruf so wichtig und außerdem habe er auch gar keine anderen Interessen gehabt.

Unser Patient habe schließlich nicht mehr abschalten können und immer mehr unter Müdigkeit und Erschöpfung gelitten, habe sich allgemein unwohl gefühlt und, selbst wenn er einmal frei gehabt habe, nicht mehr abschalten können. Der Beruf, der ihm eigentlich immer Freude gemacht habe, sei ihm nur noch eine Last gewesen. Er habe schließlich nicht mehr weitergewusst, der Hausarzt habe ihm gesagt, er habe eine Depression, und ihn in die psychiatrische Tagesklinik eingewiesen. Dort wurde schließlich unter Berücksichtigung des Längsschnitts ein Burnout festgestellt.

Abgrenzung   Ein Burnout sollte nur dann erwogen werden, wenn tatsächlich über einen längeren Zeitraum hinweg eine außergewöhnlich hohe Belastung mit nachfolgender Überforderung in mindestens einem Lebensbereich bestanden hat. Keinesfalls sollte der Begriff leichtfertig verwandt werden, damit einerseits eine Krankheit im eigentlichen Sinne, insbesondere eine Depression, nicht übersehen wird, und andererseits Zustände leichterer Erschöpfung infolge vorübergehender Belastungen nicht überinterpretiert werden.

Einordnung   Ein Burnout wird als Risikofaktor für körperliche und seelische Erkrankungen angesehen. Aufgrund der symptomatischen Überschneidung ist es nicht immer leicht, ein eventuelles Burnout klinisch von einer Erkrankung zu trennen. Die Verschlüsselung im ICD-10 erfolgt über die Z-Kategorie (»Personen, die das Gesundheitswesen aus sonstigen Gründen in Anspruch nehmen«) unter »Z73: Probleme mit Bezug auf Schwierigkeiten bei der Lebensbewältigung – Ausgebranntsein [Burn-out]«.

4.12.5 Krankheiten mit körperlichem Bezug

In diesem Kapitel werden Krankheiten zusammengefasst, die entweder mit körperlichen Beschwerden einhergehen (Somatisierungsstörung, somatoforme autonome Funktionsstörung, anhaltende Schmerzstörung), sich körperlich ausdrücken (Konversionsstörung) oder bei der die Beschäftigung mit einer vermeintlichen Erkrankung im Vordergrund steht (hypochondrische Störung). All diesen Störungen ist zu eigen, dass die Symptomatik keiner körperlichen Erkrankung zuzuordnen ist oder zumindest durch organische Korrelate nicht hinreichend erklärbar ist. Der Wunsch nach Abklärung führt dabei zur vermehrten Inanspruchnahme des Gesundheitswesens. Die Betroffenen haben einen hohen Leidensdruck und gelten gemeinhin als »schwierig«, da Untersucher und Patient schwerlich auf einen Nenner kommen. Ärztlicherseits wird die Unauffälligkeit der Untersuchungsergebnisse betont, mit denen der Patient doch eigentlich zufrieden sein könnte, und darauf verwiesen, dass das Leiden »nur« psychisch ist, während der Patient keinesfalls befriedigt ist, da sein Leiden fortbesteht, was dazu führt, dass weitere Untersuchungen eingefordert werden.

Simulation   Von den psychischen Störungen mit körperlichem Bezug zu trennen ist die Simulation, also das (bewusste) Vortäuschen von Krankheitssymptomen zum eigenen Vorteil. Ein besonderer Fall ist das Rentenbegehren, bei dem der konkrete Wunsch nach Entlastung und Versorgung besteht und Krankheits- oder Unfallfolgen entweder simuliert oder aggraviert werden, um dieses Ziel zu erreichen.

Diagnostik   Selbstverständlich erfordert die Diagnose der genannten Störungen ebenso wie die Feststellung von Hypochondrie oder Simulation eine gründliche Diagnostik zum Ausschluss anderer Ursachen beziehungsweise der Feststellung eventueller körperlicher Grundlagen wie etwa bei der chronischen Schmerzstörung. Eine Schwierigkeit bei der Einordnung psychischer Störungen mit körperlichem Bezug ist die Vielfalt möglicher Zuordnungen. Bedeutend für Verständnis und Einteilung können Qualität und Lokalisation der Beschwerden (auf ein Organ oder eine Region konzentriert oder diffus), zeitlicher Verlauf (fluktuierend oder konstant auf einen Bereich bezogen), Auftreten (spontan, situationsgebunden oder bei Belastung), subjektive Bewertung (Unklarheit oder Überzeugung, an einer bestimmten Krankheit zu leiden) oder sich ergebende Folgen sein (Inanspruchnahme des Gesundheitssystems, soziale Konflikte).

Somatisierungsstörung

Die Somatisierungsstörung ist durch vielfältige körperliche Beschwerden jeglicher Lokalisation gekennzeichnet, für die keine Ursache gefunden wird. Die ICD-10 fordert eine mindestens zweijährige Dauer mit fluktuierender Symptomatik. Als Folge der Störung kommt es einerseits zur intensiven Inanspruchnahme des Gesundheitswesens mit umfassenden Untersuchungen bis hin zu invasiver Diagnostik, andererseits zu negativen psychosozialen Folgen.

Der Begriff Somatisierung wird gelegentlich unpassend gebraucht, insbesondere in Zusammenhang mit depressiven Episoden. So wird das somatische Syndrom (biologisch geprägte Symptome wie Anhedonie, Früherwachen, Morgentief, Appetitverlust oder Libidoverlust; ▶ Kap. 4.5.1) aufgrund der begrifflichen Ähnlichkeit gerne mit der Somatisierung verwechselt. Auch sollten im Rahmen einer Depression auftretende, typische körperliche Beschwerden (Erleben von Druck und Enge im Brust- und Kopfbereich, Globusgefühl im Hals etc.) nicht als Somatisierung bezeichnet werden, da dies auf ein gänzlich anderes Störungsmodell oder gar auf eine Komorbidität verweisen würde, anstatt die Symptomatik als Teil des depressiven Syndroms zu begreifen.

Abgrenzung

Somatoforme autonome Funktionsstörung

Die Besonderheit dieser Störungen ist der Umstand, dass sich die Beschwerden auf autonom invertierte Organe oder Organsysteme beziehen und sich Befunde objektivieren lassen, ohne dass einschlägige somatische Erkrankungen feststellbar sind. Die Patienten entwickeln infolge von Besorgnis und Ängstlichkeit eine vegetative Symptomatik, die wiederum die Störung aufrechterhält. Ein typisches Beispiel ist die sogenannte Herzneurose (auch als Herzphobie bezeichnet) mit der Befürchtung, an einer Herzkrankheit zu leiden. Im Verhalten zeigt sich dies unter anderem in Vermeidung, permanenter Selbstbeobachtung und dem Bedürfnis nach medizinischer Versorgung. Zugleich führt die mit der Befürchtung einhergehende Ängstlichkeit zu objektivierbaren Symptomen wie Tachykardie oder Schwitzen, was wiederum die Befürchtungen befeuert und die Angst verstärkt. Die ICD-10 benennt zudem eine zweite Untergruppe der somatoformen autonomen Funktionsstörung, bei der subjektiv erlebten Beschwerden wie Schmerzen oder Brennen im Vordergrund stehen und vom Patienten einem Organ oder System zugeordnet werden.

Schmerzstörung

Anhaltende Schmerzen ohne physiologisches Korrelat werden in der ICD-10 danach unterschieden, ob ein Zusammenhang mit innerpsychischen oder äußeren Belastungen besteht (anhaltende somatoforme Schmerzstörung) oder ob eine körperliche Grundlage vorhanden ist (chronische Schmerzstörung mit somatischen und psychischen Faktoren). Bei Letzterer sind Ausmaß und Auftreten der Schmerzen in Zusammenhang mit psychischen Faktoren zu sehen. In beiden Fällen ergeben sich Konsequenzen im Sinne eines gesteigerten Hilfebedarfs bzw. negativer psychosozialer Folgen.

Konversionsstörung

Bei der Konversionsstörung treten Symptome neurologischer Erkrankungen auf, die sowohl mnestische als auch sensible und motorische Auffälligkeiten umfassen können, sich also auf Bereiche beziehen, die üblicherweise dem Bewusstsein und im Falle der Motorik der bewussten Kontrolle zugänglich sind. Während sich kein organisches Korrelat findet, lässt sich ein Zusammenhang mit Lebensereignissen und Problemkonstellationen finden, deren Verlauf die Entwicklung der Konversionssymptome beeinflusst. Ein Hinweis auf eine Konversionsstörung kann klinisch neben den erwähnten Zusammenhängen sein, dass die Symptomatik nicht einer zu erwartenden Klinik entspricht, bei Sensibilitätsstörungen beispielsweise gemäß den Dermatomen, sondern dem Verständnis des Patienten, etwa mit der Angabe von handschuhförmigen Ausfällen der Empfindung.

Hypochondrische Störung

Anders als bei den oben genannten Störungen, bei denen die Klage über körperliche Beschwerden oder Funktionseinschränkungen das klinische Bild beherrscht, ist das Leitsymptom der Hypochondrie der *Gedanke* an eine vermeintliche Erkrankung. Die körperlichen Beschwerden, die angegeben werden, gelten dem Betroffenen lediglich als Hinweise auf eine zugrunde liegende körperliche Ursache und führen zur Beschäftigung mit möglichen Krankheiten. Die vom Patienten wahrgenommenen Phänomene müssen dabei keinen außergewöhnlichen Charakter haben oder von besonderer Schwere sein, sondern können sich durchaus im Rahmen gewöhnlicher Körperempfindungen bewegen; entscheidend ist jedoch die Bewertung als vermeintliche Krankheitssymptome. Die hypochondrische Störung wird in der ICD-10 zu den somatoformen Störungen gezählt, hat jedoch durch das Vorherrschen der Gedanken an (konkrete) Erkrankungen eine ganz eigene Charakteristik.

4.12.6 Hochsensitivität

Das Konzept der Hochsensitivität geht auf die amerikanische Psychologin Elaine N. Aron (*1944) zurück, die sich selbst als hochsensitiv bezeichnet. Bei Hochsensitivität sollen auf neurobiologischer Ebene Besonderheiten bestehen, die dazu führen, dass Aufnahme und Verarbeitung von Reizen Abweichungen aufweisen.

Postuliert werden Unterschiede in der individuellen Empfindlichkeit sowohl für positive als für auch aversive Stimuli. Hypersensitive Menschen sollen eine größere Tiefe der Informationsverarbeitung aufweisen, intensivere emotionale Reaktionen und mehr Empathie zeigen sowie Feinheiten der Umgebung und Überstimulationen stärker wahrnehmen; die Prävalenz wird mit bis zu 20 % angegeben (Greven et al. 2019). Einer Überempfindlichkeit muss in diesem Verständnis nicht zwangsläufig Krankheits- oder Störungswert zugeschrieben werden, sondern sie kann auch als Persönlichkeitsmerkmal verstanden werden, das je nach Ausprägung einen Störungswert bekommt. Als weiterer Aspekt der Hochsensitivität wird gelegentlich angegeben, dass Sinnesreize nicht nur intensiver wahrgenommen werden, sondern dass auch eine Priorisierung derselben erschwert ist und mehr als wichtig wahrgenommen wird. Dies entspricht der Schwierigkeit, eine zentrale Kohärenz herzustellen, wie dies für das Autismus-Spektrum charakteristisch ist (▶ Kap. 4.10.1). Zudem soll eine erhöhte Neigung zur gedanklichen Reflexion bis hin zum lateralen Denken (also der Fähigkeit, kreativ verschiedene Perspektiven in Bezug auf ein Thema einzunehmen) bestehen. Die Betroffenen sollen infolge ihrer erhöhten Empfindlichkeit rasch überfordert sein: direkt durch die unangenehm erlebte Reizüberflutung und indirekt durch die Schwierigkeit, gesellschaftliche Erwartungen zu erfüllen.

Symptomatik

Das Konzept kann in vielerlei Hinsicht kritisch gesehen werden. Bezüglich der Annahme einer organisch begründeten Überempfindlichkeit und den Schwierigkeiten bei der Herstellung einer zentralen Kohärenz besteht die Überschneidung zum Autismus-Spektrum. Eine allgemein erhöhte Empfindlichkeit im zwischenmenschlichen Bereich impliziert eine Nähe zum Neurotizismus in den big five der Persönlichkeitsdiagnostik. Eine weitere Schwierigkeit bei der Auseinandersetzung mit dem Konzept der Hochsensitivität ist neben der konzeptuellen Unschärfe das Fehlen eines validen Testinstruments. Auf klinischer Ebene muss sich die Einschätzung damit auf die Angaben der Betroffenen stützen, was problematisch zu sehen ist: Welches Maß an Empfindlichkeit gegenüber Außenreizen ist noch als normal anzusehen und wie kann ich subjektiv davon ausgehen, dass ich empfindlicher reagiere als andere? Wie viel Reflexion ist üblich und ab wann kann ich als überreflektiert gelten? Ein wichtiger Aspekt bei der Annahme einer Hochsensitivität ist zudem die Implikation, dass die Anforderungen an die betroffene Person möglichst gering zu halten sind und dass etwa ein (Arbeitsplatz-)Umfeld geschaffen werden muss, bei dem Überreizung und Überforderung vermieden werden. Gesellschaftlichen Anforderungen, insbesondere wenn es um Leistungserwartung geht, kann ein als hochsensitiv

Kritik

geltender Mensch nur eingeschränkt genügen. Schließlich wird noch gerne ins Feld geführt, dass Hochsensitivität mit einem hohen Maß an Empathie verbunden sein kann, was die Betroffenen positiv aus der Masse heraushebt. Es kann ein gewisser Anreiz zur Feststellung einer Hochsensitivität gegeben sein, wenn damit einhergeht, einerseits als besonders begabt zu gelten und andererseits eines besonderen Schutzes und einer Schonung zu bedürfen.

5 Differenzialdiagnosen

5.1 Vorbemerkung

Bei der Differenzialdiagnostik ist es hilfreich, zunächst die Leitsymptomatik zu erfassen und davon ausgehend mögliche Krankheiten abzuwägen. Als Leitsymptomatik können die Symptome gelten, die gravierend in Erscheinung treten und dem Untersucher auf den ersten Blick imponieren, aber auch solche, die sich am stärksten auswirken und mit dem höchsten Leidensdruck für den Patienten verbunden sind. Letztere zeigen sich typischerweise darin, dass der Patient als erstes von ihnen spricht, wenn es um seine Erkrankung geht. Die Herausforderung besteht darin, Verwechslungen zu vermeiden und verschiedene Krankheiten mit ähnlicher Leitsymptomatik voneinander abzugrenzen. Eine klare Zuordnung gelingt oftmals erst im Verlauf, wenn sich die Symptomatik klarer erschließt und mehr Informationen über den Verlauf oder die Ergebnisse von Zusatzuntersuchungen zur Verfügung stehen.

Im Folgenden werden beispielhaft einige klinisch bedeutsame psychiatrische Differenzialdiagnosen vorgestellt. Die Zusammenstellung erhebt keinerlei Anspruch auf Vollständigkeit. Sie soll exemplarisch aufzeigen, welche Verwechslungen möglich sind und wie diagnostische Unterscheidungen getroffen werden können. Immer wieder geht es darum, bestimmte Symptome in Querschnitt und Längsschnitt zu erfassen, voneinander abzugrenzen und in einen Gesamtzusammenhang einzuordnen. Hier kommen die im ▶ Kap. 2 dargestellten Sichtweisen zur Anwendung, etwa die unterschiedlichen Konzepte oder das Vorgehen nach der Schichtenregel. Die Darstellung soll dazu beitragen, das differenzialdiagnostische Denken zu schulen und zu entwickeln. Es geht hier also um klinische Abwägungen in der Praxis, nicht um die streng wissenschaftliche Auseinandersetzung unter Einsatz einer operationalisierten Diagnostik.

5.2 Depressive Episode oder Anpassungsstörung?

Leitsymptomatik: gedrückte Stimmung

Kaum ein psychiatrischer Terminus wird so häufig verwendet wie Depression, sowohl innerhalb als auch außerhalb der Klinik. Es ist davon auszugehen, dass einerseits viele depressive Episoden nicht diagnostiziert werden, andererseits eine Tendenz besteht, ein schlechtes Befinden rasch mit dem Begriff ›Depression‹ zu belegen. Auf diese Weise wird die Krankheit sowohl unter- als auch überschätzt. Eine depressive Episode darf selbstverständlich nur dann festgestellt werden, wenn die entsprechenden Kriterien erfüllt und die geforderten Symptome vorhanden sind. Die Einschätzung der Schwere erfolgt dann entsprechend der Anzahl an Einzelsymptomen (▶ Kap. 4.5.1).

Abgrenzung Abzugrenzen von der depressiven Episode ist neben der organischen affektiven Störung insbesondere die Anpassungsstörung (▶ Kap. 4.6.1). Letztlich verlangt gerade ein depressives Syndrom nach einem klaren diagnostischen Vorgehen entsprechend der Schichtenregel (▶ Kap. 2.8) mit Ausschluss organischer Ursachen und anschließender Unterscheidung einer eigendynamischen Entwicklung von einer lebensgeschichtlichen Kausalität mit ursächlich bedeutsamen Lebensereignissen. Der Klarheit zuliebe wäre zu wünschen, dass der Begriff Depression tatsächlich für die schwere depressive Episode (möglicherweise mit somatischem Syndrom) reserviert bleibt. Die Verwendung für alle Arten des depressiven Syndroms kann dazu führen, dass fälschlicherweise von einer einheitlichen Erkrankung ausgegangen wird, statt die unterschiedlichen Formen zu unterscheiden. Eine differenzierte Begrifflichkeit kann hier helfen, da sie von demjenigen, der sie verwendet, eine Unterscheidung fordert.

Kausale Faktoren Die Unterscheidung zwischen depressiver Episode und einer Anpassungsstörung mit depressiver Reaktion ist aufgrund der symptomatischen Überschneidung nicht immer leicht. Bei der Anpassungsstörung markiert ein belastendes Lebensereignis, typischerweise das Erleben eines Verlustes, den Beginn der Symptomatik und steht definitionsgemäß in kausalem Zusammenhang mit der Ausbildung der Störung. Bestimmte Persönlichkeitsmerkmale wie Ängstlichkeit, Abhängigkeit oder narzisstische Kränkbarkeit können dazu beitragen, dass kritische Lebensereignisse ungünstig verarbeitet werden und zur Dekompensation im Sinne einer Anpassungsstörung führen (▶ Fallbeispiel: Anpassungsstörung bei narzisstischer Persönlichkeit). Typisch für die depressive Episode dagegen ist eine Persönlichkeit, die durch Perfektionismus charakterisiert ist (Doherty et al. 2014), wie dies auch in der Charakterisierung des Typus melancholicus durch Hubert Tellenbach zum Ausdruck kommt (Tellenbach 1961).

Einfühlendes Verständnis Bei der Anpassungsstörung ist es grundsätzlich möglich, ein einfühlendes Verständnis zu entwickeln. Die Problematik des Betroffenen erschließt sich zwanglos aus der Schilderung seiner Person und seiner Geschichte. Bei der schweren depressiven Episode dagegen stößt aufgrund der biologischen Dimension das Verstehen früher oder später an die Grenzen und der Untersucher kann die Symptomatik letztlich nur zur Kenntnis nehmen und möglicherweise wissenschaftlich erklären.

Bei der depressiven Episode kann ein Lebensereignis, ebenso wie bei der Anpassungsstörung, den Beginn der Beschwerden markieren, die folgenden Symptome sind jedoch nicht alleine durch das Ereignis erklärbar. Einen ersten differenzialdiagnostischen Hinweis kann bereits das Benennen des Leidensdrucks durch den Patienten liefern. Bei der Anpassungsstörung bezeichnet der Patient in der Regel das (Verlust-)Ereignis als den zentralen Punkt, der ihm zu schaffen macht, über den er »nicht hinwegkommt« und aus dem heraus sich die folgenden Erscheinungen zwanglos erklären. Bei der depressiven Episode dagegen wird zwar möglicherweise ein Anfangspunkt benannt (»seit diesem Vorfall ist es mir zunehmend schlechter gegangen«), recht rasch kommen aber die Klagen über die eigene Insuffizienz, Erschöpfung, Leistungsminderung etc., die in der Folge aufgetreten sind. Der Fokus liegt also nicht mehr auf dem Ereignis, sondern auf der eigenen Person und beinhaltet typischerweise das schuldhaft erlebte persönliche Versagen.

Leidensdruck

Im klinischen Querschnitt kann bei der Anpassungsstörung zudem auffallen, dass der Betroffene durchaus in der Lage ist, seinen Affekt zu modulieren, während der Patient im Rahmen einer depressiven Episode quasi eingefroren wirkt und trotz guter Erlebnisse nicht mehr in der Lage ist, etwas Positives zu empfinden. Hier zeigt sich die Anhedonie, die neben Frühwachen, Morgentief, psychomotorischen Phänomenen, Agitiertheit, Appetitverlust, Gewichtsverlust und Libidoverlust als Teil des somatischen Syndroms auftreten kann (▶ Kap. 4.5.1) und damit auf biologische Phänomene im Rahmen einer schweren depressiven Episode verweist. Insgesamt sind die Symptome der depressiven Episode klar definiert und operationalisiert, einschließlich des Umstands, dass die einzelnen Beschwerden zeitlich überdauernd relativ unveränderlich bestehen, ohne durch äußere Faktoren wesentlich beeinflusst zu werden.

Affektmodulation

Zur Differenzialdiagnose beitragen kann die Einschätzung der Schwere der Symptomatik. Je mehr Symptome vorhanden sind, desto eher ist von einer depressiven Episode auszugehen (Doherty et al. 2014). Sollte dennoch differenzialdiagnostisch unklar bleiben, ob tatsächlich ein Kausalzusammenhang zwischen Ereignis und Beschwerden besteht oder nicht, wenn gleichzeitig die einschlägigen Kriterien für ein depressives Syndrom erfüllt sind und die Symptomatik über eine ausreichend lange Zeit besteht, sollte im Zweifel eine depressive Episode diagnostiziert werden.

Diagnostische Zuordnung im Zweifelsfall

Tab. 5.1: Depressive Episode und Anpassungsstörung: Merkmale

	depressive Episode	Anpassungsstörung
belastendes Lebensereignis	als Auslöser möglich	kausaler Zusammenhang mit der Symptomatik
mögliche prädisponierende Persönlichkeitsmerkmale	Perfektionismus, Typus melancholicus	Ängstlichkeit, Abhängigkeit, Kränkbarkeit
Klage des Patienten	Erleben der eigenen Insuffizienz	Belastung durch das Lebensereignis
Symptomatik	erklärbar	einfühlend verstehbar
Affekt	starr	Modulation möglich
somatisches Syndrom	charakteristisch	nicht charakteristisch
Verlauf	zeitlich überdauernd	wechselnd

5.3 Bipolare affektive Störung oder Borderline-Störung?

Leitsymptomatik: rasch wechselnde Affektivität

Rasche Stimmungswechsel sind sowohl bei der Borderline-Störung als auch bei der bipolaren Störung zu finden. Dieser Umstand hat immer wieder Anlass dazu gegeben, beide Erkrankungen in einen Zusammenhang zu setzen, etwa mit der Sicht auf die Borderline-Störung als eine atypische affektive Störung. Werden jedoch neben klinischen Aspekten auch das Ansprechen auf medikamentöse Therapien, die Familienanamnesen und die Langzeitverläufe einbezogen, dann wird die Hypothese gestützt, dass es sich bei Borderline-Störung und bipolarer affektiver Störung um unterschiedliche Erkrankungen handelt (Übersicht in Paris et al. 2007; Bayes et al. 2019).

Querschnitt　Eine instabile Affektivität mit starken Auslenkungen von erheblicher Gedrücktheit einerseits und Reizbarkeit, die in Aggressivität umschlagen kann andererseits kann sowohl im Mischaffekt einer bipolaren affektiven Störung als auch bei der emotional instabilen Persönlichkeit beobachtet werden (▶ Kap. 5.20). Die Unterscheidung im klinischen Querschnitt ist oft schwer möglich, und auch die Frage nach depressiven Episoden längerer Dauer im Längsschnitt kann in beiden Fällen bejaht werden.

Längsschnitt　Erforderlich ist eine genauere Betrachtung des Längsschnitts, auch in Verbindung mit der Erhebung einer Fremdanamnese. Bei der emotional instabilen Persönlichkeitsstörung zeigt sich eher ein durchgehendes Verhaltensmuster mit sozialen Konflikten und regelmäßigen, nicht kontrollierbaren Impulsdurchbrüchen. Bei der bipolaren affektiven Störung dagegen lassen sich im Verlauf längere Phasen der Depressivität von (hypo-) manischen Episoden abgrenzen. Ein entscheidender Punkt ist auch, dass bei der Borderline-Störung die Auslenkungen der Affektivität in der Regel auf äußere Faktoren, etwa auslösende Ereignisse oder zwischenmenschliche Konflikte, zu beziehen sind. Auch ist eine Hochstimmung seltener zu beobachten und die Betroffenen leiden vielmehr unter Wut, die sich in Aggressionen entladen kann.

Mischzustände können bei der bipolaren Störung den Übergang von einer Episode in die andere markieren und sind zeitlich nicht überdauernd. Zu beachten ist auch, dass bei der bipolaren Störung die Symptomatik des entgegengesetzten Pols gelegentlich eingesprengt sein kann, dass also der bipolar Depressive gelegentlich als reizbar imponieren kann oder dass der Maniker durchaus zeitweise im Affekt einbrechen und von Traurigkeit ergriffen werden kann. Besonders schwer zu erkennen ist die Bipolar-II-Störung, da gerade hypomane Episoden oftmals verkannt werden (▶ Kap. 4.5.2). Bei den Betroffenen kann es daher erscheinen, als bestünde eine emotional instabile Persönlichkeitsstörung mit gelegentlichen längeren depressiven Episoden.

Mischzustände

Zentrale Merkmale der Borderline-Störung sind neben den extrem affektiven Schwankungen insbesondere die Schwierigkeiten im zwischenmenschlichen Bereich sowie die Selbstsicht. Die Borderline-Störung ist, anders als die bipolare Störung, durch Furcht vor Trennung und Verlassenheit sowie den Verlust des Erlebens der psychischen Einheit gekennzeichnet, was ebenfalls eine Abgrenzung der beiden Erkrankungen ermöglicht (Bayes and Parker 2020). Kritisch ist jedoch anzumerken, dass auch bipolare Patienten, die bereits früh erkrankt sind, Schwierigkeiten haben können, eine eigene Identität zu entwickeln, wenn sie sich selbst durchgehend als instabil oder in extremen Auslenkungen erleben.

Soziale Interaktion und Selbstsicht

Schließlich ist festzustellen, dass der Gesamtverlauf im Längsschnitt bei der Borderline-Störung offenbar wesentlich günstiger ist als gemeinhin angenommen – und auch besser als bei der bipolaren Störung. Eine prospektive Längsschnittstudie konnte zeigen, dass fast drei Viertel der Patienten mit einer Borderline-Störung im Laufe von 6 Jahren remittierten und nur knapp 6 % der Remittierten einen Rückfall erlebten (Zanarini et al. 2003). Der Verlauf der bipolaren Störung dagegen ist als deutlich ungünstiger anzusehen und ein chronischer Verlauf mit zahlreichen Rezidiven ist eher die Regel.

Langzeitverlauf

	bipolare affektive Störung	Borderline-Störung
zeitliche Dauer der affektiven Auslenkung im Längsschnitt	lang	kurz
Auslöser der Stimmungswechsel	oft nicht erkennbar	regelmäßig vorhanden
Impulsivität, soziale Konflikte	phasenweise	durchgehend

Tab. 5.2: Bipolare affektive Störung und Borderline-Störung: Merkmale

Tab. 5.2:
Bipolare affektive Störung und Borderline-Störung: Merkmale – Fortsetzung

	bipolare affektive Störung	Borderline-Störung
Prognose	ungünstiger mit Gefahr der Chronifizierung	günstig mit hoher Remissionsrate
Trennungsempfindlichkeit	nein	ja
Identitätsstörung	[nein]	ja

5.4 Zwang oder Wahn?

Leitsymptomatik: sich aufdrängende bizarre, unrealistische Gedanken

Sowohl der Zwanghafte als auch der Psychotiker können Gedanken äußern, die sich aufdrängen und dem Untersucher bizarr und unsinnig erscheinen. Der entscheidende Unterschied zwischen Zwang und Wahn aber ist das Wissen um die Unsinnigkeit des Gedankeninhalts, der beim Zwang unbedingt gegeben ist, nicht aber beim Wahn. Der Wahn ist eben dadurch definiert, dass die Unsinnigkeit des Wahninhalts nicht erkannt und mit absoluter Gewissheit daran festgehalten wird. Beim Zwang dagegen leidet der Betroffene gerade darunter, dass er weiß, dass die sich ihm immer wieder aufdrängenden Gedanken mit all den sorgenvollen Befürchtungen eben nicht einer realen Gefahr entspringen, sondern unsinnig sind. Je mehr er sich jedoch gegen diese unerwünschten Gedanken wehrt, desto hartnäckiger treten sie in Erscheinung. Dem Wahnkranken dagegen erscheinen seine Gedanken sinnvoll und logisch, er bewertet sie als plausibel und realistisch.

Fallbeispiel: Eine als Zwang verkannte Psychose

Ein Patient wird mit der Diagnose »Kontrollzwang« eingewiesen. Tatsächlich kann er während der Exploration kaum stillsitzen, er ist psychomotorisch unruhig und fragt schließlich, ob in dem Schrank hinter ihm etwas ist, er habe den Eindruck, da sei jemand drin und belausche ihn. Der Patient steht schließlich auf, um den Schrank zu öffnen und sich zu überzeugen, dass niemand darin versteckt ist. Er berichtet, dass er schon seit mehreren Monaten immer merke, wie er kontrolliert und beobachtet werde, es fühle sich immer so an, als sei jemand anwesend, auch wenn er eigentlich alleine zuhause sei. Auch zuhause sehe er immer wieder nach, ob nicht doch jemand da ist oder ob möglicherweise irgendwo Kameras installiert sind, die ihn beobachten. Er sei sich nun sicher, dass es eine fremde Macht auf ihn abgesehen habe, auch wenn er nicht wisse, was genau man von ihm wolle.

In der Exploration erhärtet sich der Verdacht auf einen wenig differenzierten paranoiden Wahn. Auf weitere Nachfrage berichtet der Patient auch, dass er mehrfach kommentierende Stimmen gehört und auch schon mal den Eindruck gehabt habe, die fremde Macht entzöge ihm seine Gedanken. Nach dem Ausschluss organischer Ursachen wird die Diagnose einer paranoiden Schizophrenie gestellt.

Der Leidensdruck beim Zwang entsteht also gerade durch den Denkvorgang und die damit verbundenen Spannungen, während beim Wahn die Inhalte ängstigen und damit möglicherweise zum Leiden führen können. Damit ist freilich das Leiden an der Symptomatik gemeint, nicht die Ängstlichkeit, die auch Teil des Zwangs ist in dem Sinne, dass die Gedankeninhalte zu ängstlichen Befürchtungen Anlass geben.

Leidensdruck

Fallbeispiel: Ein als Wahn verkannter Zwang

Eine 25-jährige Patientin wird aufgrund einer akuten psychischen Dekompensation aufgenommen und befürchtet selbst, an einer schizophrenen Psychose erkrankt zu sein. Die aufnehmende Ärztin stellt im psychopathologischen Befund unter anderem einen »Liebeswahn in Bezug auf den Vater« fest. Bei der Nachexploration berichtet die Patientin über quälende Zwangsgedanken, insbesondere mit Zählzwängen: Sie habe zahlreiche »schlechte« Zahlen, etwa die Vier, die es unbedingt zu vermeiden gelte. Sie wisse um die Unsinnigkeit dieser Gedanken und könne zum Teil gar nicht mehr rekonstruieren, wie sie darauf gekommen sei, dass bestimmte Zahlen »schlecht« seien, könne sich aber nicht von dem Gedanken lösen, dass etwas Schlimmes passieren werde, wenn eine »schlechte« Zahl irgendwo auftauche. Zunehmend belastet sei sie zuletzt insbesondere durch aggressive und sexuelle Zwangsgedanken, die auch inzestuöse Vorstellungen beinhalten. Diese Gedanken seien ihr zutiefst zuwider, sie vermeide deshalb auch den Kontakt mit dem Vater, der in ihren Gedanken eine Rolle spiele, da sie befürchte, sie könne die Kontrolle verlieren.

Im vorliegenden Fall hat die Intensität und »Übermächtigkeit« der Gedanken, die klar den Charakter von Zwangsgedanken tragen, die aufnehmende Kollegin offenbar veranlasst, sich den Befürchtungen der Patientin anzuschließen, sie »für bare Münze« zu nehmen und davon auszugehen, dass die Patientin wähnt, ihr Vater wolle mit ihr tatsächlich eine inzestuöse Beziehung eingehen – dass also ein Liebeswahn mit Bezug zum Vater vorliegt.

Beim Zwang können die ängstigenden Gedanken also quasi zur übermächtigen Befürchtung werden, aber nie zur wahnhaften Gewissheit. Vielmehr sind sie durchdrungen vom Zweifel, von der Erkenntnis, dass es sich eben doch nicht so verhält. In diesem Spannungsbogen oszillieren die Gedanken und entfalten einen quälenden Druck, der sich weder in der Wahngewissheit auflöst noch in der entspannenden Erkenntnis, dass die Inhalte gegenstandslos sind.

Gewissheit oder Zweifel?

Tab. 5.3: Zwang und Wahn: Merkmale

	Zwang	Wahn
Gedankeninhalte	unrealistisch	unrealistisch
Wissen um die Unrichtigkeit der Inhalte	vorhanden	nicht vorhanden
Leidensdruck	Denkvorgang	Denkinhalte

5.5 ADHS oder manische Episode?

Leitsymptomatik: Unruhe, Getriebenheit, Impulsivität

Die Leitsymptome Unruhe und Getriebenheit, die sich auch in einem beschleunigten Sprechtempo zeigen, sowie Impulsivität können für eine Manie im Rahmen einer bipolaren affektiven Störung sprechen, kennzeichnen jedoch auch die ADHS. In beiden Fällen ist eine erhöhte Ablenkbarkeit gegeben und die Betroffenen können sich nur schwer konzentrieren. Die Überschneidung der Symptomatik kann zur Fehldiagnose führen, wie das nachfolgende Fallbeispiel illustriert.

Fallbeispiel: Verkannte ADHS

Eine Patientin wird auf der Station für Abhängigkeitserkrankungen aufgenommen, um von Alkohol zu entgiften. Die unruhige und unkonzentrierte Dame berichtet nach erfolgreicher Entgiftung in der Visite, dass sie immer wieder Alkohol getrunken habe, um sich zur Ruhe zu bringen. Bei ihr sei eine bipolare Störung diagnostiziert worden und man habe ihr immer wieder gesagt, dass sie manisch und deshalb unruhig sei. Tatsächlich erhält die Patientin eine entsprechende Medikation, unter anderem mit Lithium sowie Valproat. In der Exploration wird deutlich, dass die Patientin im Affekt adäquat ist, jedoch psychomotorisch unruhig, impulsiv, im Denken beschleunigt bei erheblich gestörter Konzentrationsfähigkeit. Auf Nachfrage berichtet die Patientin, dass dies schon seitdem sie denken könne ihr »Normalzustand« sei und dass es keine Schwankungen gebe. Die daraufhin gestellte Verdachtsdiagnose einer ADHS kann im Verlauf unter Einbeziehung anamnestischer Informationen und nach neuropsychologischer Testung bestätigt werden. Die Patientin profitiert erheblich von der Einstellung auf Methylphenidat. Im geschilderten Fall war offenbar vorschnell aus dem Vorliegen einer allgemeinen Symptomatik (psychomotorische Unruhe, beschleunigtes Denken) auf eine Diagnose (Manie bei bipolarer affektiver Störung) geschlossen worden, anstatt auf mögliche Leitsymptome (gehobene Stimmung, Antriebssteigerung) zu rekurrieren. Darüber hinaus wurde der Verlauf mit relativ konstanter Symptomatik nicht gewürdigt, der gegen eine durch erhebliche Schwankungen gekennzeichnete bipolare affektive Störung spricht.

Entscheidende Hinweise für die Differenzialdiagnose ergeben sich aus der Affektivität: Der Maniker ist tendenziell euphorisch, voller Tatendrang und erlebt sich selbst als kräftig und lebendig. Der ADHS-Patient dagegen sieht sich als eingeschränkt an; er leidet unter den andauernden Schwierigkeiten, sich zu konzentrieren und bei der Sache zu bleiben. Tatsächlich sind die funktionellen Einschränkungen bei Patienten mit ADHS insgesamt stärker ausgeprägt als bei Patienten mit bipolarer Störung (Kitsune et al. 2016). Im Übrigen kann der Affekt, gerade wenn eine längere Adaptation an die Einschränkungen stattgefunden hat, durchaus euthym sein und muss nicht als gedrückt imponieren. Insgesamt ist bei ADHS jedoch ein Leidensdruck gegeben, der bei der Manie in aller Regel fehlt.

Funktionelle Einschränkungen

Fallbeispiel: ADHS oder Manie?

Eine 49-jährige Patientin wurde bislang unter der Diagnose einer rezidivierenden depressiven Störung antidepressiv behandelt. Sie kommt nun in einem angetriebenen und agitierten Zustand in die Klinik, sie redet viel und schnell und springt von einem Thema zum anderen. Die Stimmung ist deutlich gehoben, die Patientin ist sehr unternehmungslustig und fängt im Laufe des stationären Aufenthalts ein Verhältnis mit einem Mitpatienten an, den sie schon rasch zugunsten einer anderen Liebschaft verlässt.

Auf den Krankheitsverlauf angesprochen, berichtet die Patientin über ausgeprägte Stimmungsschwankungen, aber auch, dass sie »schon immer« so schnell geredet habe, schon als Kind schlecht habe stillsitzen können und schon in der Schule rasch abgelenkt gewesen sei. Eine solide Fremdanamnese ist bedauerlicherweise nicht erhältlich. Aufgrund der klinischen Symptomatik und des Berichts der Patientin über den Verlauf wird zunächst eine Komorbidität von ADHS und bipolarer Störung angenommen. Es erfolgt eine stimmungsstabilisierende und antimanische Behandlung mit Lithium und Olanzapin. Obwohl die Patientin hinsichtlich der manischen Symptomatik nur teilremittiert ist, wird eine neuropsychologische Testung durchgeführt, in der unter anderem Aufmerksamkeit und Konzentration untersucht werden und die einen unauffälligen Befund erbringt. Im weiteren Verlauf remittiert das manische Syndrom, gleichzeitig bessert sich die Unruhe und die Patientin ist nun weniger leicht ablenkbar. Die Verdachtsdiagnose einer ADHS kann nun definitiv verworfen werden.

Bei der Betrachtung des Längsschnitts wird die Diagnose deutlich, wenn bei der bipolaren Störung episodenhafte Schwankungen der Affektivität im Laufe der Zeit berichtet werden. Hier kann eine Fremdanamnese hilfreich sein. Zusätzlich können Stimmungsprotokolle eingesetzt werden. Bei der

Längsschnitt

5 Differenzialdiagnosen

Komorbiditäten

Betrachtung der Lebens- und Krankengeschichte wird bei Patienten mit ADHS berichtet, dass bereits in der Kindheit Auffälligkeiten bestanden. Die bipolare Störung dagegen manifestiert sich in aller Regel deutlich später.

Erschwert wird die Einschätzung dadurch, dass die ADHS mit Komorbiditäten, so auch mit einer bipolaren Störung, vergesellschaftet sein kann (Übersicht in Marangoni et al. 2015). Hier hilft im Zweifelsfall nur, die Diagnosen nach und nach anzugehen und zunächst auf die Schwankungen der Affektivität zu fokussieren. Wenn sich die Diagnose einer bipolaren Störung bestätigt, ist entsprechend eine stimmungsstabilisierende und ggf. antimanische Therapie einzuleiten. Im nächsten Schritt kann dann die ADHS angegangen werden.

Tab. 5.4:
ADHS und manische Episode: Merkmale

	ADHS	manische Episode
Affektivität	euthym	gehoben
Leidensdruck	vorhanden	nicht vorhanden
Längsschnitt	durchgehende Defizite	episodenhafter Verlauf
Beginn	Kindheit	Adoleszenz oder Erwachsenenalter

5.6 Persönlichkeitsstörung oder affektive Störung?

Leitsymptomatik: Auffälligkeiten im Kontaktverhalten, z. B. Großspurigkeit oder starke Zurückhaltung

Wie schon im ▶ Kap. 4.8.1 zur Persönlichkeitsstörung erwähnt, besteht eine gewisse Gefahr, dass hirnorganische Störungen oder schwerwiegende Erkrankungen übersehen werden und vorschnell eine Persönlichkeitsstörung als Erklärung für ein auffälliges Verhalten angenommen wird. So kann der (hypo-)manische Patient in seiner Großspurigkeit und Exaltiertheit durchaus als histrion oder narzisstisch imponieren, während der Depressive dependent, ängstlich und selbstunsicher auftritt und dazu verleitet, Rückschlüsse auf seine Persönlichkeit zu ziehen. Dass die Patienten selbst in akuten Krankheitsphasen oft nicht zuverlässig Auskunft geben können und berichten, sie seien »schon immer« so gewesen, unterstreicht die Bedeutung der Fremdanamnese. So wie der Maniker seine aktuelle Verfassung selbstverständlich als »normal« und nicht zu hinterfragen sieht, so betont der Depressive oft, dass er schon »sein ganzes Leben lang« schwermütig und selbstunsicher gewesen sei. Hier ist in Rechnung zu ziehen, dass die

Erinnerung im Rahmen der Depression verfälscht sein kann und tatsächlich nur die negativen Aspekte erinnert werden.

Fallbeispiel: Vermeintliche Persönlichkeitsstörung bei depressiver Episode

Eine 45-jährige Patientin, die wegen einer schweren depressiven Episode mit psychotischen Symptomen behandelt wird, war bis zu ihrer Erkrankung als pflegerische Leitung einer operativen Intensivstation tätig. Der protrahierte, schwere Verlauf ihrer Depression macht einen langen stationären Aufenthalt erforderlich, in dessen Rahmen die Patientin als ausgesprochen ängstlich und selbstunsicher imponiert. Auch nach Besserung der depressiven Symptomatik besteht die Unsicherheit zunächst fort und es entsteht der Eindruck, dass bei der Patientin primär eine selbstunsicher-vermeidende Persönlichkeitsstruktur zugrunde liegt; allerdings lässt der Umstand, dass die Patientin prämorbid in Leitungsfunktion auf einer Intensivstation tätig war, an dieser Einschätzung zweifeln. Nach Remission der Depression und ausreichender Zeit der Erholung und Stabilisierung gewinnt die Patientin wieder zunehmend an Selbstsicherheit und Selbstvertrauen, die ihr während der Erkrankung verloren gegangen waren. Schließlich zeigt sich im zeitlichen Abstand eine resolute, durchsetzungsstarke Frau ohne jede Ängstlichkeit und Unsicherheit. Es wird deutlich, dass letztere ein Ausdruck der Depression waren und auch nach Besserung der Symptomatik im Sinne einer krankheitsbedingten Verunsicherung fortbestanden haben. Ängstlichkeit und Unsicherheit waren somit klar als krankheitswertig anzusehen und keinesfalls Ausdruck der Persönlichkeit.

Neben Fremdanamnese und Erfassung des Längsschnitts ist es wichtig, das gesamte Spektrum eventueller Symptome einschließlich eines somatischen Syndroms zu erfassen mit Fragen nach Anhedonie, Früherwachen, Morgentief, psychomotorischen Phänomenen, Agitiertheit, Appetitverlust, Gewichtsverlust und Libidoverlust. Hier finden sich möglicherweise Hinweise auf biologische Aspekte, die diagnostisch den Weg weisen können. Bedeutsam ist daraufhin die Ausschlussdiagnostik gemäß der Schichtenregel. — *Somatisches Syndrom*

Zudem kann es hilfreich sein, den Patienten über einen gewissen Zeitraum zu beobachten, was natürlich im stationären Rahmen besonders gut möglich ist. Hier zeigt sich in der Regel schon bald, ob die Symptomatik gleichförmig ist und höchstens Tageszeit-abhängigen Schwankungen unterliegt, was für eine affektive Störung spricht, oder ob die Befindlichkeit je nach Kontext und Kontakt unterschiedlich ist, wie dies bei einer Persönlichkeitsstörungen zu erwarten wäre. — *Symptomatik im Verlauf*

Tab. 5.5: Persönlichkeitsstörung und affektive Störung: Merkmale

	Persönlichkeitsstörung	affektive Störung
Merkmal (z. B. Großspurigkeit, Unsicherheit)	durchgehend	episodisch
somatisches Syndrom	nicht vorhanden	ggf. vorhanden
Symptomatik	eher situativ gebunden	eher von der Situation unabhängig

5.7 Autismus-Spektrum-Störung oder Persönlichkeitsstörung?

Leitsymptomatik: fehlende Alltagsfähigkeiten und Beeinträchtigungen in zwischenmenschlichen und praktischen Bereichen

Störungen aus dem Autismus-Spektrum werden häufig erst spät diagnostiziert. Differenzialdiagnosen können neben ADS, affektiver Störung und sozialer Phobie auch eine schizoide, zwanghafte, selbstunsichere, paranoide oder narzisstische Persönlichkeitsstörung sein (Strunz et al. 2014). Die symptomatische Überschneidung zu den Persönlichkeitsstörungen bezieht sich auf mangelnde Fähigkeit zur Empathie, Neigung zum Einzelgängertum und rigide Verhaltensweisen mit entsprechenden Einschränkungen in sozialen und alltagspraktischen Bereichen.

Beginn der Symptomatik
Ebenso wie andere Bilder, die mit Störungen der neuronalen Entwicklung in Zusammenhang gebracht werden, namentlich ADS, Tic-Störungen, spezifische Leistungsstörungen und Minderbegabungen, beginnen Störungen aus dem Autismus-Spektrum in der Kindheit. Umgekehrt gesagt: War die soziale und kommunikative Entwicklung in der Kindheit unauffällig, war der Betroffene als Kind der Lage, anhaltende gegenseitige Freundschaften zu pflegen, hatte er gute nonverbale Kommunikationsfähigkeiten und ist dies möglichst auch fremdanamnestisch gut belegt, dann darf die Diagnose einer Autismus-Spektrum-Störung nicht vergeben werden. Dies gilt auch, wenn mögliche Kompensationsmechanismen, die allerdings üblicherweise erst das Resultat therapeutischer Interventionen sind, in Betracht gezogen werden (Kamp-Becker et al. 2020). Persönlichkeitsstörungen dagegen manifestieren sich erst nach Abschluss der Persönlichkeitsreifung, also in der Regel nach der Adoleszenz, und beinhalten vor allem Eigenarten in Bezug auf generelle Herangehensweisen und Haltungen sowie auf den Kontakt mit anderen Menschen. Von zentraler Bedeutung für die Differenzialdiagnostik ist somit die Anamnese, deren Erhebung oft schwer und langwierig ist.

Da bei früh in der Entwicklung beginnenden Störungen wie Autismus-Spektrum-Störungen oder ADS bestimmte Fähigkeiten und Fertigkeiten grundlegend beeinträchtigt ist, finden sich Auffälligkeiten ab jenen Zeitpunkten, an denen sich diese normalerweise entwickeln. Im Folgenden können etwa Kognition und Exekutivfunktionen (Autismus) oder Konzentration (ADS) gestört sein. Bei den Persönlichkeitsstörungen dagegen sind diese Funktionen nicht per se beeinträchtigt.

Fähigkeiten und Fertigkeiten

	Autismus-Spektrum-Störung	Persönlichkeitsstörung
Beginn	in der Kindheit	nach der Adoleszenz
Störung von Kognition, Mnestik oder Exekutivfunktionen	vorhanden	i. d. R. nicht vorhanden

Tab. 5.6: Autismus-Spektrum-Störung und Persönlichkeitsstörung: Merkmale

5.8 Autismus-Spektrum-Störung oder Borderline-Störung?

Leitsymptomatik: starke Empfindlichkeit gegenüber Außenreizen, Erregungszustände, zwischenmenschliche Probleme

Aufgrund ihrer Besonderheiten wird die Borderline-Störung in diesem Buch nicht den Persönlichkeitsstörungen zugeordnet, sondern separat behandelt (▶ Kap. 4.8.2). Aus diesem Grund erfolgt auch die differenzialdiagnostische Abgrenzung zur Autismus-Spektrum-Störung in einem eigenen Abschnitt. Einige Merkmale aus dem Autismus-Spektrum lassen sich auch bei Menschen mit Borderline-Störung beobachten (Dudas et al. 2017; Dell'Osso et al. 2018). Beiden Gruppen gemeinsam ist, dass die Betroffenen eine erhöhte Empfindlichkeit gegenüber Außenreizen zeigen und dass sich Spannungen in Erregungszuständen entladen können. Auch im zwischenmenschlichen Bereich gibt es erhebliche Schwierigkeiten, da in beiden Fällen die Fähigkeit zur Kommunikationsfähigkeit und zur Empathie beeinträchtigt sind (Dell'Osso et al. 2018) und es schwerfällt, Nähe und Intimität zu leben. Darüber hinaus neigen Menschen mit Autismus-Spektrum- und mit Borderline-Störung zur Systematisierung, haben also das Bedürfnis, Informationen nach bestimmten Regeln zu strukturieren und in ein System einzuordnen (Dudas et al. 2017).

Wie nun lassen sich beide Gruppen klinisch voneinander abgrenzen? Wichtig bei der Differenzialdiagnostik ist, wie so oft, dass ein beobachtbares Verhalten auf die zugrunde liegenden Mechanismen hin untersucht wird. Hier ist es nun bedeutsam, dass nicht zu früh aufgrund bestimmter

Grundlagen des Verhaltens

5 Differenzialdiagnosen

Merkmale (Selbstverletzung, Aggression) auf die zugrunde liegende Störung geschlossen werden darf (▶ Kap. 3.3.7). Im Zweifel müssen Anamnese und Psychodynamik geklärt werden; möglicherweise ist eine genaue Zuordnung erst im Verlauf und nach Abklingen einer akuten Symptomatik möglich.

Spannungsaufbau — Dient das Verhalten der Spannungslösung, dann ist es wichtig zu verstehen, wie sich eine Spannung aufbaut. Autistische Menschen können durch ein Übermaß an Außenreizen in einen Zustand der Überflutung geraten, der als äußerst stressvoll erlebt wird. Die Reize können akustische oder taktile Wahrnehmungen sein, etwa laute Geräusche oder Berührungen. Auch eine Störung der gewohnten Ordnung führt möglicherweise zu Stress. Ein solcher spannungsgeladener Zustand kann bei fehlenden Möglichkeiten zum Spannungsabbau in eine Erregung münden, die sich in Selbstverletzungen oder auch Fremdaggression entlädt (Tebartz van Elst 2018, S. 85). Bei Patienten mit Borderline-Störung führen der befürchtete oder reale Beziehungsverlust oder zwischenmenschliche Konflikte zu Spannungszuständen. Auch Berührungen können Spannungen hervorrufen, da die Borderline-Störung, anders als die Störung aus dem Autismus-Spektrum, zumeist mit einer Traumatisierung assoziiert ist und Berührungen als Trigger wirken können.

Längsschnitt — Bei der Betrachtung des Längsschnitts ist zudem festzustellen, dass die Störung aus dem Autismus-Spektrum kontinuierlich vorhanden und die entsprechende Symptomatik durchgehend nachweisbar ist. Für die Borderline-Störung charakteristisch dagegen ist der phasenhafte Verlauf bis hin zur Möglichkeit der Symptomfreiheit im Laufe der Zeit (Zanarini et al. 2003).

Tab. 5.7: Autismus-Spektrum-Störung und Borderline-Störung: Merkmale

	Austismus-Spektrum-Störung	Borderline-Störung
Stressor	Reizüberflutung	Beziehungsverlust
Traumatisierung in der Vorgeschichte	nicht typisch	zumeist vorhanden
Verlauf	kontinuierlich	phasenhaft

5.9 Schizoaffektive oder bipolare affektive Störung?

Leitsymptomatik: maniforme und depressive Phasen im Verlauf

Die Unterscheidung zwischen schizoaffektiver und bipolarer affektiver Störung ist grundsätzlicher Art und eine bedeutende Auswirkung nicht nur auf die Prognose, sondern auch auf die Therapie. Während schizoaffektive Störungen eher dem schizophrenen Spektrum zuzurechnen sind, primär antipsychotisch behandelt werden und insgesamt eine schlechtere Richtungsprognose haben, steht bei den tendenziell günstiger verlaufenden bipolaren affektiven Störungen die Stimmungsstabilisierung im Vordergrund.

In der ICD-10 heißt es zu den schizoaffektiven Störungen: ICD-10

»Episodische Störungen, bei denen sowohl affektive als auch schizophrene Symptome auftreten, aber die weder die Kriterien für Schizophrenie noch für eine depressive oder manische Episode erfüllen. Andere Zustandsbilder, bei denen affektive Symptome eine vorher bestehende Schizophrenie überlagern oder bei denen sie mit anderen anhaltenden Wahnkrankheiten gemeinsam auftreten oder alternieren, sind unter F20–F29 zu kodieren. Parathyme psychotische Symptome bei affektiven Störungen rechtfertigen die Diagnose einer schizoaffektiven Störung nicht.«

Bei schizoaffektiven Störungen sind im zeitlichen Verlauf alle Variationen möglich: Eine ursprünglich schizophrene Symptomatik kann im Verlauf in eine bipolare Symptomatik übergehen, in einzelnen Episoden kann eine maniforme, depressive oder gemischte Symptomatik mit Symptomen einer Schizophrenie verwoben sein oder aus einer reinen Störung der Affektivität heraus kann sich in späteren Episoden eine schizophreniforme Symptomatik manifestieren (Bleuler 1983, S. 440). Variationen im Verlauf

Bleuler betont, dass sich die klinische Symptomatik bei der schizoaffektiven Störung im Querschnitt von den reinen bipolaren affektiven Störungen unterscheiden lässt: Der Affekt ist eher oberflächlich gestört und tendiert mehr in Richtung Gleichgültigkeit im Sinne einer Apathie, die Gedankeninhalte sind nicht die für eine Depression typischen, sondern können bizarrer und schwerer nachvollziehbar sein. Bei der Manie dagegen »fehlt die frische Fröhlichkeit« (Bleuler 1983, S. 440) und es herrscht mehr eine unmotivierte Getriebenheit mit sonderbaren Handlungen. In depressiven und maniformen Auslenkungen der schizoaffektiven Störung finden sich zudem Störungen des formalen Denkens, die über eine reine Hemmung oder Beschleunigung hinausgehen und die von Entordnung bis hin zur Zerfahrenheit reichen können. Querschnitt

Bedeutsam ist die sorgfältige Betrachtung des Längsschnitts: Wenn einmal im Verlauf eine schizophrene Symptomatik vorhanden war, sollte von einer schizoaffektiven Störung ausgegangen werden und die entsprechenden Konsequenzen für Therapie und weiteres Vorgehen sollten gezogen werden. Längsschnitt

Fallbeispiel: Als bipolare Störung verkannte schizoaffektive Störung

Ein inzwischen 60-jähriger Patient berichtet, dass er schon seit Jahrzehnten psychiatrisch erkrankt sei. Bei der Erstmanifestation seiner Erkrankung habe er unter einem Verfolgungswahn gelitten und den Eindruck gehabt, jemand ziehe ihm die Gedanken aus dem Kopf. Gleichzeitig habe er sich trotz dieses Erlebens sehr gut gefühlt. Damals sei erstmals die Diagnose einer schizoaffektiven Störung gestellt worden und er sei erfolgreich mit Haloperidol behandelt worden, wenngleich die Dosis sehr hoch gewählt gewesen sein und er unter extrapyramidalmotorischen Störungen gelitten habe. Im Folgenden habe er immer wieder sowohl manische als auch depressive Phasen erlebt, sodass es schließlich nur geheißen habe, er habe eine »manisch-depressive Erkrankung«. Auf Nachfrage berichtet der Patient, dass er auch Phasen erlebt habe, in denen es ihm so vorgekommen sei, dass er in einem »gläsernen Haus« lebe und dass jeder ihn von der Straße aus sehen könne.

Der Patient wurde in den Jahren vor Aufnahme unter der Annahme einer bipolaren affektiven Störung ausschließlich stimmungsstabilisierend behandelt, zuletzt mit Lithium sowie einer geringen Dosis Valproat. Darunter sei er zwar leidlich stabil, aber insgesamt doch zunehmend beeinträchtigt gewesen. Seine Konzentration sei sehr schlecht, die Gedanken seien drängend und würden durcheinander gehen und er sei unruhig und getrieben. Der Zustand des bei Aufnahme auf der offenen Station noch recht gut kompensierten Patienten verschlechtert sich stetig, er wird gereizt und gerät schließlich in einen Mischzustand mit einer Gleichzeitigkeit von Gedrücktheit und Verzweiflung bis hin zur Hoffnungslosigkeit, Antriebssteigerung und Impulsivität. Aufgrund einer akuten Gefährdungslage mit konkreten Suizidabsichten erfolgt die Verlegung auf die geschützte Akutstation.

Auf der Akutstation entwickelt der Patient einen paranoiden Wahn und ist überzeugt, dass er durch das Klinikpersonal umgebracht werden soll. Er hört zudem kommentierende Stimmen, die ihn abwerten. Im Verlauf ist er zeitweise ängstlich und unternimmt Versuche, sich gegen vermeintliche Verfolger tätlich zur Wehr zu setzen. Zeitweise ist er bedrückt, entwickelt einen flüchtigen Schuldwahn und trägt sich erneut mit Suizidgedanken, wenige Tage später ist er dann euphorisiert und voller hochfliegender Pläne. Unter der Diagnose einer gemischten schizoaffektiven Störung erfolgt nach unzureichender Besserung unter anderen atypischen Antipsychotika schließlich die Einstellung auf Clozapin, worunter sich der Zustand der Patienten schließlich erheblich bessert. Im Verlauf remittiert das paranoid-halluzinatorische Syndrom vollständig und die Stimmung stabilisiert sich.

Tab. 5.8: Schizoaffektive Störung und bipolare affektive Störung: Merkmale

	schizoaffektive Störung	bipolare affektive Störung
schizophrene Symptome im Verlauf	ja	nein
Affektivität	oberflächlich gestört	tiefgreifend gestört
formales Denken	schwerer gestört (Entordnung, Zerfahrenheit)	leichter gestört (Hemmung, Beschleunigung)
inhaltliches Denken	bizarre Inhalte	Inhalte passend zur Affektivität

5.10 Schizophrenie oder schizoaffektive Störung?

Leitsymptomatik: episodenhaft auftretende schizophreniforme Symptomatik im Verlauf

Die Diagnose einer schizoaffektiven Störung sollte dann erwogen werden, wenn neben einer schizophreniformen Symptomatik klar ausgeprägte manische oder depressive Episoden festzustellen sind. Diese können sowohl im Verlauf mit schizophreniformen Episoden alternieren als auch im Querschnitt mit diesen durchmischt sein (▶ Kap. 4.4.2). Was theoretisch also recht klar erscheint, erweist sich in der Praxis als schwierig und ab wann genau von einer schizoaffektiven Störung auszugehen ist, wird noch immer kontrovers diskutiert (Übersicht in Miller and Black 2019). Bei der Vermutung einer phasenhaft gestörten Affektivität bei einem Patienten mit Symptomen einer Schizophrenie ist ein genaues Hinsehen erforderlich, denn natürlich können auch bei Patienten mit schizophrener Psychose sowohl in der Akutphase als auch in partieller Remission Veränderungen der Affektivität festgestellt werden, ohne dass gleich eine schizoaffektive Störung vorliegen muss.

Als ein Kriterium kann im akuten Zustand die Dauer der Symptomatik herangezogen werden. Nur bei längeren manischen oder depressiven Auslenkungen sollte eine schizoaffektive Störung erwogen werden. Eine Quelle von Fehleinschätzungen ist die Getriebenheit mancher schizophrener Patienten in der akuten Phase, die als Antriebssteigerung im Rahmen einer Manie verkannt wird. Auch darf das selbstzentrierte Weltbild des paranoid Schizophrenen, der sich selbst als Mittelpunkt das Geschehens auffasst und im Rahmen von Wahnwahrnehmungen immer wieder Bezüge zur eigenen Person herstellt, keinesfalls als Größenwahn verkannt und als Symptom einem vermeintlichen manischen Syndrom zugeordnet werden. Gerade hier empfiehlt sich immer wieder, die Symptomatik klar herauszuarbeiten und auch das klinische Gesamtbild zur besseren Einordnung einzubeziehen. Der Schizophrene, der im Rahmen eines Beziehungswahns Wahnwahrnehmungen hat, die ihm den Eindruck verschaffen, dass die Geschehnisse nicht zufällig seien oder die Medien Meldungen bringen, die unmittelbar auf ihn gemünzt sind, bringt dies im Allgemeinen eher leidenschaftslos vor oder empfindet die Erlebnisse als unangenehm.

Getriebenheit und Selbstbezug

Auch nach Abklingen der akuten Phase einer Schizophrenie verändert sich die Affektivität, wobei das Apathie-Syndrom als Teil der Negativsymptomatik nicht mit einer Depressivität verwechselt werden darf (▶ Kap. 3.3.2). Irreführend kann hier sein, wenn der Patient selbst diesen Terminus verwendet und davon spricht, dass er »depressiv« sei, tatsächlich aber eine postpsychotische Abgeschlagenheit und einen Antriebsverlust meint. Hierin liegt eine mögliche Ursache für die Fehldiagnose einer schizoaffektiven Störung.

Apathie

Tab. 5.9:
Schizophrenie und schizoaffektive Störung: Merkmale

	Schizophrenie	schizoaffektive Störung
Affektivität	akut kurzfristige Auslenkungen, im Verlauf eher starrer Affekt	länger dauernde depressive oder manische Auslenkungen
Antrieb und Psychomotorik	psychomotorische Unruhe	Antriebssteigerung
inhaltliches Denken	Beziehungswahn, paranoides Erleben	Größenwahn
Sonstiges	Negativsymptomatik einschließlich apathischem Syndrom	depressive Episode

5.11 Hypochondrische Störung oder hypochondrischer Wahn?

Leitsymptomatik: grundlose Befürchtung, an einer bestimmten schwerwiegenden Erkrankung zu leiden

Die hypochondrische Störung hat zumeist eine längere Vorgeschichte mit Neigung zur ängstlichen Beschäftigung mit dem eigenen Körper und dessen Wahrnehmung. Der hypochondrische Patient beschäftigt sich auf der Grundlage seiner Selbstbeobachtung intensiv mit möglichen Ursachen von Abweichungen, um schließlich auf vermeintliche Diagnosen zu kommen. Hinzu kommt, dass sich unter der Beobachtung Körperfunktionen möglicherweise verändern können, was ähnlich der somatoformen autonomen Funktionsstörung (▶ Kap. 4.12.5) im Sinne eines Circulus vitiosus zur Bestätigung seiner Annahmen beiträgt und die Symptomatik damit aufrechterhält.

Charakteristika des Wahns

Der hypochondrische Wahn dagegen, wie er typischerweise bei der wahnhaften Depression auftreten kann (▶ Exkurs: Wahnhafte Depression), zeigt wesentlich weniger Dynamik, er ist starr und festgefügt und erfüllt die Wahnkriterien der Unmöglichkeit des Inhalts, der subjektiven Gewissheit und der Unkorrigierbarkeit (▶ Kap. 3.2.12). Während der Patient mit hypochondrischer Störung nach medizinischer Konsultation vielleicht vorübergehend beruhigt ist, gelingt es beim Wahn kaum, den Patienten selbst mit objektiven Befunden vom Gegenteil zu überzeugen. Die Entwicklung des hypochondrischen Wahns geht rascher vonstatten; aus einer einzelnen Beobachtung kann ohne nähere Beschäftigung eine Schlussfolgerung gezogen werden. Dies ist beispielsweise beim wahnhaft depressiven Patienten der Fall, der aus dem Umstand, dass seine Konzentrationsfähigkeit gelitten hat, ohne große Umwege folgert, dass er sicher an einer neurodegenerativen Erkrankung leiden müsse (▶ Fallbeispiel: Depression mit hypochondrischem Wahn). Darüber hinaus ist der hypochondrische Wahn des Depressiven eingebettet in ein depressives Syndrom. Wie bei wahnhaften Depressionen oft zu beobachten, kann sich die Symptomatik primär durch die inhaltliche Denkstörung ausdrücken. Bei Nachfrage kann jedoch in aller Regel das depressive Syndrom gut herausgearbeitet werden.

	hypochondrische Störung	hypochondrischer Wahn
Verlauf	längere Vorgeschichte, höhere Dynamik	kürzere Entwicklung, geringere Dynamik
Unkorrigierbarkeit	nein	ja
depressives Syndrom	nicht zwingend vorhanden	bei wahnhafter Depression vorhanden

Tab. 5.10: Hypochondrische Störung und hypochondrischer Wahn: Merkmale

5.12 Paranoide Schizophrenie oder wahnhafte Depression?

Leitsymptomatik: paranoides Erleben

Diese differenzialdiagnostische Überlegung mag auf den ersten Blick seltsam erscheinen. Allerdings findet sich gelegentlich bei Patienten mit wahnhafter Depression eine paranoide Symptomatik, der jedoch eigentlich ein Schuldwahn zugrunde liegt. Wird nur der paranoide Aspekt gesehen, kann dies zur Fehldiagnose einer paranoiden Schizophrenie Anlass geben. Es ist deshalb bedeutsam, gerade bei gewöhnlichen, wenig bizarren paranoiden Wahninhalten (z. B. vermeintliche polizeilichen Ermittlungen gegen den Patienten mit dem Ziel, ihn zu inhaftieren) nach dem Grund der vermeintlichen Verfolgung zu fragen. Liegt eine Schuldthematik, womöglich mit wahnhafter Qualität, vor, so muss das Vorliegen einer schweren depressiven Episode mit psychotischer Symptomatik (hier: Schuldwahn) geprüft werden. Die paranoide Symptomatik kann verschiedenartig ausgestattet sein und die Depression erschließt sich häufig erst nach genauer Exploration.

Fallbeispiel: Wahnhafte Depression mit paranoidem Erleben

Ein Patient wird wegen akuter Suizidalität auf die geschützte Akut- und Aufnahmestation eingewiesen. Er berichtet, dass er aus der Schweiz komme und nach Deutschland gefahren sei; dabei habe er sich immer wieder nach Polizeiautos umgeschaut, da er sicher sei, dass die Polizei ihn verfolge. Auf die Frage, warum denn die Polizei hinter ihm her sei, antwortet er: »Ich bin ein schlechter Mensch und ich habe schlimme Dinge getan. Ich bin es nicht wert, weiter zu leben und ich verstehe nicht, warum so einer wie ich noch weiter in Freiheit sein darf. Ich warte die ganze Zeit drauf, dass die Polizei mich endlich in Haft nimmt, jederzeit rechne ich damit und ich schaue immer wieder nach, ob ich die Streifenwagen mit den Beamten sehe, die kommen, um mich zu stellen.« Auch im weiteren Gespräch finden sich keinerlei Anhalte für tatsächliche Straftaten, die dem Patienten zur Last gelegt werden könnten; zentral ist der Gedanke an eine nicht näher zu bezeichnende »schwere Schuld«, die er auf sich geladen habe und die keiner weiteren Ausführung bedürfe. Die vermeintlich ausweglose Situation, in der er sich selbstverschuldet befinde, lasse ihm keine andere Möglichkeit mehr als sich zu suizidieren. In der Exploration finden sich im Übrigen alle Symptome einer schweren depressiven Episode und es wird deutlich, dass der Patient unter einer rezidivierenden depressiven Störung leidet.

Rückverfolgung des Wahns

Bei der Exploration ist ganz allgemein wichtig, den Wahn falls möglich bis zu seinen Wurzeln zurück zu verfolgen. Bei der Schizophrenie können formal Wahnwahrnehmungen und Wahneinfälle als Grundlage herausgearbeitet werden, während es inhaltlich um Beobachtungen, Nachstellungen und Beeinträchtigungen geht, denen der Betroffene völlig unschuldig ausgesetzt ist. Bei der wahnhaften Depression dagegen liegen die Gründe für die Nachstellungen in der Person des Patienten, der vermeintlich etwas falsch gemacht und gegen Regeln verstoßen hat oder der sich ganz allgemein als so schlechten Menschen sieht, dass er Strafe verdient habe und dem damit nun seines Erachtens Recht geschehe.

Klinisches Gesamtbild

Über die formale und inhaltliche Verfolgung des Wahns hinaus ist selbstverständlich auf das Vorliegen weiterer Symptome zu achten. Während sich bei der Schizophrenie typischerweise Erstrangsymptome finden, ist bei der wahnhaften Depression ein depressives Syndrom zu explorieren. Letzteres erschließt sich gegebenenfalls erst auf genaue Nachfrage, da die Betroffenen bei der wahnhaften Depression oft nicht so schwer krank erscheinen wie bei der gewöhnlichen schweren depressiven Episode ohne Wahn. Generell darf paranoides Erleben keinesfalls zu schnell zur Diagnose einer schizophrenen Psychose verleiten. Neben der dargestellten wahnhaften Depression muss auch an eine anhaltende wahnhafte Störung gedacht werden, erst recht natürlich, wenn sich keine weiteren einschlägigen Symptome der Schizophrenie erheben lassen.

Fallbeispiel: Als Schizophrenie verkannte schwere depressive Episode

Eine 59-jährige Patientin ist auffallend gepflegt und trotz ihres offenbar erheblichen Leidensdrucks sichtlich bemüht, einen guten Eindruck zu hinterlassen. Sie wird seit mehreren Wochen unter der Annahme einer paranoid-halluzinatorischen Psychose stationär behandelt, da sie im Aufnahmegespräch geäußert hatte, dass sie unter der Überwachung durch

Kameras leide. Schon rasch zeigt sich in der Untersuchung das Vollbild einer schweren depressiven Episode. Angesprochen auf die Äußerungen im Aufnahmegespräch berichtet sie, dass sie sich auf die im öffentlichen Raum allgegenwärtigen Überwachungskameras bezogen habe. Der Gedanke, dass jemand sie mittels einer solchen Kamera sehen könne, sei für sie extrem quälend gewesen, da sie sich als »unhygienisch« und »schmuddelig« erlebt habe. Sie habe gefürchtet, dass man ihr dies auch auf die Ferne und durch die Kameras ansehen könne, was sie sehr beschämt habe. Eine darüber hinausgehende paranoide Symptomatik lässt sich nicht erheben.

Tab. 5.11: Paranoide Schizophrenie und wahnhafte Depression: Merkmale

	paranoide Schizophrenie	wahnhafte Depression
Wahninhalt	bizarr	lebensnah
Schuldzuschreibung	Dritte	Patient selbst
Grundlage des paranoiden Erlebens	Wahnwahrnehmungen, Wahneinfälle	herzuleiten aus dem Schuldgedanken
weitere Symptome	Erstrangsymptome	depressives Syndrom

5.13 Burnout oder depressive Episode?

Leitsymptomatik: schwere Erschöpfung

Viele Patienten berichten in der Eigenanamnese, dass sie unter einem »Burnout« leiden, und meinen damit einen Zustand der Erschöpfung oder der Überforderung. Tatsächlich gilt es, wie bereits im ▶ Kap. 4.12.4 zum Burnout dargelegt, diesen Begriff nicht unkritisch zu übernehmen. Häufig verbirgt sich hinter den Beschwerden eine Depression, die jedoch ein deutlich schlechteres Image hat und als vermeintliches Zeichen der Schwäche weniger leicht eingestanden wird. Der Begriff Burnout impliziert dagegen, dass der Patient sozusagen richtig hart gearbeitet hat. In beiden Fällen lasten sich die Betroffenen jedoch möglicherweise an, dass sie »nicht genug gegeben haben«, und erleben sich als insuffizient. Beim Burnout allerdings können hier die äußeren, als ernüchternd erlebten Umstände und das Leiden daran stärker ins Gewicht fallen.

Zur Unterscheidung von Burnout und Depression gilt es, sowohl die aktuelle klinische Symptomatik als auch den Längsschnitt einzubeziehen. Wenn die einschlägigen Kriterien einer depressiven Episode erfüllt sind (und hier ist insbesondere auf das Vorliegen eines somatischen Syndroms zu

Querschnitt

Längsschnitt achten) sollte im Zweifelsfall auch die Diagnose einer Depression gestellt werden.

Ein wichtiger Unterschied findet sich naturgemäß in der Betrachtung des Verlaufs. Wie dargelegt, geht dem Burnout eine erhebliche Überforderung voraus, die weit über das übliche Maß hinausgeht und über einen längeren Zeitraum unverändert vorhanden war. Triebfeder ist dabei ein anfänglich hohes, möglicherweise übertriebenes Maß an Engagement, das im Verlauf in Ernüchterung und Enttäuschung übergeht. Man kann also sagen, dass derjenige, der ausbrennt, erst einmal für etwas gebrannt haben muss, dass eine Leidenschaft vorhanden war, die zu Anstrengungen weit über die eigenen Kräfte hinaus Anlass gegeben hat. Der Weg in ein Burnout hinein ist also ein längerer, dynamischer Prozess, der für den Untersucher durchaus nachvollziehbar ist. Der vom Burnout Betroffene hat nicht im üblichen Rahmen gearbeitet, sondern eine andauernde Selbstausbeutung betrieben, bei der er konstant über seine Grenzen hinausgegangen ist. Bei der depressiven Episode dagegen kann es ebenfalls einen gewissen Vorlauf geben, dieser ist jedoch üblicherweise nicht so lang anzusetzen wie beim Burnout und die Symptomatik entwickelt sich eher im Sinne einer Eigendynamik, nicht wirklich nachvollziehbar und nicht begründbar durch Lebens- und Arbeitsumstände.

Tab. 5.12: Burnout und depressive Episode: Merkmale

	Burnout	**depressive Episode**
außergewöhnliche, langdauernde Belastung im Vorfeld	ja	nicht zwingend vorhanden
Überengagement, Enttäuschung und Frustration	ja	nicht zwingend vorhanden
kausaler Zusammenhang zwischen Belastung und Symptomatik	ja	nein

5.14 Generalisierte Angststörung oder ängstlich-vermeidende Persönlichkeitsstörung?

Leitsymptomatik: Ängstlichkeit, Unsicherheit

Bei der generalisierten Angststörung ist Angst einschließlich ihrer körperlichen Begleiterscheinungen (unter anderem Muskelspannung, Schwitzen,

Herzklopfen, Oberbauchbeschwerden) das Hauptsymptom. Gemäß ICD-10 kann die Angst sich auf bestimmte Gedankeninhalte beziehen, die mit Sorgen verbunden sind, etwa die Befürchtung, dem Betroffenen selbst oder einem Angehörigen könne etwas zustoßen. Ansonsten ist die Angst jedoch überwiegend »frei flottierend«, also umfassend und nicht an bestimmte Situationen gebunden. Das DSM betont seit der DSM-III-R nochmals die Bedeutung der Sorge in Bezug auf bestimmte Lebensumstände, rückt also den kognitiven Aspekt in den Fokus (Übersicht in Crocq 2017). Nach dieser Auffassung ist Angst somit die Folge der gedanklichen Beschäftigung mit ängstigenden Gedankeninhalten.

Gemäß einer kritisch zu sehenden kategorialen Einteilung von Persönlichkeitsstörungen (▶ Kap. 4.8.1) der ICD-10 ist die ängstliche (vermeidende) Persönlichkeitsstörung zwar ebenfalls gekennzeichnet durch Sorgen, andererseits aber auch durch eine unsichere Haltung und Gedanken an vermeintlich eigene Minderwertigkeit. (Die ICD-10 spricht in diesem Zusammenhang etwas unscharf von »Gefühle[n] von Anspannung und Besorgtheit, Unsicherheit und Minderwertigkeit«. Tatsächlich handelt es sich hier streng genommen nicht um Gefühle, auch wenn dies umgangssprachlich so bezeichnet wird, sondern um Haltungen, Gedanken und Bewertungen.) Beziehungen gestalten sich schwierig, da der Betroffene sich nach Akzeptanz sehnt und auf Kritik empfindlich reagiert. Bei Überbetonung von Gefahren und Risiken (ebenfalls ein kognitiver Aspekt also) kann es auf Verhaltensebene zur Vermeidung kommen.

Kognition, Haltung und Verhalten

Folgt man der ICD-10, ist eine ängstlich-vermeidende Persönlichkeit also umfassender betroffen als der Patient mit generalisierter Angststörung. Erstere zeichnet sich nicht nur durch Angst aus, sondern auch durch eine allgemeine und durchgehend vorhandene Selbstwertproblematik, die sich nicht zuletzt auf der Beziehungsebene ausdrückt. Die generalisierte Angststörung dagegen ist gekennzeichnet durch Sorgen, die sich auf verschiedene Bereiche des Lebens beziehen können und die dann zur Angst führen. Nicht zwangsläufig geht es dabei um Beziehungsaspekte. Erschwerend bei der Diagnostik ist allerdings, dass eine generalisierte Angststörung häufig mit einer Persönlichkeitsproblematik assoziiert ist (Übersicht bei Doering et al. 2018).

Ausmaß der Problematik

	generalisierte Angststörung	ängstlich-vermeidende Persönlichkeitsstörung
Selbstwertproblematik	nicht zwingend vorhanden	ja
Schwierigkeiten in Beziehungen	nicht zwingend vorhanden	ja

Tab. 5.13: Generalisierte Angststörung und ängstlich-vermeidende Persönlichkeit: Merkmale

5.15 Delir oder Demenz?

Leitsymptomatik: Desorientiertheit und kognitive Störungen

Gerade bei älteren Menschen, die in verwirrtem Zustand in die Klink kommen, muss man sich die Frage stellen, ob die beobachteten Symptome Ausdruck eines deliranten oder eines demenziellen Syndroms sind. Hier empfiehlt es sich, bis zum Beweis des Gegenteils vom Vorliegen eines Delirs auszugehen und die notwendige Diagnostik einschließlich Bestimmung von Laborparametern, Liquordiagnostik, zerebraler Bildgebung und EEG vorzunehmen, statt im unklaren Fall vorschnell eine Demenz anzunehmen. Beim Delir werden hyperaktive und hypoaktive Formen unterschieden, was jedoch im klinischen Bild keine wesentliche Abgrenzung zur Demenz ermöglicht, bei der ebenfalls agitierte und apathischen Verläufe beobachtet werden.

Verlauf Günstigstenfalls liegen uns fremdanamnestische Informationen über den Krankheitsverlauf vor. Hier interessiert uns insbesondere, ob die Symptomatik akut oder subakut aufgetreten ist oder ob sie sich über einen längeren Zeitraum entwickelt hat; das Zeitkriterium für das Vorliegen einer Demenz ist eine Dauer von mindestens sechs Monaten. Bekanntermaßen begünstigt eine Demenz die Entstehung eines deliranten Syndroms, sodass auch akute Verschlechterungen bei länderdauernden Auffälligkeiten erfragt werden müssen.

Klinische Symptomatik Psychopathologisch gesehen ist ein wesentlicher Unterschied zwischen Delir und Demenz gemäß ICD-10, dass bei der Demenz das Bewusstsein nicht getrübt ist. Bei fortgeschrittenen Demenzen wird es jedoch schwerfallen oder gänzlich unmöglich sein, eine Aussage über das Bewusstsein zu treffen. Aufgrund der breiten Überlappung der Symptome bleiben in diesem Fall nur Zeitkriterium und Organdiagnostik zur sicheren Unterscheidung. Ein weiteres Kriterium zur Unterscheidung ist das Vorliegen von optischen Halluzinationen, die eher für das Delir sprechen (allerdings auch in Form von szenischen Halluzinationen Hinweise auf eine Lewy-Körperchen-Demenz geben können). Charakteristisch sind dabei Halluzinationen, die durch den Untersucher angeregt werden können (induzierbare Halluzinationen). Dabei kann durch entsprechende Hinweise (etwa die Frage »Sehen Sie, was da auf der Bettdecke krabbelt?«) oder Aufforderungen (Daumen und Zeigefinger im Pinzettengriff geben vor, einen Faden zu halten, der Patient wird dann gebeten, den imaginären Faden zu beschreiben und zu greifen) eine Halluzination hervorgerufen werden. Charakteristisch ist auch das sogenannte Nesteln, womit zupfende Bewegungen an Kleidung oder Bettdecke gemeint sind. In der Verlaufsbeobachtung schließlich zeigt sich beim Delir eher eine fluktuierende Symptomatik mit Wechseln etwa im Bereich der Vigilanz oder der Psychomotorik. Nicht zuletzt ist das Delir in der Regel mit vegetativen und neurologischen Auffälligkeiten verbunden wie Tachykardie, Hypertonie, Hyperthermie oder Tremor, was ebenfalls zur Unterscheidung herangezogen werden kann.

	Delir	Demenz
Beginn	subakut	schleichend
Verlauf	fluktuierend	chronisch progredient
Dauer	< 6 Monate	> 6 Monate
Bewusstsein	getrübt	unbeeinträchtigt
optische Halluzinationen	typisch	untypisch
vegetative und neurologische Symptome als Teil der Erkrankung	vorhanden	nicht vorhanden

Tab. 5.14: Delir und Demenz: Merkmale

5.16 Drogeninduzierte Psychose oder Schizophrenie?

Leitsymptomatik: Symptome einer Psychose, Konsum psychotroper Substanzen

Der Begriff drogeninduzierte Psychose impliziert einen Zusammenhang zwischen Drogenkonsum und psychotischer Episode, wobei die Symptomatik durch den Konsum ausgelöst wurde und über die Dauer der reinen Drogenwirkung hinaus besteht. Die ICD-10 merkt zu den psychotischen Störungen infolge psychotroper Substanzen an, dass diese zwar während oder nach Konsum auftreten, jedoch nicht durch die akute Intoxikation oder einen Entzug hinreichend erklärt werden können. Angeführt werden Wahrnehmungsstörungen mit Halluzinationen, (typischerweise paranoider) Wahn, Störungen der Psychomotorik und der Affektivität sowie Einschränkungen des Bewusstseins.

Hält nun eine ursprünglich drogeninduzierte Psychose länger an (das DSM-5 nennt hier vermeintlich willkürlich, aber wissenschaftlich fundiert einen Zeitraum von mindestens einem Monat nach letztem Konsum und auch die ICD-10 setzt für die Diagnose einer Schizophrenie eine Dauer der Symptomatik von mindestens einem Monat an), so ist vom Vorliegen einer Schizophrenie auszugehen. Wenn eine Schizophrenie einer drogeninduzierten Psychose folgt, so spricht dies dafür, dass eine Vulnerabilität bestand und die Drogeneinnahme zum Ausbruch geführt hat, und nicht dafür, dass die Erkrankung allein durch die Substanz begründet ist (Kendler et al. 2019). Art und Umgang des Konsums kann dagegen einen Einfluss auf den Verlauf haben. Für eine erhöhte Vulnerabilität von Patienten mit drogeninduzierter Psychose spricht auch die Beobachtung, dass ein Viertel bis die Hälfte der Betroffenen im Verlauf eine Schizophrenie entwickeln, mit der höchsten

Vulnerabilität

Rate von Konversion unter Cannabis, gefolgt von Amphetaminen und Halluzinogenen (Niemi-Pynttäri et al. 2013; Starzer et al. 2018).

Zeitlicher Ablauf — Entscheidend ist also der zeitliche Ablauf, wie er in der Betrachtung des Längsschnitts deutlich wird. Während die Schizophrenie schleichend mit einer unspezifischen Symptomatik im Sinne eines Prodroms beginnt, markiert der Substanzkonsum den Anfang der drogeninduzierten Psychose. Letztere hält auch über die eigentliche Drogenwirkung hinaus an, klingt jedoch nach längstens einem Monat wieder ab. Hält die Symptomatik dagegen über einen Monat hinweg an, ist eine Psychose aus dem schizophrenen Formenkreis festzustellen.

Fremdanamnese — Häufig ist die Diagnostik dadurch erschwert, dass die Patienten selbst sich schwer tun, Angaben zur Entwicklung zu machen, zumal wenn sie unter einer Schizophrenie leiden und Kognition und Mnestik erheblich beeinträchtigt sind. Hier sollte, wenn möglich, eine Fremdanamnese erhoben werden, um Informationen über den Verlauf zu erhalten und eine Einordnung vornehmen zu können.

Tab. 5.15: Drogeninduzierte Psychose und Schizophrenie: Merkmale

	drogeninduzierte Psychose	Schizophrenie
Beginn	nach Substanzkonsum	schleichend
Dauer	< 1 Monat	> 1 Monat
Bewusstsein	möglicherweise gestört	nicht gestört
Symptomatik	überwiegend Positivsymptome	Positiv- und Negativsymptome

5.17 Apathie oder depressive Episode?

Leitsymptomatik: Mangel an Initiative, psychomotorische Hemmung, Leistungsminderung

Das Apathie-Syndrom kann, wie bereits erwähnt, als primärer Motivationsverlust begriffen werden und geht mit Gleichgültigkeit, mangelnder affektiver Response und von außen zu beobachtendem Mangel an Aktivität einher (Marin 1990). Gerade verminderte Leistungsfähigkeit, psychomotorische Hemmung und fehlende Initiative sind allerdings auch charakteristisch für eine depressive Episode und führen deshalb zu Überschneidungen bei der Erfassung (Marin et al. 1993). Auch kann, je nach Qualität und Schwere der Depression, der Affekt starr, gleichsam eingefroren imponieren.

Äußerer Eindruck und inneres Erleben — Der äußere Eindruck bei Apathie und depressiver Episode, vor allem bei schwer gehemmter Depression, kann sich also im Einzelfall kaum unterscheiden, da beide Syndrome nicht nur zu einem beobachtbaren Mangel an Aktivität, sondern möglicherweise auch zu fehlender affektiver Response führen. Die Betroffenen erscheinen in beiden Fällen von außen betrachtet stumpf und teilnahmslos. Das innere Erleben beider Gruppen jedoch unterscheidet sich erheblich. Im Rahmen einer depressiven Episode erleben Patienten ihren Zustand als äußerst schmerzvoll, sie leiden unmittelbar unter der Erstarrung und der Gefühllosigkeit bis hin zum Eindruck, »tot bei lebendigem Leib« zu sein. Der Apathische dagegen wird von äußeren Eindrücken wenig oder nicht berührt, weder im Positiven noch im Negativen. Der Affekt ist zwar ebenfalls starr, was jedoch nicht als Mangel erlebt wird, sondern als ein neutraler Zustand, als eine Gleichgültigkeit im umfassenden Sinne.

Gemeinsam ist beiden Bildern neben der Affektstarre das von außen beobachtbare Fehlen von Bewegung und Aktionen. Der Depressive hat krankheitsbedingt keine Kraft, sich zu bewegen und aktiv zu werden, was ebenfalls als extrem quälend erlebt wird. Der Patient möchte sich verwirklichen oder zumindest basale Dinge tun, bringt jedoch die Energie nicht auf. Der Apathische dagegen hat keine Motivation, tätig zu werden (hierauf bezieht sich ja gerade das Konzept der Apathie als primärem Motivationsverlust). Er findet keine Ziele, die eine Aktion lohnenswert machen könnten, oder wenn es Ziele gibt, rechtfertigen diese nicht den Einsatz der Kräfte. *Gründe für fehlende Aktivität*

Schließlich kommen beim Depressiven das Erleben der eigenen Insuffizienz und die negative Selbstbewertung hinzu. Die Betroffenen lasten sich selbst an, dass sie ihren Aufgaben nicht mehr gewachsen sind, sie sind von sich selbst enttäuscht und fürchten, auch in den Augen ihrer Mitmenschen als Versager dazustehen. Dies vergrößert das Leid verständlicherweise zusätzlich. Typisch für das Apathie-Syndrom ist dagegen, dass die Betroffenen keinen adäquaten Leidensdruck haben, zumal sie ihren Zustand längst nicht in der Dramatik erleben, in der das Umfeld ihn sieht, und oftmals trotz aller Einschränkungen recht zufrieden sind. Selbst wenn eigene Defizite erkannt werden können, so werden diese nicht negativ bewertet; auch hier zeigt sich also eher eine Gleichgültigkeit. *Unterschiedlicher Leidensdruck*

Die Unterscheidung zwischen einem depressiven Syndrom und einem apathischen Syndrom, das möglicherweise nicht primär auftritt, sondern Teil einer zugrunde liegenden Erkrankung ist, ist im Hinblick auf die Therapie entscheidend. Oftmals wird das apathische Syndrom leichthin als Depression eingeschätzt und es erfolgt die wenig erfolgreiche Behandlung mit Antidepressiva, anstatt die Grundkrankheit zu behandeln. *Bedeutung der Unterscheidung*

Fallbeispiel: Apathie bei Psychose

Eine etwa 50-jährige Patientin berichtet, dass sie jahrzehntelang unter der Diagnose einer bipolaren affektiven Störung behandelt worden sei. Bei genauerer Exploration und Betrachtung des Längsschnitts wird deutlich, dass die Patientin unter einer schizoaffektiven Störung leidet, unter anderem mit paranoid-halluzinatorischen Episoden in der Vergangenheit. Sie ist hoch vulnerabel und klinisch besteht ein Residualzustand mit vorherrschender Negativsymptomatik. Die Patientin berichtet, dass sie immer wieder Phasen erlebt habe, in denen sie noch weniger Schwung gehabt habe, ohne dass dies für sie jedoch mit einem Leidensdruck verbunden gewesen sei. Ihr Umfeld und auch die behandelnden Ärzte hätten sie für depressiv gehalten und schließlich habe sie diese Einschätzung auch übernommen; allerdings habe sie in diesen Zeiten zwar gemerkt, dass ihr weniger gelungen war als sonst, aber das habe sie nicht bekümmert und sie habe keinen Leidensdruck gehabt.

Die Patientin leidet vor allem unter quälend sich aufdrängenden und für sie unsinnigen Gedanken, die zuvor als Zwangsgedanken bezeichnet worden waren; auch diese Begrifflichkeit hatte die Patientin übernommen. Bei näherer Betrachtung wird deutlich, dass es sich um Gedankeninterferenzen im Rahmen der schizoaffektiven Störung handelt. Lithium, mit dem die Patientin jahrelang ohne nennenswerten Erfolg behandelt wurde, wird abgesetzt und es erfolgt die Neueinstellung auf ein atypisches Antipsychotikum. Darunter nehmen die Gedankeninterferenzen in Häufigkeit und Intensität ab und die Patientin ist zunehmend offener und konzentrierter bei noch immer geminderter affektiver Modulationsfähigkeit und Motivationslosigkeit im Sinne eines apathischen Syndroms, das von ihr jedoch, anders als zuvor die einschießenden Gedanken, als nicht weiter quälend erlebt wird.

Tab. 5.16: Apathie und depressive Episode: Merkmale

	Apathie	depressive Episode
Gleichgültigkeit	ja	nein
Motivationslosigkeit	ja	nein
Insuffizienzerleben	nein	ja
Selbstanklage	nein	ja
Leidensdruck	nein	ja

5.18 Posttraumatische Belastungsstörung oder Borderline-Störung?

Leitsymptomatik: affektive Überregulation, negative Kognitionen, Schwierigkeiten in Beziehungen

Die komplexe posttraumatische Belastungsstörung (▶ Kap. 4.6.3) und die Borderline-Störung zeigen in ihrer Symptomatik einige Überschneidungen. Gemeinsam sind affektive Überregulation, negative Kognitionen sowie erhebliche Schwierigkeiten in Beziehungen. Es ist davon auszugehen, dass der weitaus größte Teil von Patienten mit Borderline-Störung in der Lebensgeschichte Traumatisierungen erlebt hat. Typischerweise waren die Betroffenen sogenannten Typ-II-Traumata ausgesetzt, also wiederholten Misshandlungen, Vernachlässigung oder Missbrauch über einen längeren Zeitraum hinweg. Aus diesem Grund wurde die Borderline-Störung immer wieder in die Nähe der posttraumatischen Belastungsstörungen gerückt (Übersicht in Driessen et al. 2002). Eine Traumatisierung in der Vorgeschichte ist dennoch bei der Borderline-Störung, anders als bei der posttraumatischen Belastungsstörung keine Voraussetzung für die Diagnosestellung.

Die Beziehungen von Menschen mit Borderline-Störung sind instabil und gekennzeichnet durch die Befürchtung, abgelehnt oder verlassen zu werden. Das Verhalten ist geprägt durch Anklammern einerseits und Vermeidung von Nähe sowie Beziehungsabbrüche andererseits. Die unsichere Bindung ist, ebenso wie der Wechsel von Idealisierung und Abwertung des Beziehungspartners, ein Merkmal, das Borderline-Störung und posttraumatische Belastungsstörung unterscheidet (Ford and Courtois 2014).

Beziehungsverhalten

Menschen mit posttraumatischer Belastungsstörung dagegen regieren vor allem sensibel auf die Konfrontation mit Trauma-assoziierten Triggern. Entsprechend leiden Vertreter dieser Gruppe nicht nur unter Intrusionen und Flashbacks, sondern vermeiden auslösende Reize, die an das Trauma erinnern (sogenannte Trigger), und reagieren empfindlich, wenn sie mit diesen konfrontiert werden. Die Unterschiede in Bezug auf Beziehungen und Reaktionen auf Trauma-assoziierte Trigger zeigt sich auch experimentell bei Menschen, die in der Kindheit sexuell missbraucht oder physischer Gewalt ausgesetzt waren: Betroffene mit Borderline-Störung zeigen stärkere physiologische Reaktionen auf Skripte, in denen es um Zurückweisung geht, während diejenigen mit posttraumatischer Belastungsstörung stärker auf Trauma-bezogene Themen (z. B. Gewalt, Missbrauch, Lebensgefahr) reagieren (Schmahl et al. 2004).

Stressoren

Selbstverletzungen schließlich, die zur Spannungsregulation eingesetzt werden, sind nicht geeignet, zwischen Borderline-Störung und posttraumatischer Belastungsstörung zu unterscheiden, da sie in beiden Fällen zur Spannungsregulation oder zum Durchbrechen von dissoziativen Zuständen eingesetzt werden können.

Selbstverletzungen

	posttraumatische Belastungsstörung	Borderline-Störung
Traumatisierung	immer vorhanden (Typ-I- oder Typ-II-Trauma)	zumeist vorhanden (Typ-II-Trauma)
Idealisierung und Abwertung des Beziehungspartners	nein	ja
Trigger	Trauma-assoziiert	Zurückweisung

Tab. 5.17: Posttraumatische Belastungsstörung und Borderline-Störung: Merkmale

5.19 Somatisierungsstörung oder hypochondrische Störung?

Leitsymptomatik: intensive Beschäftigung mit möglichen Erkrankungen unter Beanspruchung des Gesundheitswesens

Beide Störungsbilder zeichnen sich durch die intensive Beschäftigung mit der (körperlichen) Gesundheit aus und in beiden Fällen werden immer wieder Arztkontakte gesucht, die jedoch nicht zu einer Lösung der zugrunde liegenden Problematik führen. Bei der Somatisierungsstörung steht dabei die Klage über wechselnde körperliche Sensationen im Vordergrund, während es bei der Hypochondrie vor allem um die Gedanken an eine schwere Erkrankung geht. Diese beziehen sich auf definierte Organe oder Organsysteme und es werden konkrete Vermutungen angestellt, um welche Erkrankung es sich handeln könnte. Bei der Somatisierungsstörung dagegen steht nicht die Befürchtung, an einer bestimmten Erkrankung zu leiden, im Vordergrund, sondern die Klage über diffuse, schwer fassbare körperliche Missempfindungen. Bei der Somatisierungsstörung geht es also um Symptome und körperliche Beschwerden, bei der Hypochondrie mehr um konkrete Krankheiten.

Tab. 5.18: Somatisierungsstörung und hypochondrische Störung: Merkmale

	Somatisierungsstörung	hypochondrische Störung
Klagen	Symptome	konkrete Krankheit
zentrales Symptom	körperliche Beschwerden	Gedanken

5.20 Depressive Episode bei monopolarer oder bipolarer affektiver Störung?

Leitsymptomatik: gedrückte Stimmung, Erschöpfung

Eine der bedeutendsten und zugleich oftmals schwierigen Differenzialdiagnosen ist bei Patienten mit rezidivierenden depressiven Episoden die Unterscheidung von monopolarer und bipolarer Störung. Selbstverständlich wird die Diagnose anhand des Verlaufs gestellt, doch nicht immer sind zuverlässige Angaben zu gewinnen. Gelegentlich verleugnen bipolar erkrankte Patienten ihre Diagnose und bestehen darauf, lediglich depressive Episoden zu kennen. Ein möglicher Grund ist, dass gerade hypomane Episoden nicht als krankheitswertig erkannt werden oder dass die Betroffenen den hypomanen Zustand anstreben, da sie ihn als inspirierend, lebendig und voller Leichtigkeit erleben und deshalb bestenfalls antidepressiv stimuliert und nicht stimmungsstabilisierend behandelt werden möchten. Gerade im Hinblick auf die Therapie jedoch ist die Unterscheidung zwischen monopolarer und bipolarer Störung von größter Bedeutung.

Fallbeispiel: Bipolar-II-Störung

Ein Patient mit einer durch umfassende Betrachtung der klinischen Querschnitt- und Längsschnitt-Symptomatik gut gesicherten Bipolar-II-Störung berichtet, dass es in seinen »guten« Phasen vorkommen könne, dass er sich sein Rennrad schnappe, um damit »ganz spontan« die Alpen zu überqueren. Er sehe dieses Verhalten aber als völlig normal an und keinesfalls als Ausdruck erhöhter Energie; er könne sich jedenfalls nicht vorstellen, dass andere Menschen nicht ebenso handeln würden wie er. Trotz erheblicher Anstrengungen gelingt es nicht, dem Patienten die Einsicht zu vermitteln, unter einer bipolaren Störung zu leiden. Er sieht sich weiterhin als rezidivierend depressiv und die hypomanen Zustände als erstrebenswerten Normalzustand an.

Bereits im klinischen Querschnittbefund können auch im Rahmen einer depressiven Episode Hinweise auf eine bipolare Störung zu finden sein. So berichten die Patienten oft im subjektiven Erleben ein schwer ausgeprägtes depressives Syndrom mit gedrückter Stimmung und Anhedonie sowie Energielosigkeit, das sich dem Untersucher jedoch nicht in dieser Schwere darstellt. Die Betroffenen erscheinen im Affekt im Vergleich zu monopolar Depressiven besser modulationsfähig bei ausreichendem Antrieb. Auffallend ist der Kontrast zwischen Selbstschilderung des Patienten und Eindruck des Untersuchers, dem es schwerfällt, die Klagen des Patienten mit dem äußeren Eindruck in Einklang zu bringen. Diese Diskrepanz lässt sich möglicherweise dadurch erklären, dass bipolare Patienten oftmals gerade hinsichtlich Antrieb und Affektivität einen anderen Maßstab anlegen und sozusagen ein anderes Niveau gewohnt sind. Gelegentlich zeigt sich auch eine gewisse Anregbarkeit der Affektivität, wenn es gelingt, dem schwer Depressiven bei Ansprechen geeigneter, positiv besetzter Themen ein Lächeln zu entlocken, ihn kurz aus der Schwere auftauchen zu lassen. Umgekehrt kann dies übrigens auch bei der Manie der Fall sein, wenn der Patient für einen kurzen Moment in eine Gedrücktheit verfällt. Bezüglich des raschen Wechsels der Affekte gibt es einen fließenden Übergang zum sogenannten Mischzustand, bei dem der Patient zwischen depressiver Gedrücktheit und manischer Gehobenheit oszilliert und extrem unruhig und getrieben ist. Der Mischzustand kann durch die Gabe stimulierender Antidepressiva angestoßen oder unterhalten sein, er geht mit einem erheblichen Leidensdruck einher und birgt ein großes Suizidrisiko. *Querschnitt*

Im Längsschnitt ist es wichtig, Phasen zu erkennen, in denen der Patient über einen gewissen Zeitraum hinweg ein (hypo-)manisches Syndrom aufgewiesen hat. Hinweise darauf können eine andauernd gehobene Stimmung, eine gesteigerte Leistungsfähigkeit, vermehrte Aktivitäten oder *Längsschnitt* ein vermindertes Schlafbedürfnis sein. Von besonderer Bedeutung zur Feststellung manischer oder insbesondere hypomaner Episoden ist eine Fremdanamnese, in der insbesondere nach phasenhaften Erscheinungen gefragt wird. Selbstverständlich wird nicht jedes Wohlgefühl als Ausdruck einer Pathologie gewertet; zeigen sich jedoch bei einem Patienten, der unter depressiven Episoden leidet, umrissene Zeiträume von auffallender Aktivität oder ungewöhnlich gehobener Stimmung, so kann dies als Hinweis auf eine bipolare Störung gewertet werden.

Tab. 5.19: Depressive Episode bei monopolarer affektiver Störung und depressive Episode bei bipolarer affektiver Störung: Merkmale

	depressive Episode bei monopolarer affektiver Störung	depressive Episode bei bipolarer affektiver Störung
Affekt	starr	Modulation möglich
Antrieb	stark gemindert	vergleichsweise gut
hypomanische oder manische Episoden in der Anamnese	nein	ja

5.21 Posttraumatische Belastungsstörung oder Schizophrenie?

Leitsymptomatik: willentlich nicht kontrollierbare, aversive Wahrnehmungen

Die Beziehungen zwischen posttraumatischen Belastungsstörungen und Psychosen sind komplex und sollen an dieser Stelle nicht umfassend beleuchtet werden. Es gibt Hinweise, dass traumatische Erlebnisse in der Kindheit mit dem Auftreten von Psychosen assoziiert sind (Shevlin et al. 2007; Bentall et al. 2012; Varese et al. 2012) und umgekehrt Psychosen und deren Begleiterscheinungen zu Traumafolgestörungen führen können (Lu et al. 2017). Auch wird darüber spekuliert, dass Dissoziationen im Zusammenhang mit posttraumatischen Belastungsstörungen zu (Pseudo-)Halluzinationen führen können (Clifford et al. 2018).

Fehlinterpretationen

Wichtig für den klinischen Alltag ist es, schizophrene Psychosen und posttraumatische Belastungsstörungen voneinander zu unterscheiden. Hier beseht einerseits die Gefahr, dass insbesondere wiederkehrende, quälende Erinnerungen an traumatische Ereignisse im Sinne von Intrusionen als paranoides Erleben gewertet werden, und andererseits, dass bei Patienten mit paranoider Schizophrenie leichthin eine PTSD angenommen wird, insbesondere dann, wenn sich in der Biografie tatsächlich Hinweise auf traumatische Ereignisse finden.

Fallbeispiel: Als posttraumatische Belastungsstörung verkannte Psychose

Ein aus Syrien stammender Patient wird unter der Diagnose einer posttraumatischen Belastungsstörung behandelt. Er hatte mehrfach versucht, sich zu strangulieren, zuletzt auch im Rahmen eines stationären Aufenthalts in einer psychiatrischen Klinik. Als Medikation erhält er neben Pregabalin auch mit unklarer Indikation Olanzapin.

Der Patient berichtet schleppend und ohne affektive Auslenkung, dass er in Syrien im Rahmen des herrschenden Bürgerkriegs schwerer Gewalt ausgesetzt gewesen sei und er habe mitbekommen, wie Mitglieder seiner Familie ermordet worden seien. Das sei aber aktuell nicht sein Problem. Er leide vielmehr seit mehreren Monaten darunter, dass er eine ihm unbekannte Stimme höre, die Kommentare abgebe und ihm gelegentlich auch Befehle erteile. Die Stimme sei es auch gewesen, die ihm befohlen habe, sich zu suizidieren, was er eigentlich gar nicht wolle, aber er habe dem Befehl nichts entgegensetzen können. Die Stimme höre er, als ob sie aus dem Raum komme. Oft habe er den Eindruck, dass jemand anwesend sei, er schaue sich dann um, könne aber niemanden sehen. All dies habe nichts mit seinen Erlebnissen in Syrien zu tun, er könne selbst nicht einordnen, was hier geschieht. Ihm sei, als ob eine fremde, nicht näher definierbare Macht dahinterstecke. Die Fragen nach Ich-Störungen kann der Patient nicht beantworten, da er aufgrund einer Verständigungsbarriere die Fragestellungen nicht versteht.

Er ergänzt auf Nachfrage, dass es ihm viel besser gehe, seitdem er Olanzapin bekomme, seine Gedanken seien klarer, die Stimme höre er viel seltener und er habe nun nicht mehr den Eindruck, dass jemand anwesend ist. Auch habe er keinerlei Impulse mehr gehabt, sich das Leben zu nehmen.

Auf Ebene der Symptome kann festgehalten werden, dass bei einer posttraumatischen Belastungsstörung die Ausgestaltung derselben natürlich in Zusammenhang mit dem erlebten Trauma steht. Wenn Stimmen gehört werden, sind dies typischerweise die Stimmen der Aggressoren, das paranoide Erleben ist eingebettet in das Wiederinnern des traumatisierenden Erlebnisses. Das Wiedererleben kann lebhaft sein und die Erinnerung an Geräusche und Gerüche ebenso umfassen wie Szenen oder Gefühle. All dies wird nicht als real erlebt, sondern als sich aufdrängende Eindrücke, die fragmentiert und unvollständig sein können. Bei schizophrenen Psychosen treten Wahrnehmungsstörungen dagegen typischerweise als akustische Halluzinationen mit kommentierenden, imperativen oder dialogisierenden Stimmen auf (▶ Kap. 3.2.10). Hinzu können bei der Schizophrenie Ich-Störungen als sogenanntes Erstrangsymptom auftreten (▶ Kap. 3.2.14), ihr Vorhandensein spricht klar gegen eine reine posttraumatische Belastungsstörung.

Qualität der Symptomatik

Für den ungeübten Untersucher kann verwirrend sein, dass schizophrene Patienten oft von einer vermeintlich erlebten »Traumatisierung« sprechen, die in einen paranoiden Wahn eingebettet sein kann. Hier ist eine genaue

Selbstzuschreibung der Patienten

Exploration erforderlich, die versucht, auf einer formalen Ebene zwischen realen Erlebnissen und inhaltlichen Denkstörungen einschließlich Wahnerinnerungen und Wahnwahrnehmungen zu trennen (▶ Kap. 3.2.12).

Tab. 5.20: Posttraumatische Belastungsstörung und Schizophrenie: Merkmale

	posttraumatische Belastungsstörung	Schizophrenie
Erleben	unrealistisch	realistisch
Wahrnehmung	fragmentiertes Erinnern von Trauma-assoziierten Inhalten, ggf. mit Pseudo-Halluzinationen	kommentierende, dialogisierende, imperative Stimmen
Erstrangsymptome	nein	ja

5.22 Intelligenzminderung oder Schizophrenie?

Leitsymptomatik: phasenhaft auftretende Zustände von Erregtheit, bizarrem Verhalten und Misstrauen

Menschen mit signifikanter Minderung ihrer Intelligenz sind verständlicherweise in ihren Möglichkeiten eingeschränkt und geraten rascher an Grenzen, als dies bei Normalbegabten der Fall ist. Gerade in Zeiten erhöhter Anforderungen oder in sozialen Stresssituationen kann es dann zur Dekompensation kommen. Kurt Schneider spricht in der Terminologie seiner Zeit vom »Schwachsinn« und bemerkt bezüglich der Frage nach Psychosen bei dieser Patientengruppe: »Immer wieder wurden als mehr oder weniger spezifische Psychosen von Schwachsinnigen episodische Erregungszustände hervorgehoben [...]. Es ist aber nie deutlich gesagt worden, ob man damit abnorme Erlebnisreaktionen Schwachsinniger meint oder endogene Psychosen, die irgendwie mit dem zusammenhängen, was die leibliche Grundlage des Schwachsinns bildet. Ohne das Mitspielen von nicht reaktiven Verstimmungen im Sinne des Untergrundes übersehen zu wollen, sind wir der Meinung, daß es sich bei diesen Stürmen in der Hauptsache um oft ungewöhnlich aussehende Erlebnisreaktionen handelt.« Er führt weiter aus, dass die genaue Feststellung durch sprachliche Ausdrucksprobleme und unverständliche Motivationslagen erschwert sein kann und dass es dem Minderbegabten schwerer fallen kann, sich aus Situationen herauszunehmen. Ähnlich wie bei Kindern klingt die Erregung auch nicht gleich ab, sondern hält weiter an. Das Erleben kann durch Angst geprägt sein und zu verschiedenen Symptomen bis hin zu paranoidem Erleben und Sinnestäuschungen führen. Schneider zieht jedoch eine klare Grenze, wenn er feststellt: »Solche Erlebnisreaktionen sind für uns auch dann keine Psychosen, wenn Symptomreichtum und Verhalten das Ausmaß von wirklichen Psychosen haben.« (Schneider 1950, S. 83 f.).

Schneider betont also das ungewöhnliche und gelegentlich schwer nachvollziehbare Verhalten von Menschen mit signifikanter Intelligenzminderung, das unter anderem durchaus ein paranoides Gepräge zeigen kann. Wichtig ist jedoch, dass es sich hier um eine Folge von Ereignissen handelt, die beim Betroffenen etwa zu Angst und Unsicherheit geführt haben. Auch wenn die Reaktion, wie Schneider ausführt, länger andauern kann, ist dennoch davon auszugehen, dass sie nach einer gewissen Zeit wieder abklingt, flüchtiger ist und sich nicht verfestigt, etwa in einem starren Wahnsystem.

Ursache des Verhaltens

Selbstverständlich können sich Psychosen mit Symptomen einer Schizophrenie auch bei Patienten mit Minderbegabung entwickeln (früher sprach man etwas unschön von »Propfschizophrenie« oder »Propfpsychose«). Hier bleibt (wie Kurt Schneider ebenfalls ausführt) in der Regel unklar, ob die Minderbegabung oder deren mögliche organische Grundlagen zur Psychose geführt haben oder ob unabhängig hiervon die Veranlagung zur Schizophrenie vorlag.

Komorbidität

Zur Differenzialdiagnostik ist es erforderlich, bei Hinweisen auf eine Intelligenzminderung (dies können ebenso sprachliche Unzulänglichkeiten wie fehlende Schulbildung sein) den Befund durch eine neuropsychologische Testung zu objektivieren. Im nächsten Schritt gilt es, die Situation zu betrachten, aus der heraus es zur Dekompensation gekommen ist: Gibt es Hinweise auf eine Überforderung? Waren in der Vergangenheit ähnliche Reaktionen zu beobachten, ist ein Muster erkennbar? Natürlich muss ebenso der klinische Querschnitt geprüft werden, insbesondere mit der Frage nach einer konsistenten psychotischen Symptomatik. Dies ist in der Regel nur über eine Fremdanamnese zuverlässig möglich.

Objektivierung

	Intelligenzstörung	Schizophrenie
Auslöser von Erregung	Überforderung	oftmals unklar
Ursache des Verhaltens	situative Momente	ggf. psychotisches Erleben
paranoides Erleben	flüchtig	andauernd

Tab. 5.21: Intelligenzstörung und Schizophrenie: Merkmale

5.23 Schizophrenie oder organische Psychose?

Leitsymptomatik: Wahrnehmungsstörungen, formale und inhaltliche Denkstörungen

Bei Psychosen muss wie bei allen psychiatrischen Erkrankungen gerade bei Erstmanifestation grundsätzlich eine organische Genese verifiziert oder ausgeschlossen werden (▶ Kap. 2.8). Bevor also erstmals die Diagnose einer Psychose aus dem schizophrenen Formenkreis gestellt wird, gilt es sicherzugehen, dass keine funktionelle oder strukturelle zerebrale Störung vorliegt. Abgesehen davon, dass eine organische Diagnostik einschließlich zerebraler Bildgebung also ganz generell erfolgen sollte, gibt es einige Hinweise, die klinisch eine organische Psychose vermuten lassen (siehe auch die S3-Leitlinien zur Schizophrenie, DGPPN 2019). Hierzu zählen ein akuter Beginn, ein fluktuierender Verlauf mit wechselnder Symptomatik sowie ein unzureichendes Ansprechen auf die übliche Therapie. Auf psychopathologischer Ebene sind Bewusstseinsstörungen, ausgeprägte mnestische Defizite, insbesondere eine Störung der Merkfähigkeit, sowie optische Halluzinationen zu nennen. Selbstverständlich lassen zeitgleich aufgetretene Störungen auf somatischem Gebiet ebenfalls an eine organische Psychose denken. Hierzu zählen fokalneurologische Symptome und epileptische Anfälle ebenso wie Fieber oder andere Zeichen einer akuten internistischen Erkrankung.

Entwicklung

In den S3-Leitlinien wird zudem eine »komorbide Entwicklungsverzögerung/-störung« als Hinweis auf eine organische Genese psychotischer Symptome genannt. Auffälligkeiten in der Entwicklung können für eine zerebrale Vulnerabilität aufgrund einer organischen Vorschädigung sprechen, die wiederum die Anfälligkeit für die Entwicklung einer organischen Psychose erhöht.

Tab. 5.22: Schizophrenie und organische Psychose: Merkmale

	Schizophrenie	organische Psychose
zerebrale Bildgebung	ohne pathologischen Befund	strukturelle oder funktionelle Auffälligkeiten
Beginn	schleichend	akut
Verlauf	kontinuierlich	fluktuierend
Ansprechen auf Therapie	gut	unzureichend
Bewusstseinsstörung	nicht vorhanden	nicht vorhanden
mnestische Störungen, optische Halluzinationen	nicht charakteristisch	charakteristisch
zeitgleiche somatische Störungen	nicht charakteristisch	charakteristisch
Entwicklungsverzögerung/-störung	nicht charakteristisch	charakteristisch

6 Therapie

6.1 Allgemeine Therapieprinzipien

Die Therapie richtet sich nach der Diagnose – dieser Satz mag trivial klingen, hat jedoch eine erhebliche Bedeutung, denn vor jeder Therapie muss eine solide Diagnostik stehen, an deren Ende zumindest eine plausible Verdachtsdiagnose steht, aus der sich die weiteren Schritte ergeben. Gelegentlich meint man, in der Therapie und insbesondere in der medikamentösen Behandlung eine gewisse Ratlosigkeit zu entdecken. Es ist keine Seltenheit, dass Patienten 4, 5 oder mehr verschiedene Psychopharmaka erhalten. Bei diesen Patienten handelt es sich häufig um diejenigen, die als schwierig gelten und die diagnostisch schwer einzuordnen sind. Ebenso gibt es Patienten, die sich über lange Zeiträume in Psychotherapie befinden, ohne dass Erfolge zu verzeichnen sind. Gerade hier lohnt es sich, im Verlauf die Diagnosen kritisch zu überprüfen und zu schauen, ob durch eine Korrektur der Einschätzung Konsequenzen für die Therapie ableitbar sind.

Aus Diagnose und klinischer Einschätzung ergibt sich die Wahl der Behandlung ebenso wie die des äußeren Rahmens. Wenn eine psychiatrisch-psychotherapeutische Therapie erforderlich ist, gibt es prinzipiell die Möglichkeit der ambulanten, tagesklinischen teilstationären und vollstationären Aufnahme, ergänzt durch aufsuchende Angebote, wie sie in der stationsäquivalenten Behandlung bereits erfolgen und künftig weiter ausgebaut werden sollen. Idealerweise trägt die Wahl des Rahmens dem Wunsch des Patienten ebenso Rechnung wie den therapeutischen Notwendigkeiten. Prinzipiell gilt das Prinzip: ambulant vor (teil-)stationär. Natürlich bietet ein vollstationärer Aufenthalt mehr therapeutische Möglichkeiten, gleichzeitig muss aber auch das Risiko der Regression bedacht werden, gerade dann, wenn eine psychotherapeutische Intervention im Vordergrund steht. Der vollstationäre Aufenthalt kann gerade in der akuten Phase einer schizophrenen Psychose oder einer schizoaffektiven Störung dringend erforderlich sein, während er bei der Anpassungsstörung möglicherweise dazu beiträgt, dass sich der Patient eher entfremdet und erforderliche Auseinandersetzungen vermeidet. Auf das Problem, dass Patienten in der Klinik behandelt werden, weil nicht rasch genug eine ambulante Therapie verfügbar ist, und andererseits mangels stationärer Plätze dringend behandlungsbedürftige Patienten nicht rasch genug aufgenommen werden können, soll an dieser Stelle nicht weiter eingegangen werden. Es soll lediglich darauf hingewiesen werden, dass neben der

Klinischer Rahmen

6 Therapie

Medikamentöse Therapie

Diagnose nicht zuletzt die Rahmenbedingungen einschließlich der Verfügbarkeiten im Alltag die Wahl der Behandlungsform beeinflussen.

Gerade die medikamentöse Therapiestrategie kann sich je nach Differenzialdiagnose erheblich unterscheiden: So ist bei einer bipolaren affektiven Störung primär eine stimmungsstabilisierende Medikation anzustreben, während bei einer schizoaffektiven Störung eine antipsychotische Medikation zu erwägen ist. Die Unterscheidung der beiden Erkrankungen kann jedoch im klinischen Alltag Schwierigkeiten bereiten und gelegentlich muss eine Diagnose in der Verlaufsbeobachtung revidiert werden. Ein Ansatzpunkt in der Differenzialdiagnostik ist der psychopathologische Befund, der, wenn er sorgfältig erhoben wird, allein schon anhand der Beurteilung des Querschnitts wichtige Hinweise liefern kann. Auch beim Einsatz einer Begleit- oder Bedarfsmedikation kann ein genaues Achten auf die Psychopathologie die Entscheidung erleichtern, etwa bei der Beantwortung der Frage, ob der Patient mehr eine spannungslösende oder eine sedierende Medikation benötigt. Nicht zuletzt ist die Psychoedukation von zentraler Bedeutung. Es gilt, den Patienten an den differenzialdiagnostischen Überlegungen teilhaben zu lassen, ein Verständnis für die Diagnose zu vermitteln und die sich daraus ableitenden therapeutischen Maßnahmen zu erläutern. Die bisherigen Ausführungen, insbesondere die scharfe Unterscheidung zwischen Psychose und Normalpsychologie, zwischen dem Erklären und dem Verstehen von Krankheiten, soll nicht bedeuten, dass es nur ein therapeutisches Entweder–Oder gerade im Hinblick auf Pharmakotherapie und biologische Verfahren versus Psychotherapie gibt. Bedeutsam ist jedoch, die Möglichkeiten und Grenzen der jeweiligen Herangehensweise zu kennen und die Therapien vernünftig einzusetzen. So können etwa die biologische Grundlage einer Erkrankung medikamentös angegangen und die Folgeerscheinungen psychotherapeutisch bearbeitet werden.

Individuelle Therapie

Bei allen Fortschritten sind die therapeutischen Möglichkeiten noch immer eingeschränkt und gerade in der medikamentösen Behandlung kommt man nicht umhin, bei aller Rationalität auch mit Versuch und Irrtum zu arbeiten, wenn es um das individuelle Ansprechen und die Verträglichkeit der Medikation geht. Hier ist zukünftig zu erwarten, dass neben individualisierten, auf die Bedürfnisse des einzelnen Patienten zugeschnittenen Fach- und Psychotherapien auch die Medikation anhand aussagekräftiger, individueller Faktoren ausgewählt und dosiert werden kann. An dieser Stelle soll es nicht ausführlich um die psychiatrische Therapie gehen, denn schließlich widmet sich das Buch der Differenzialdiagnostik und selbst eine ansatzweise Darstellung der unterschiedlichen medikamentösen und nichtmedikamentösen Therapieoptionen würde den Rahmen sprengen. Im Folgenden wird deshalb lediglich kurz und übersichtsartig auf Rahmenbedingungen der Klinik sowie Therapie von Depression und der Psychose eingegangen.

6.2 Klinische Rahmenbedingungen

In der psychiatrischen Klinik gibt es unterschiedliche Herangehensweisen, die nicht zuletzt von konzeptuellen Überlegungen, vom Krankheitsverständnis und von therapeutischen Schwerpunkten geprägt sind. Eine wesentliche Frage, die sich in der Klinik stellt, ist die nach Zuordnung der Patienten zu spezialisierten oder bezüglich Diagnosegruppen durchmischten Stationen. Die Antwort hängt nicht nur von der Größe der Klinik und der Anzahl verfügbarer Stationen ab, sondern ist prinzipieller Natur. Für gemischt geführte Stationen sprechen der gegenseitige Ausgleich und das Vermeiden allzu strenger Kategorisierungen, die dem Einzelfall nicht gerecht werden. Kritisch anzumerken bei der Durchmischung ist, dass je nach Diagnosegruppe ganz unterschiedliche Anforderungen an die Rahmenbedingungen und das therapeutische Angebot bestehen, denen ein einheitliches Setting nur schwer Rechnung tragen kann. Darüber hinaus ist es kaum realistisch, dass ein einziges Team nicht nur die fachliche Kompetenz für die Behandlung des großen Spektrums psychiatrischer Krankheitsbilder besitzt, sondern sich auch in Fragen der Therapie und in jedem dieser Bereiche durch Fort- und Weiterbildungen auf dem Stand des aktuellen Wissens hält. Hier sind Spezialisierungen nötig und sinnvoll und stellen eine Erleichterung für die Mitarbeiter dar.

Die unterschiedlichen Behandlungsbereiche sollten sich den grundlegenden Herausforderungen der Krankheitsgruppen anpassen. Ein Patient mit einer schizophrenen Psychose, der in seiner Struktur geschwächt, reizoffen und empfindlich ist, benötigt ein hohes Maß an Schutz, Hilfe und externer Strukturierung (▶ Kap. 6.3). Ganz anders verhält es sich in einem psychotherapeutischen Setting, in dem es um Entwicklung und Förderung der Autonomie geht. Eine eigene Gruppe sind Patienten mit affektiven Störungen im Sinne einer schweren depressiven Episode, bei denen es zunächst um Schonung und Rückzug und im Verlauf um eine langsame Aktivierung geht (▶ Kap. 6.4). Das Setting, in dem Patienten mit Abhängigkeitserkrankungen behandelt werden, ist wieder ein eigenes; hier geht es um einen relativ klar strukturierten äußeren Rahmen mit Regeln, Grenzen und der Möglichkeit von Sanktionen bei gleichzeitiger Betrachtung der Einzelfalls und Berücksichtigung individueller Belastungsfaktoren, die ein angepasstes Vorgehen erfordern. Diese Aufstellung ließe sich weiter fortsetzen und auf weitere Patientengruppen ausdehnen, sie soll jedoch lediglich aufzeigen, wie wichtig die passende Behandlungsumgebung auf dem Boden einer klaren klinischen Abgrenzung ist.

Unterschiedliche Bedürfnisse

6.3 Therapie von Psychosen

Wie ausführlich dargelegt, sind psychotische Erkrankungen in ihrer Qualität im Grunde normalpsychologisch nicht fassbar oder erklärbar. Diese Erkenntnis hat selbstverständlich Auswirkungen auf Therapie, Psychoedukation und Einbeziehung des Umfelds. Wichtig ist eine ausreichende Aufklärung des Patienten und seiner Angehörigen über die Diagnose und deren Grundlage, über die Behandlung und die Folgen der Erkrankung.

Wahl der Medikation — Grundlage der Therapie endogener Psychosen ist in aller Regel eine medikamentöse antipsychotische Einstellung, die so schonend wie möglich erfolgen sollte. Dies bedeutet unter anderem, dass prinzipiell eine Monotherapie mit einem atypischen Antipsychotikum anzustreben ist. Erst bei unzureichender Wirkung nur eines Medikamentes, d. h. nach erfolgloser oder aus anderen Gründen nicht möglicher Einstellung auf ein einziges Präparat, sollte eine sinnvolle Kombination gewählt werden. Bei Erfordernis einer Dauerbehandlung sollte, wann immer möglich, ein Depotpräparat erwogen werden. Dabei hat es sich bewährt, nicht wie früher üblich zu drohen und die unangenehme Applikation anzuführen (»Wenn Sie Ihre Tabletten nicht einnehmen, dann müssen wir Ihnen eben die Spritze geben!«), sondern die Vorteile zu betonen. So können die Patienten darauf hingewiesen werden, dass der Wirkstoff bei intramuskulärer Gabe gleichmäßig im Blut ist und weniger Schwankungen unterliegt, dass die Verträglichkeit gegenüber oraler Medikation deutlich besser ist und dass nicht mehr an die tägliche Einnahme gedacht werden muss.

Zeitfaktor — Ein wichtiges Prinzip bei der Behandlung von Psychosen ist also eine möglichst einfache medikamentöse Einstellung. Und es ist wichtig, dass der Patient ausreichend Zeit bekommt, um sich zu regenerieren. Oftmals werden, gerade in der Klinik, rasche Erfolge angestrebt. Kommt es unter einer Medikation lediglich zur Teilremission, wird rasch ein anderes Präparat angesetzt, möglicherweise ohne die vorherige Medikation abzusetzen. Auf diese Weise erhalten Patienten immer wieder Mehrfachkombinationen mit der Gefahr der Medikamenteninteraktion und der Summation von Nebenwirkungen bei gleichzeitig fragwürdigem Nutzen. Gerade bei Patienten mit Psychosen aus dem schizophrenen Formenkreis ist in der Behandlung viel Geduld gefragt, die aufzubringen dem Neuling in der Psychiatrie möglicherweise schwerfällt.

Psychotherapie — Neben medikamentöser Behandlung und Psychoedukation gerät die Psychotherapie als Behandlungsoption bei Patienten mit schizophrenen Psychosen immer mehr in den Blick. Dabei geht es wohlgemerkt nicht um ein genetisches Verständnis (also die Erklärung der Erkrankung als solcher durch vermeintliche lebensgeschichtliche, reaktive Zusammenhänge) und die Auflösung der Symptomatik durch die Mittel des Gesprächs, sondern vor allem darum, den Patienten beim Leben mit der Krankheit zu helfen und den Umgang mit eventuell persistierenden Symptomen zu vermitteln.

6.4 Therapie von depressiven Syndromen

Eine klare Diagnostik hat gerade im Falle eines depressiven Syndroms große Bedeutung für die Behandlung, und gerade hier zeigt sich die größte Schwierigkeit, wenn verschiedenste Erkrankungen, Störungen und Befindlichkeiten – nicht nur begrifflich – in einen Topf geworfen werden. Die schwere depressive Episode im eigentlichen Sinne, also das, was früher als endogene Depression bezeichnet wurde, kann als Zustand schwerster Erschöpfung und Abgeschlagenheit begriffen werden. Der Weg aus diesem heraus führt vor allem über ein Zur-Ruhe-Kommen und nicht über möglichst viele und intensive Therapien in rascher Folge. Die Regeneration erfordert eine gewisse Zeit, die durch therapeutische Maßnahmen nur bedingt verkürzt werden kann, zumal vor allem eine zu frühe Aktivierung zu Beginn der Behandlung rasch zu einer Überforderung und mithin zu einer Verlängerung der Krankheitsdauer führen kann.

Da der typisch depressive Patient im Sinne des Tellenbachschen Typus melancholicus zur Übererfüllung neigt und hohe Ansprüche an sich hat, gelingt es gerade hier oft schwer, die Patienten für eine Therapie zu gewinnen, die zunächst in einer grundlegenden Beruhigung und Entspannung besteht. Oft braucht es die stationäre Aufnahme, damit der Betroffene aus den gewohnten Bezügen heraustreten und langsam zur Ruhe kommen kann, bevor in einem nächsten Schritt eine langsame Aktivierung erfolgen kann. Von besonderer Bedeutung ist, wie bei der Behandlung von Psychosen, die umfassende Psychoedukation und die Vermittlung eines Konzepts, das den vielfältigen Bedingungen der Depression Rechnung trägt. Dabei sollte Wert auf die Feststellung gelegt werden, dass schwere depressive Episoden in aller Regel multifaktoriell bedingt sind und auch eine biologische Dimension haben.

Beruhigung und Psychoedukation

Anders verhält es sich bei den Patienten, deren Gedrücktheit im Sinne einer Anpassungsstörung auf Lebensumstände, verschleppte Konflikte oder Enttäuschungen zurückzuführen ist. Hier ist die Auseinandersetzung mit den zugrundeliegenden Faktoren und das aktive Streben nach Lösung und Bewältigung entscheidend, hier gilt es, die Betroffenen zu einer Übernahme von Eigenverantwortung zu führen und ihre Selbstständigkeit zu fördern. Eine kurze Ruhepause mag manchmal nötig und sinnvoll sein, ein zu langes Aussetzen dagegen fördert möglicherweise ein Vermeidungsverhalten und kann zur Verschleppung von Problemen beitragen. Dies gilt es bei der Wahl der Therapie und des therapeutischen Settings im Einzelfall zu berücksichtigen.

Eigenverantwortung

Eine weitere gewichtige differenzialdiagnostische Unterscheidung, wenn eine depressive Episode festgestellt wurde, ist die zwischen monopolarer und bipolarer Störung (▶ Kap. 5.20). Im Grunde genommen handelt es sich bei der bipolaren Störung um ein ganz eigenes Krankheitsbild mit eigenen Charakteristika und ungünstiger Prognose bei unzureichender Behandlung. Von besonderer Wichtigkeit ist eine primär stimmungsstabilisierende Therapie. Die unkritische Anwendung von Antidepressiva, erst recht, wenn

Bedeutung der Differenzialdiagnostik

sie ohne vorherige Etablierung einer stabilisierenden Medikation erfolgt, kann zur Induktion von manischen Episoden oder quälenden Mischzuständen führen und das Leiden damit verstärken. Die Diagnose einer bipolaren affektiven Störung ist nicht immer leicht. Gerade in diesem Falle zeigt sich aus den genannten Gründen jedoch in besonderer Weise die Bedeutung einer zuverlässigen Differenzialdiagnostik.

Schlussbemerkung

Dieses Buch hat einen kursorischen Überblick über die Grundlagen der psychiatrischen Diagnostik gegeben. Die Sichtweisen auf Erkrankungen und deren Ursachen wird sich weiter wandeln, die Einteilungen ändern sich, neue Diagnosen treten hinzu und lösen die bisherigen ab. Was bleibt, ist die Herausforderung, sich immer wieder auf die Patienten einzulassen im Spannungsfeld zwischen der Besonderheit des Einzelfalls, denn natürlich ist kein Mensch wie der andere, und dem Erfordernis einer Zuordnung, aus der sich die therapeutischen Konsequenzen ergeben. Dies kann durchaus anstrengend sein, ist aber auch lohnend. Schließlich macht genau diese ordnende und klärende Arbeit einen guten Teil des Reizes unseres Fachs aus. Wichtig ist, das eigene Tun immer wieder kritisch zu hinterfragen und von Mal zu Mal hinzuzulernen.

Die gegebene Darstellung mag in manchen Bereichen stark vereinfachend sein und an der Oberfläche bleiben. Auch wurden komplexe Themenbereiche, wie das große Feld der möglichen Komorbiditäten ebenso wie die Feinheiten der neurobiologischen Zusammenhänge, ausgespart. Und natürlich konnten die möglichen Differenzialdiagnosen längst nicht alle angesprochen werden. Ich habe versucht, ein einfaches Buch zu schreiben und die Dinge so klar und verständlich wie möglich zu präsentieren. Damit soll vor allem der Neuling in der Psychiatrie angesprochen werden, dem eine grundlegende Einführung und eine Orientierung geboten werden sollen, so wie ich selbst mir dies als Anfänger immer gewünscht hatte. Dass angesichts des riesigen Gebietes der Psychiatrie Lücken bleiben, liegt in der Natur der Sache. Vielleicht sind aber gerade diese Lücken ein Ansporn, sich auf eigene Faust auf die Suche nach Klarheit und Verständnis zu begeben, zu schauen, was schon beschrieben wurde, was unklar geblieben ist und wo sich möglicherweise Neuland auftut.

Beim Schreiben wurde mir also klar, dass das eine vereinfachte und klare Darstellung keine einfache Aufgabe ist, denn dazu sind die Gegenstände zu sperrig. Das menschliche Seelenleben ist kompliziert, die Krankheiten nicht leicht zu fassen oder einfach zu erklären. Entsprechend viele Sichtweisen, Ansätze und Konzepte gibt es, die alle ihre Geschichte und ihre Berechtigung haben. Ich habe für mich einiges klären können und stehe doch immer noch am Anfang. Wenn es scheint, als habe ich etwas begriffen, wird mir oftmals klar, dass es sich doch ganz anders verhält. Vielleicht wird dieses Buch umzuschreiben sein, vielleicht braucht es Fortsetzungen und Erweiterungen. Hoffentlich kann es aber auch in dieser Form bereits als Orientierungshilfe beim Einstieg in diese eigene, immer wieder aufs Neue faszinierende Welt der psychiatrischen Differenzialdiagnostik dienen.

Literatur

American Psychiatric Association (2013) Diagnostic and Statistical Manual of Mental Disorders. Fifth Edition. American Psychiatric Association Publishing.

Andreasen, NC (1982) Negative symptoms in schizophrenia. Definition and reliability. Arch Gen Psychiatry 39(7): 784–788.

AMDP – Arbeitsgemeinschaft für Methodik und Dokumentation in der Psychiatrie (2018) Das AMDP-System. Manual zur Dokumentation psychiatrischer Befunde. 10. Auflage. Göttingen: Hogrefe.

Bayes A, Parker G, Paris J (2019) Differential Diagnosis of Bipolar II Disorder and Borderline Personality Disorder. Curr Psychiatry Rep 21(12): 125.

Bayes, AJ, Parker GB (2020) Differentiating borderline personality disorder (BPD) from bipolar disorder: diagnostic efficiency of DSM BPD criteria. Acta Psychiatr Scand 141(2): 142–148.

Bentall RP, Wickham S, Shevlin M et al. (2012) Do specific early-life adversities lead to specific symptoms of psychosis? A study from the 2007 the Adult Psychiatric Morbidity Survey. Schizophr Bull 38(4): 734–740.

Berrios GE (1999) Geschichte psychiatrischer Begriffe. In: Helmchen H, Henn F, Lauter H, Sartorius N (Hrsg.) Psychiatrie der Gegenwart 2. 4. Aufl. Berlin, Heidelberg, New York: Springer. S. 3–57.

Bleuler E (1983) Lehrbuch der Psychiatrie. 15. Aufl. Berlin, Heidelberg, New York: Springer.

Boccia M, Piccardi L, Guariglia P (2016) How treatment affects the brain: meta-analysis evidence of neural substrates underpinning drug therapy and psychotherapy in major depression. Brain Imaging Behav 10(2): 619–627.

Bonhoeffer K (1910) Die symptomatischen Psychosen im Gefolge von akuten Infektionen und inneren Erkrankungen. Leipzig, Wien: Deuticke.

Bürgy M (2009) Zur Geschichte und Phänomenologie des Psychose-Begriffs. Eine Heidelberger Perspektive (1913–2008). Nervenarzt 80(5): 584–592.

Bürgy M (2010a) Zur Psychopathologie der Ich-Störungen. Nervenarzt 81(9): 1097–1107.

Bürgy M (2010b) Zur Hermeneutik depressiver Verzweiflung. Nervenarzt 81(3): 315–322.

Bürgy M (2012) Zur Differenzialdiagnostik der Depersonalisationserlebnisse. Nervenarzt 83(1): 40–48.

Clifford G, Dalgleish T, Hitchcock C (2018) Prevalence of auditory pseudohallucinations in adult survivors of physical and sexual trauma with chronic post-traumatic stress disorder (PTSD). Behav Res Ther 111: 113–118.

Crocq MA (2017) The history of generalized anxiety disorder as a diagnostic category. Dialogues Clin Neurosci 19(2): 107–116.

Dell'Osso L, Cremone IM, Carpita B et al. (2018) Correlates of autistic traits among patients with borderline personality disorder. Compr Psychiatry 83: 7–11.

DIMDI (2019) ICD-10-GM Version 2020, Systematisches Verzeichnis, Internationale statistische Klassifikation der Krankheiten und verwandter Gesundheitsprobleme, 10. Revision, Stand: 2020. Deutsches Institut für Medizinische Dokumentation und Information (DIMDI) im Auftrag des Bundesministeriums für Gesundheit (BMG) unter Beteiligung der Arbeitsgruppe ICD des Kuratoriums für Fragen der Klassifikation im Gesundheitswesen (KKG) (https://www.icd-code.de/icd/code/ICD-10-GM.html; Zugriff am 01.06.2021).

DGPPN e.V. (Hrsg.) für die Leitliniengruppe (2019) S3-Leitlinie Schizophrenie. Kurzfassung, Version 1.0, zuletzt geändert am 15. März 2019. (https://www.awmf.org/leitlinien/detail/ll/038-009.html, Zugriff am 21.05.2021).

Dilling H (1999) Psychiatrische Klassifikation. In: Helmchen H, Henn F, Lauter H, Sartorius N (Hrsg.) Psychiatrie der Gegenwart 2. 4. Aufl. Berlin, Heidelberg, New York: Springer. S. 59–88.

Doering S, Bluml V, Parth K et al. (2018) Personality functioning in anxiety disorders. BMC Psychiatry 18(1): 294.

Doherty AM, Jabbar F, Kelly BD et al. (2014) Distinguishing between adjustment disorder and depressive episode in clinical practice: the role of personality disorder. J Affect Disord 168: 78–85.

Driessen, M, Beblo T, Reddemann L et al. (2002) Ist die Borderline-Persönlichkeitsstörung eine komplexe posttraumatische Störung? Zum Stand der Forschung. Nervenarzt 73(9): 820–829.

Dudas, RB, Lovejoy C, Cassidy S et al. (2017) The overlap between autistic spectrum conditions and borderline personality disorder. PLoS One 12(9): e0184447.

Ekman P (1992) Are there basic emotions? Psychol Rev 99(3): 550–553.

Ford JD, Courtois CA (2014) Complex PTSD, affect dysregulation, and borderline personality disorder. Borderline Personal Disord Emot Dysregul 1: 9.

Fuchs T (2016) Anthropologische und phänomenologische Aspekte psychischer Erkrankungen. In: Möller HJ, Laux R (Hrsg.) Psychiatrie, Psychosomatik, Psychotherapie. 5. Aufl. Berlin, Heidelberg, New York: Springer. S. 1–15.

Gensichen J, Linden M (2013) Gesundes Leiden – die »Z-Diagnosen«. Deutsches Ärzteblatt 110(3): A70–72.

Greven CU, Lionetti F, Booth C et al. (2019) Sensory Processing Sensitivity in the context of Environmental Sensitivity: A critical review and development of research agenda. Neurosci Biobehav Rev 98: 287–305.

Hennicke K (2021) Der verstellte Blick: Verhaltensauffälligkeiten und psychische Störungen bei Kindern und Jugendlichen mit intellektueller Beeinträchtigung. Stuttgart: Kohlhammer.

Jaspers K (1973) Allgemeine Psychopathologie. 9. Aufl. Berlin, Heidelberg, New York: Springer.

Kamp-Becker I, Stroth S, Stehr T (2020) Autismus-Spektrum-Störungen im Kindes- und Erwachsenenalter: Diagnose und Differenzialdiagnosen. Nervenarzt 91(5): 457–470.

Kendler KS, Ohlsson H, Sundquist J et al. (2019) Prediction of Onset of Substance-Induced Psychotic Disorder and Its Progression to Schizophrenia in a Swedish National Sample. Am J Psychiatry 176(9): 711–719.

Kirchner SK, Roeh A, Nolden J et al. (2018) Diagnosis and treatment of schizotypal personality disorder: evidence from a systematic review. NPJ Schizophr 4(1): 20.

Kitsune GL, Kuntsi J, Costello H et al. (2016) Delineating ADHD and bipolar disorder: A comparison of clinical profiles in adult women. J Affect Disord 192: 125–133.

Klosterkötter J (1988) Basissymptome und Endphänomene der Schizophrenie. Berlin, Heidelberg, New York: Springer.

Kraepelin E (1899) Psychiatrie. Ein Lehrbuch für Studierende und Ärzte. 6. Aufl. Leipzig: Barth.

Leonhard K (1995) Aufteilung der endogenen Psychosen und ihre differenzierte Ätiologie. 7. Aufl. Stuttgart: Thieme.

Linden M (2005) Die Posttraumatische Verbitterungsstörung. Psychoneuro 31(1): 21–24.

Lu W, Mueser KT, Rosenberg SD et al. (2017) Posttraumatic Reactions to Psychosis: A Qualitative Analysis. Front Psychiatry 8: 129.

Lueken U, Seidl U, Schwarz M et al. (2006) Die Apathy Evaluation Scale: Erste Ergebnisse zu den psychometrischen Eigenschaften einer deutschsprachigen Übersetzung der Skala. Fortschr Neurol Psychiatr 74(12): 714–722.

Maercker A (2017) Trauma und Traumafolgestörungen. München: Beck.

Marangoni C, De Chiara L, Faedda GL (2015) Bipolar disorder and ADHD: comorbidity and diagnostic distinctions. Curr Psychiatry Rep 17(8): 604.
Marin RS (1990) Differential diagnosis and classification of apathy. Am J Psychiatry 147 (1): 22–30.
Marin RS, Firinciogullari S, Biedrzycki RC (1993) The sources of convergence between measures of apathy and depression. J Affect Disord 28(2): 117–124.
Mentzos S (2009) Lehrbuch der Psychodynamik. Die Funktion der Dysfunktionalität psychischer Störungen. Göttingen: Vandenhoeck & Ruprecht.
Miller JN, Black DW (2019) Schizoaffective disorder: A review. Ann Clin Psychiatry 31 (1): 47–53.
Niemi-Pynttäri JA, Sund R, Putkonen H et al. (2013) Substance-induced psychoses converting into schizophrenia: a register-based study of 18,478 Finnish inpatient cases. J Clin Psychiatry 74(1): e94–99.
Pagel T, Baldessarini RJ, Franklin J et al. (2013) Characteristics of patients diagnosed with schizoaffective disorder compared with schizophrenia and bipolar disorder. Bipolar Disord 15(3): 229–239.
Paris J, Gunderson J, Weinberg I (2007) The interface between borderline personality disorder and bipolar spectrum disorders. Compr Psychiatry 48(2): 145–154.
Reif A, Pfuhlmann B (2004) Folie a deux versus genetically driven delusional disorder: case reports and nosological considerations. Compr Psychiatry 45(2): 155–160.
Rost DH (2013) Handbuch Intelligenz. Weinheim, Basel: Beltz.
Schäfer M, Correll CU (2020) Diagnostik und Früherkennung bipolarer Störungen. Nervenarzt 91(3): 207–215.
Schätzle M (2002) Ein bemerkenswerter Fall von Folie à deux. Nervenarzt 73(11): 1100–1104.
Schmahl CG, Elzinga BM, Ebner UW et al. (2004) Psychophysiological reactivity to traumatic and abandonment scripts in borderline personality and posttraumatic stress disorders: a preliminary report. Psychiatry Res 126(1): 33–42.
Schmidt-Degenhard M (1997) Zur Standortbestimmung einer anthropologischen Psychiatrie. Fortschr Neurol Psychiatr 65(10): 473–480.
Schneider K (1950) Klinische Psychopathologie. 3. Aufl. Stuttgart: Thieme.
Schott H, Tölle R (2006) Magna Charta der Psychiatrie: Leben und Werk von Wilhelm Griesinger. In: Schott H, Tölle R (Hrsg.) Geschichte der Psychiatrie. Krankheitslehren – Irrwege – Behandlungsformen. München: Beck.
Schützwohl M, Sappok T (2020) Psychische Gesundheit bei Personen mit Intelligenzminderung. Nervenarzt 91(3): 271–281.
Seidl U, Lueken U, Völker L et al. (2007) Nicht-kognitive Symptome und psychopharmakologische Behandlung bei demenzkranken Heimbewohnern. Fortschr Neurol Psychiatr 75(12): 720–727.
Shevlin M, Dorahy M, Adamson G (2007) Childhood traumas and hallucinations: an analysis of the National Comorbidity Survey. J Psychiatr Res 41(3-4): 222–228.
Starzer MSK, Nordentoft M, Hjorthoj C (2018) Rates and Predictors of Conversion to Schizophrenia or Bipolar Disorder Following Substance-Induced Psychosis. Am J Psychiatry 175(4): 343–350.
Strunz S, Dziobek I, Roepke S (2014) Komorbide psychiatrische Störungen und Differenzialdiagnostik bei nicht-intelligenzgeminderten Erwachsenen mit Autismus-Spektrum-Störung. Psychother Psychosom Med Psychol 64(6): 206–213.
Tebartz van Elst L (2013) Autismus-Spektrum-Störungen und Tic-Störungen. In: Tebartz van Elst L (Hrsg.) Das Asperger-Syndrom im Erwachsenenalter und andere hochfunktionale Autismus-Spektrum-Störungen. Berlin: Medizinisch Wissenschaftliche Verlagsgesellschaft. S. 223–228.
Tebartz van Elst L (2018) Autismus und ADHS. Zwischen Normvariante, Persönlichkeitsstörung und neuropsychiatrischer Krankheit. 2. Aufl. Stuttgart: Kohlhammer.
Tellenbach H (1961) Melancholie. Berlin, Göttingen, Heidelberg: Springer.
Varese F, Smeets F, Drukker M et al. (2012) Childhood adversities increase the risk of psychosis: a meta-analysis of patient-control, prospective- and cross-sectional cohort studies. Schizophr Bull 38(4): 661–671.

Volkmann-Schluck K-H (1996) Die Philosophie Martin Heideggers: eine Einführung in sein Denken. Würzburg: Königshausen und Neumann.
Wechsler D (1956) Die Messung der Intelligenz Erwachsener. Textband zum Hamburg-Wechsler-Intelligenztest für Erwachsene (HAWIE). Deutsche Bearbeitung Anne von Hardesty und Hans Lauber. Bern: Hans Huber.
Weltgesundheitsorganisation (1946) Verfassung der Weltgesundheitsorganisation. (https://www.admin.ch/opc/de/classified-compilation/19460131/201405080000/0.810.1.pdf, Zugriff am 21.05.2021)
WHO (2019) ICD-11 for Mortality and Morbidity Statistics. Eleventh Revision. (https://icd.who.int/browse11/l-m/en, Zugriff am 01.06.2021).
Zanarini MC, Frankenburg FR, Hennen J et al. (2003) The longitudinal course of borderline psychopathology: 6-year prospective follow-up of the phenomenology of borderline personality disorder. Am J Psychiatry 160(2): 274–283.
Zoremba N, Coburn M (2019) Delir im Krankenhaus. Dtsch Arztebl Int 116(7): 101–106.

Sachwortverzeichnis

A

Abhängigkeit 91, 163
Abulie 62, 78
Achtsamkeit 60
Affekt 65–66
Affektive Störung 66, 97, 134, 163
Affektivität 65
Affektvolle Paraphrenie 97
Agitiertheit 98
Akathisie 64
Akoasmen 68
Aktivität 61
Akute Belastungsreaktion 105–106
Akutsituation 32
Akzessorische Symptome 94
Alkoholabhängigkeit 93
Alzheimer-Demenz 58, 89, 98
Ambitendenz 63
Ambivalenz 64
Anamnese 30
Angst 66, 106
Ängstlich-vermeidende Persönlichkeitsstörung 146
Angstneurose 20
Angststörung 20
Anhaltende somatoforme Schmerzstörung 122
Anhedonie 98
Anpassungsstörung 23, 104, 126, 165
Anthropologisch-phänomenologische Psychiatrie 24
Antipsychiatrie 25
Antipsychotika 63
Antrieb 61
Apathie 62, 78, 82, 150
Appetitverlust 98
Asperger-Syndrom 112–113
Assoziative Lockerung 69
Ataraxie 78
Ätiologie 16
Atypischer Autismus 112
Aufmerksamkeit 58, 60
Aufmerksamkeitsdefizitstörung 61, 115, 132

Ausgebranntsein 120
Autarkie 78
Autismus 111
Autismus-Spektrum 112–114, 136–137

B

Basisemotionen 66
Bedarfsmedikation 162
Beeinflussungserlebnisse 94
Beeinflussungswahn 95
Befindlichkeit 65
Befindlichkeitsstörung 117
Belastungsreaktion 105
Belastungsstörung 103
Benommenheit 56
Beta-Amyloid 91
Bewusstsein 56
Bewusstseinsstörung 57, 91
Beziehungswahn 71
Bipolare affektive Störung 26, 52, 96, 98, 102, 128, 134, 138, 154, 162, 166
Blutuntersuchung 43
Borderline-Störung 83–84, 106, 109, 128, 137, 152
Burnout 118–120, 145

C

Charakterneurose 19–20
Chronische Schmerzstörung 122
Computertomografie (CT) 43

D

Delir 89, 91, 148
Dementia praecox 26
Demenz 26, 89–90, 148
Demenzdiagnostik 90
Denken 58
Depersonalisation 72–74, 81, 105

Depression 79–80, 97, 126, 165
Depressive Episode 98, 126, 145, 150, 154, 163
Depressives Syndrom 22, 66, 165
Derealisation 72, 81, 105
Dialogisierende Stimmen 94
Dissoziation 72, 80
Dissoziative Störung 20, 57, 80
Doppelte Buchführung 76, 95
Double depression 103
Drogeninduzierte Psychose 149
Drogenscreening 43
DSM-5 27, 108
Dysfunktionale Kognition 59
Dysthymie 103

E

Echopraxie 63
Eigengefährdung 82
Einheitspsychose 26
Einwilligungsfähigkeit 33
Einzelphotonen-Emissionscomputertomografie (SPECT) 43
Ekel 66, 106
Elektroenzephalogramm 43
Elektrokardiogramm 43
Emotion 65
Empathie 59
Endogene Psychose 18, 22, 29
Energielosigkeit 98
Entwicklungsstörung 111
Entzug 92
Erinnerungsverfälschung 31
Erschöpfbarkeit 98
Erstaunen 66
Erstmanifestation 44
Erstrangsymptome 94
Euthymie 66
Exazerbation 30, 40
Exogene Psychose 18, 22, 95
Exploration 30

F

Familienanamnese 40
Fehleinschätzung 49, 51, 53
Flashback 106
Flexibilitas cerea 64
Folie à deux 72, 96
Formale Denkstörung 69
Formales Denken 69
Freier Wille 60

Fremdbeeinflussungserleben 73
Fremdgefährdung 82
Freude 66
Freudlosigkeit 98
Frontotemporale Demenz 90
Früherwachen 98
Frühkindlicher Autismus 112
Fugue 81
Fünf-Faktoren-Modell 109
Funktionsniveau 39
Furcht 66

G

Gedächtnis 58
Gedächtnisstörung 89
Gedankenausbreitung 73, 95
Gedankenbeeinflussung 95
Gedankeneingebung 73, 95
Gedankenentzug 73, 95
Gedankengang 69
Gedankenlautwerden 94–95
Gefährdung 16, 31, 33, 81–82
Gefühl der Gefühllosigkeit 66
Gegenstandsbewusstsein 56
Generalisierte Angststörung 67, 146
Gereiztheit 101
Geschäftsfähigkeit 33
Gesprächsführung 34
Gestimmtheit 65
Gesundheit 15
Geteilter Wahn 96
Gewichtsverlust 98
Grenzbegabung 110
Grübeln 69
Grundsymptome 78, 94, 111

H

Halluzinationen 68, 71
Haltungsverharren 64
Hemmung 63
Herzneurose 121
Herzphobie 121
Hirnorganische Störung 57, 68
Hochsensitivität 123
Hyperaktivität 115
Hyperarousal 106
Hyperkinetische Störung 115
Hypochondrische Störung 122, 142, 154
Hypochondrischer Wahn 100, 142
Hypomanische Episode 102
Hypomimie 78

I

ICD-10 5, 17, 27–28, 48, 88
ICD-11 16–17, 27, 88
Ich-Bewusstsein 56, 74
Ich-Störung 53, 72–74
Identität 56
Illusionäre Verkennung 68
Impulsivität 64, 82
Induzierte wahnhafte Störung 72, 96
Inhaltliche Denkstörung 69
Inkludenz 79
Inselbegabung 113
Intelligenz 58
Intelligenzminderung 110, 158
Interessenverlust 98
Intrusion 106

K

Kanner-Syndrom 112
Katalepsie 64
Katamnese 44
Kindliche Konflikte 19
Klassifikationen 25
Kognition 57
Kognitive Störung 58
Koma 56
Kommentierende Stimmen 94
Komorbidität 46, 52
Komplexe posttraumatische
  Belastungsstörung 105–106
Konkretismus 69
Konsiliarpsychiatrie 33, 91
Kontrollwahn 95
Konversionsneurose 20
Konversionsstörung 122
Konzentration 58, 60
Konzentrationsminderung 98
Körperliche Untersuchung 43
Krankheit 15
Krankheitseinsicht 75
Krankheitsgefühl 75
Krankheitshypothese 39
Krankheitsursachen 20
Kurzzeitgedächtnis 58

L

Laborparameter 43
Längsschnitt 30, 48
Langzeitgedächtnis 58
Lebensereignis 127

Leichte kognitive Störung 58
Leiden 15
Leidensdruck 75
Leistungsknick 40
Leitsymptomatik 48
Lewy-Körperchen-Demenz 44, 90, 148
Libidoverlust 98
Liquordiagnostik 44, 90

M

Magnetresonanztomografie (MRT) 43
Magnetresonanztomografie, funktionelle
  (fMRT) 44
Manie 26, 97, 101
Manierismen 63
Manisch-depressive Erkrankung 98
Manisch-depressives Irresein 26
Manische Episode 101, 132, 166
Manisches Syndrom 22, 66
Medikamentöse Therapie 24
Medizinische Anamnese 41
Melancholie 26
Melancholische Depression 99
Merkfähigkeit 58
Merkfähigkeitsstörung 89
Mimik 63
Mischaffekt 128
Mischzustand 166
Mnestik 58
Monomanie 26
Monopolare affektive Störung 154
Monopolare Depression 52
Morgentief 98
Motivation 61
Motivationsverlust 78

N

Natürlicher Wille 60
Negativismus 63
Negativsymptome 95
Nesteln 148
Neurodegenerationsmarker 90
Neurologie 88
Neurologische Untersuchung 43
Neurose 19–20
Neurotische Störung 103
Nihilistischer Wahn 100
Normabweichung 15
Normalpsychologie 17

O

Optische Täuschung 68
Organische affektive Störung 23
Organische Diagnostik 22
Organische psychische Störung 88
Organische Psychose 159
Orientierung 58

P

Panik 67, 79–80
Panikstörung 80
Paranoide Schizophrenie 94, 143
Parathymie 66
Pareidolie 68
Pathogenese 16
Personalisation 74
Persönlichkeitsstörung 23, 47, 107–108, 134, 136
Phänomenologie 24
Phobie 67
Phospho-Tau-Protein 91
Positronen-Emissions-Tomografie (PET) 43
Posttraumatische Belastungsstörung 105–106, 152, 156
Posttraumatische Verbitterungsstörung 118
Propfpsychose 159
Propfschizophrenie 159
Pseudo-Demenz 98
Pseudo-Halluzination 68
Psychiker 26
Psychoedukation 45, 162, 164
Psychogene Krankheit 22
Psychomotorik 63
Psychopathologie 53
Psychopathologischer Befund 31, 36–38, 48
Psychopharmaka 161
Psychose 17, 22, 27, 39, 164
Psychotherapie 24, 162
Psychotrope Substanzen 91

Q

Querschnitt 30, 48

R

Rapid cycling 102

Raptus 63
Reizüberflutung 112
Remanenz 79
Resilienz 30, 107
Ribot-Gradient 90
Rigor 63

S

Schichtenregel 41, 43, 49, 52
Schizoaffektive Störung 52, 95, 138, 141, 161–162
Schizophrenia simplex 95
Schizophrenie 26, 58, 68–69, 71, 73, 77, 94, 96, 141, 149, 156, 158–159, 161, 163–164
Schizotype Störung 94, 96
Schlafstörung 98
Schmerzstörung 122
Schuldwahn 99–100
Schwere depressive Episode 23
Selbstverletzung 81–84
Simulation 120
Somatiker 26
Somatisches Syndrom 23, 98–99, 127, 135
Somatisierung 121
Somatisierungsstörung 121, 154
Somatoforme autonome Funktionsstörung 121
Somatoforme Störung 103
Somnolenz 56
Sopor 56
Sozialanamnese 40
Spezialinteressen 112
Stereotypien 64, 112
Stimmung 65–66
Stimmungsinstabilität 103
Stimmungswechsel 128
Stoffwechselstörung 88
Störung der Impulskontrolle 64
Stupor 63, 81
Substanzabhängigkeit 92
Suchtmittel 92
Suggestibilität 91, 97
Suizidalität 79, 82, 84–87
Symptome 1. Ranges 73–74, 94
Symptome 2. Ranges 95
Syndrom 31

T

Tau-Protein 91
Therapie 161

Tic-Störung 115
Trauma 105
Traurigkeit 66
Triadisches System 22, 26, 41
Trigger 106
Typus melancholicus 79, 126, 165

U

Übergangsreihen 74
Überwertige Idee 72
Ultra rapid cycling 103
Unruhe 63
Untersuchungssituation 32
Urindiagnostik 43

V

Verachtung 66
Verarmungswahn 100
Verbitterung 79, 118
Verhaltensbeobachtung 31
Verhaltensstörung 107
Verlauf 39, 48, 51–52
Verrücktheit 26
Versündigungswahn 100
Verzweiflung 79
Vigilanz 56

W

Wahn 53, 69, 74, 82, 130
Wahneinfall 70
Wahnhafte Depression 85, 100, 143
Wahnhafte Störung 94
Wahnwahrnehmung 70–71, 95
Wahrnehmung 58, 67
Weltgesundheitsorganisation 15
Wille 59, 61
Willensbildung 59, 62
Wut 106

Z

Zentrale Kohärenz 112
Zerfahrenheit 69
Z-Kategorie 105, 120
Zorn 66
Zwang 76, 130
Zwanghafte Persönlichkeitsanteile 77
Zwangsgedanken 20, 76
Zwangshandlungen 76
Zwangsneurose 20
Zwangsstörung 20, 23, 76
Zweckreaktion 118
Zyklothymie 103

Personenverzeichnis

B

Bleuler, Eugen 26, 78, 94, 96, 111
Bonhoeffer, Karl 89

C

Canstatt, Carl Friedrich 18
Cullen, William 19, 25

E

Esquirol, Jean Étienne Dominique 26

F

Freud, Sigmund 19–20, 22
Freudenberger, Herbert 119

G

Goethe, Johann Wolfgang von 68
Griesinger, Wilhelm 26
Guislain, Joseph 26

H

Heidegger, Martin 65

J

Jaspers, Karl 18, 27, 41, 74

K

Kleist, Karl 29
Kraepelin, Emil 26, 94

L

Leonhard, Karl 29
Linné, Carl von 25

M

Möbius, Paul Julius 18

S

Schneider, Kurt 18, 27, 41, 53, 74, 94–95

T

Tellenbach, Hubert 79

W

Wechsler, David 58
Wernicke, Carl 29

Z

Zeller, Ernst Albert 26